卫生职业教育"十四五"规划新形态一体化教材

供护理、助产、药剂、检验、康复、口腔等专业使用

医用化学基础

主　编　刘　艳　黄卫青　丁　博
副主编　蒋广敏　舒　雷　陈海霞　陈　佳　王绍才　周　静
编　者　（按姓氏笔画排序）
　　　　丁　博　安徽省淮北卫生学校
　　　　王守智　西双版纳职业技术学院
　　　　王绍才　南阳科技职业学院
　　　　王能能　新疆伊宁卫生学校
　　　　师彬彬　西双版纳职业技术学院
　　　　刘　艳　枣庄科技职业学院
　　　　孙　岩　安徽省淮北卫生学校
　　　　李明星　铜仁市碧江区中等职业学校
　　　　汪凤淋　铜仁市碧江区中等职业学校
　　　　陈　佳　铜仁市碧江区中等职业学校
　　　　周　静　滕州市中等职业教育中心学校
　　　　陈海霞　枣阳市卫生职业技术学校
　　　　胡高峰　安徽省淮北卫生学校
　　　　赵桂芳　咸宁职业教育（集团）学校
　　　　黄卫青　咸宁职业教育（集团）学校
　　　　麻冬燕　新疆伊宁卫生学校
　　　　蒋广敏　滕州市中等职业教育中心学校
　　　　舒　雷　云南省临沧卫生学校

华中科技大学出版社

中国·武汉

内 容 简 介

本教材是卫生职业教育"十四五"规划新形态一体化教材。

本教材分为理论部分和实训部分。理论部分包括八个主题,内容分别为物质结构与化学反应,溶液与溶液的渗透压,电解质溶液,常见元素及其化合物,烃,醇、酚、醚、醛、酮、羧酸和酯,生命中的能量有机化合物。本教材还设有"知识链接""课堂互动"等模块,有助于提高学生学习的积极性。

本教材可供护理、助产、药剂、检验、康复、口腔及相关专业学生使用。

图书在版编目(CIP)数据

医用化学基础 / 刘艳,黄卫青,丁博主编. -- 武汉 :华中科技大学出版社,2024. 8. -- ISBN 978-7-5772-1213-5

Ⅰ. R313

中国国家版本馆 CIP 数据核字第 2024U2R881 号

医用化学基础
Yiyong Huaxue Jichu

刘 艳 黄卫青 丁 博 主编

策划编辑:罗 伟

责任编辑:李 佩 丁 平

封面设计:廖亚萍

责任校对:阮 敏

责任监印:周治超

出版发行:华中科技大学出版社(中国·武汉) 电话:(027)81321913
　　　　　武汉市东湖新技术开发区华工科技园 邮编:430223

录　　排:华中科技大学惠友文印中心

印　　刷:武汉市洪林印务有限公司

开　　本:889mm×1194mm　1/16

印　　张:11.75　插页:1

字　　数:340 千字

版　　次:2024 年 8 月第 1 版第 1 次印刷

定　　价:49.80 元

卫生职业教育"十四五"规划 新形态一体化教材

丛书编委会

网络增值服务

使用说明

欢迎使用华中科技大学出版社医学资源网 yixue.hustp.com

1 教师使用流程

（1）登录网址：**http://yixue.hustp.com**（注册时请选择教师用户）

注册 ＞ 登录 ＞ 完善个人信息 ＞ 等待审核

（2）审核通过后，您可以在网站使用以下功能：

下载教学资源　　建立课程　　管理学生　　布置作业　查询学生学习记录等

教师

2 学生使用流程

（建议学生在PC端完成注册、登录、完善个人信息的操作）

（1）PC 端操作步骤

① 登录网址：http://yixue.hustp.com（注册时请选择普通用户）

注册 ＞ 登录 ＞ 完善个人信息

② 查看课程资源：（如有学习码，请在个人中心－学习码验证中先验证，再进行操作）

选择课程

首页课程 ＞ 课程详情页 ＞ 查看课程资源

（2）手机端扫码操作步骤

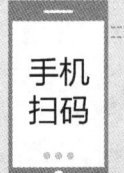

手机扫码　→　登录　→　查看数字资源

注册

总序

职业教育是国民教育体系和人力资源开发的重要组成部分。中共中央办公厅、国务院办公厅印发的《关于深化现代职业教育体系建设改革的意见》指出，要以习近平新时代中国特色社会主义思想为指导，深入贯彻党的二十大精神，坚持和加强党对职业教育工作的全面领导，把推动现代职业教育高质量发展摆在更加突出的位置。

随着健康中国战略的不断推进，党和国家加大了对卫生人才培养的支持力度。新形势下卫生职业教育秉持着"以服务为宗旨，以就业为导向"的指导思想，取得了长足的进步与发展，为国家输送了大批高素质应用型医药卫生人才。

根据《"十四五"职业教育规划教材建设实施方案》，为进一步贯彻落实文件精神，适应护理专业职业教育改革发展的需要，充分发挥教材建设在提高职业教育人才培养质量中的基础性作用，在广泛调研卫生职业教育的实际需求后，在全国卫生健康职业教育教学指导委员会和部分中高等职业院校领导的指导下，华中科技大学出版社组织全国40余所医药类中高等职业院校的近200位老师编写了本套卫生职业教育"十四五"规划护理专业新形态一体化教材。

本套教材充分体现了新一轮教学计划的特色，坚持以就业为导向、以能力为本位、以岗位需求为标准的理念，遵循"三基"（基本理论、基本知识、基本技能）、"五性"（思想性、科学性、先进性、启发性、适用性）、"三特定"（特定目标、特定对象、特定限制）的编写原则，充分反映各院校的教学改革成果。教材编写体系和内容均有所创新，着重突出以下编写特点。

（1）紧跟"十四五"教材建设工作要求，引领职业教育教材发展趋势，密切结合最新专业目录、专业教学标准，以岗位胜任力为导向，参照高素质应用型医药卫生人才的培养目标，提升学生的就业竞争力，体现鲜明的卫生职业教育特色。

（2）有机融入思政教育，结合专业知识教育背景，深度融入思政元素，注重加强医者仁心教育，对学生进行正确价值引导与人文精神滋养。

（3）强调"岗课赛证融通"的编写理念，选择临床典型案例，强化技能培养，紧密衔接最新护士执业资格考试大纲，提高岗位胜任力，注重吸收行业新技术、新工艺、新规范，突出体现"医教协同、理实一体"的教材编写模式。

（4）采用"互联网＋"思维的教材编写模式，增加大量数字资源，构建信息量丰富、学习手段灵活、学习方式多元的新形态一体化教材体系，推进教材的数字化建设。

本套教材得到了各相关院校和领导的高度关注与大力支持，我们衷心希望本套教材能为新时期卫生职业教育的发展做出贡献，并在相关课程的教学中发挥积极作用，得到广大读者的青睐。相信本套教材在使用过程中，通过教学实践的检验和实际问题的解决，能不断得到改进、完善和提高。

卫生职业教育"十四五"规划新形态一体化教材
丛书编委会

前言

　　职业学校化学课程是医药卫生类、农林牧渔类、加工制造类等相关专业学生的必修课程，是其他类专业学生的公共基础选修课程，对提升学生化学学科核心素养、促进学生职业生涯发展和适应现代社会生活起着重要的基础性作用。本教材依据《中等职业学校化学课程标准》和《中等职业学校专业教学标准（试行）》编写，可供护理、助产、药剂、检验、康复、口腔及相关专业学生使用。

　　本教材将立德树人贯穿于化学课程教学全过程，注重培养学生的化学学科核心素养，将"宏观辨识与微观探析""变化观念与平衡思想""现象观察与规律认知""实验探究与创新意识""科学态度与社会责任"等核心素养贯穿到教材中。

　　本教材在编写过程中，始终坚持贯彻"以服务为宗旨、以就业为导向"的职业教育培养理念，准确把握中等职业学校医药卫生类教育的特点，结合初中起点学生的认知规律和学习基础，本着实用、够用、为专业服务的原则，内容简明扼要、重点突出，力求具有科学性、适用性和创新性。本教材在编写思路和内容组织上具有以下几个特点。

　　（1）在教材内容的选取和深度上，依据《中等职业学校化学课程标准》，按照"需要为准、够用为度、实用为先"的原则，力求围绕专业需求取舍教材内容；在内容组织上，注重将教学内容充分与专业和生活对接，例题、习题尽量与专业知识、生活实践相联系，突出化学的实用性特色。主要内容包括无机化学基础知识、有机化学基础知识和化学实训基本技能。

　　（2）在教材的框架结构、灵活性和趣味性上，根据学生的年龄和心理特点，努力做到文字精练，图文并茂，有机融入课程思政元素，增加可读性。在每个主题下从知识、能力和素质三个维度设置"学习目标"，每节根据教学内容适当设置"导学情景"；教材选择性地设立"知识链接""课堂互动""知识拓展""拓展阅读""化学与科技""化学与健康""化学与环境""化学与能源""思维与方法"等特色模块；主题末设置"点滴积累"，总结重要知识点；每节设置"在线答题"；每个主题后面设置"目标检测"，对学习内容进行检验和复习，并附有参考答案。

　　（3）为了使理论教学与实践教学紧密结合，教材中编写了必要的演示实验，教材后面安排了实训教学内容。通过实训加深学生对基础知识和基本技能的掌握，并培养其严谨求实的科学态度和协作互助的团队精神。

　　（4）结合现代教育技术手段，建设医用化学基础在线课程，提供了丰富的数字化教学资源。

　　本教材的编写实行主编负责制，各位编者按照分工编写，共同审定稿件。本教材在编写过程中得到了各位编者所在学校的大力支持，在此表示衷心感谢！对本教材所引用参考文献的原作者也致以诚挚的谢意！

　　由于编者水平有限，本教材中难免有疏漏或不妥之处，敬请广大师生在使用本教材的过程中积极提出修改意见，以使其不断得到提高和完善。

编　者

依据《中等职业学校化学课程标准》，同时考虑到各专业、各学校实施教学计划和学生实际情况的差异，本教材内容学时分配建议见下表。

主　题	内　容	参 考 学 时
物质结构与化学反应	原子结构	2
	元素周期律	2
	化学键	1
	化学反应及其规律	3
溶液与溶液的渗透压	物质的量	4
	溶液的浓度	2
	溶液的渗透压	2
电解质溶液	电解质的电离	2
	水的电离及溶液的酸碱性	2
	缓冲溶液	2
常见元素及其化合物	常见金属元素及其化合物	4
	常见非金属元素及其化合物	4
烃	有机化合物概述	1
	饱和链烃（烷烃）	3
	不饱和链烃（烯烃与炔烃）	2
	芳香烃（苯及其同系物）	2
醇、酚、醚	醇	3
	酚	2
	醚	1
醛、酮、羧酸和酯	醛和酮	2
	羧酸	3
	酯	1
生命中的能量有机化合物	油脂	2
	糖类	4
	蛋白质	4
实训	化学实训基本操作	2
	溶液的配制与稀释	2
	电解质溶液和缓冲溶液	2
	常见金属元素与非金属元素的性质实验	2
	烃及其含氧衍生物的性质实验	2
	糖类和蛋白质的性质实验	2
合计		72

目录

物质结构与化学反应

导学 PPT

学习目标

▲ 知识目标

1. 认识原子的结构，了解原子的组成和核外电子排布规律。

2. 认识元素性质呈周期性变化的规律及其变化的根本原因；了解元素周期表的结构和元素在元素周期表中的位置；了解同周期和同主族元素性质的递变规律。

3. 了解构成分子的微粒间的相互作用，建立化学键的概念；认识离子键和共价键的形成及其条件，知道离子化合物和共价化合物，理解化学键断裂和形成是化学反应中物质变化的实质。

4. 了解氧化反应、还原反应和氧化还原反应的概念，认识有化合价变化的反应是氧化还原反应，了解氧化还原反应的本质是原子间电子的转移，知道常见的氧化剂和还原剂。

5. 了解化学反应速率的概念及其表示方法；了解温度、浓度、压强和催化剂对化学反应速率的影响；了解催化剂在生产、生活中的重要作用。

6. 认识化学反应是有方向的，了解可逆反应的含义，知道可逆反应在一定条件下能达到平衡状态；了解吸热反应和放热反应，了解浓度、压强、温度对化学平衡状态的影响。

▲ 能力目标

1. 能画出1~20号元素的原子结构示意图，能通过元素原子结构特点推断其在元素周期表中的位置及主要性质。

2. 能设计实验方案，探究同周期元素性质的递变规律。能描述 Na、Mg、Al 的金属性和 Cl、Br、I 的非金属性及它们的相关反应现象，能用变化的观念和平衡的思想分析元素性质呈周期性变化的规律及其根本原因。

3. 能用氧化还原反应、化学反应速率以及化学反应平衡的规律解决化学中的实际问题。

▲ 素质目标

1. 认识元素周期律(表)对化学学科和人类社会发展的重要作用；发展宏观辨识与微观探析、变化观念与平衡思想、现象观察与规律认知、科学态度与社会责任等化学学科核心素养。

2. 通过探究同周期元素性质的实验，初步形成解释、发现、分析、推理、总结等实验探究方法，初步树立环保意识、创新意识和自主探究意识。

3. 通过本主题的学习，进一步树立"结构决定性质"的化学基本观念。

4. 通过对门捷列夫等科学家生平事迹的了解，学习科学家精神，提升社会责任感。

→ 主题导言

　　化学是在原子、分子水平上研究物质的组成、结构、性质、变化规律及其应用的一门自然学科，其特征是从微观层次认识物质，以符号形式描述物质，在不同层面创造物质。自然界的物质种类繁多，千变万化,仅由100多种元素的原子通过不同的结合方式和不同的组合构成。这些都与物质的微观结构和化学变化有关。

在本主题中,我们一起学习原子结构、元素周期律、化学键和化学反应及其规律。

第一节 原子结构

案例分析

导学情景

公元前5世纪,古希腊哲学家德谟克利特提出:万物都是由极小的不可分割的微粒结合起来的,他把这个不可再分的原始粒子称为"原子"。19世纪初,英国科学家道尔顿提出了原子学说,他认为物质由原子组成,原子不能被创造,也不能被毁灭,在化学变化中不可再分割,它们在化学变化中保持本性不变。1897年英国物理学家汤姆逊在研究稀薄气体放电的实验中,证明了电子的存在,推翻了原子不可再分的观点。1904年,汤姆逊设想,原子是一个带电的球,正电性的物质均匀地分布在原子内部整个空间,而电子嵌在其中,就像葡萄干嵌在面包里似的。然而,英国物理学家和化学家卢瑟福通过著名的α粒子对金箔的散射实验,推翻了汤姆逊的观点。1911年,卢瑟福用一束α粒子(带2个单位正电荷的氦原子核)轰击金箔时,发现大部分α粒子能顺利穿过金箔,而且不改变原来前进的方向,只有万分之一的α粒子好像碰到了坚不可摧的质点而被完全反弹回来,少数α粒子穿过金箔时发生了偏转。

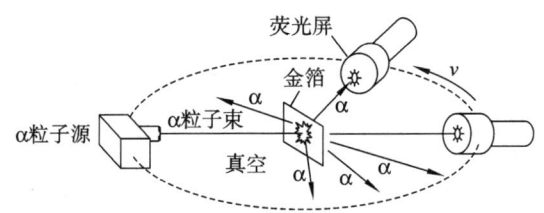

α粒子对金箔的散射实验

问题:为什么会有这样的现象?这说明原子的结构是怎样的?

一、原子的组成

1. 原子 原子是由原子核和核外电子组成的,原子核是由带正电荷的质子和不带电荷的中子组成的;核外电子带负电荷,在核外一定空间范围内绕原子核做高速运动(图1-1、表1-1)。原子核的正电荷数与核外电子的负电荷数相等,整个原子不带电。对于原子而言,有如下关系式:

核内质子数=核电荷数=核外电子数

原子很小,直径约为 10^{-10} m,而原子核的直径仅为原子直径的十万分之一。

2. 质量数 对于原子核而言,电子的质量很小,可以忽略不计。因此,原子的质量近似等于原子核的质量。当每个质子和中子的相对质量都近似取1时,则原子的近似原子量就等于质子数和中子数之和,这个和就称为质量数。

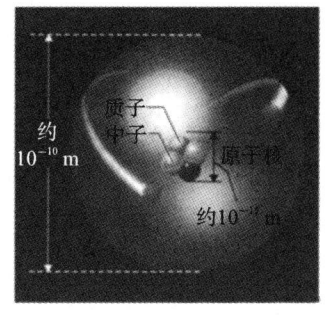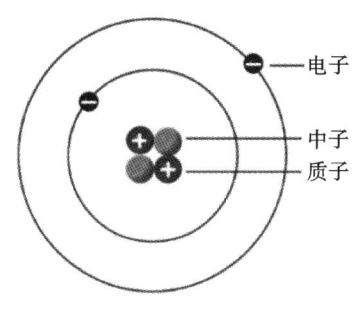

图 1-1 氦原子结构示意图

表 1-1 原子的组成

参　数	原　子　核		核外电子
	质子	中子	
电量/$(1.6 \times 10^{-19}$ C)	$+1$	0	-1
质量/kg	1.6726×10^{-27}	1.6749×10^{-27}	9.109×10^{-31}
相对质量	1.007	1.008	质子质量的 1/1836

组成原子的各粒子间的关系如下：

$$原子(_Z^A X) \begin{cases} 原子核 \begin{cases} 质子\ Z\ 个 \\ 中子\ N\ 个 \end{cases} \\ 核外电子\ Z\ 个 \end{cases}$$

其中质量数用"A"表示,质子数用"Z"表示,中子数用"N"表示,则

质量数(A) = 质子数(Z) + 中子数(N)

注意:标记原子时,在元素符号的左上角标出质量数,左下角标出质子数。如用 X 表示元素符号,则原子可标记为 $_Z^A X$。

 课堂互动

请计算下列原子的中子数:

^{1}H　　^{2}H　　^{12}C　　^{14}C　　^{35}Cl　　^{131}I

知识拓展

基本粒子——夸克

近 200 年来,科学家们经过不懈努力,认识到原子是由质子、中子和电子构成的,并提出了各种原子模型,但是科学家们对原子结构的探索并没有结束。

研究发现,质子和中子里面还有更小的粒子——夸克。夸克是基本粒子,不可分。夸克有 6 种,人们常以英文 up、down、charm、strange、top、bottom 来命名。每个质子里有 2 个 up 夸克和 1 个 down 夸克,而每个中子里有 2 个 down 夸克和 1 个 up 夸克。

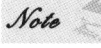

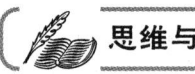 **思维与方法**

模型法

模型法是化学科学研究的基本方法之一。模型法是通过模型来揭示原型的形态、特征和本质的方法,即通过引入模型(能方便我们解释那些难以直接观察到的事物的内部构造、事物的变化以及事物之间的关系的符号、公式、表格、实物等)将抽象问题形象化。

二、同位素

1. 同位素的概念 元素的种类是由原子核内的质子数决定的。在研究原子核的组成时,人们逐渐发现有的原子虽然质子数相同,但中子数不一定相同。例如,科学家发现了 3 种不同的氢原子,它们的质子数相同,但中子数不同,质量数也不相同(表 1-2)。

表 1-2 氢的同位素

原子	原子标记	符号	俗称	质子数	中子数	质量数	电子数
氕	$_1^1H$	H	氢	1	0	1	1
氘	$_1^2H$	D	重氢	1	1	2	1
氚	$_1^3H$	T	超重氢	1	2	3	1

这种质子数相同而中子数不同的同一元素的不同原子互称同位素,同位素在元素周期表中占据同一个位置。

在元素周期表中,绝大多数元素有同位素。例如,碳元素有$_6^{12}C$、$_6^{13}C$、$_6^{14}C$ 等同位素。除了三种氢的同位素有特定的名称外,其他都没有特定的名称,都以$_Z^AX$来表示。同一元素的各种同位素虽然中子数不同,但是质子数相同、核外电子数相同,因此化学性质几乎完全相同。

2. 放射性同位素的应用 同位素分为稳定性同位素(如氕、氘、^{12}C、^{13}C 等)和放射性同位素(如氚、^{14}C、^{131}I、^{60}Co 等)。放射性同位素能从原子核中自发地放出射线(如 α、β、γ 射线),它们在医药、工农业、科研和国防等方面有着广泛的应用。例如在医药上,碘(^{131}I)可以帮助诊断甲状腺的病变,钴(^{58}Co)用于恶性贫血的诊断,钴(^{60}Co)或镭(^{226}Ra)用于对癌细胞进行放射治疗;利用放射性同位素作为示踪原子,可以研究药物的作用机制、药物的吸收和代谢等。

除了天然存在的以外,还可以通过人工的方法制造出许多放射性同位素,又称为人造放射性同位素。和天然放射性物质相比,人造放射性同位素的放射强度容易控制,还可以制成所需的各种形状,而且放射性废料容易处理。

知识链接

天然存在的某种元素,不论是游离态(单质)还是化合态,各种同位素所占百分比一般是不变的。通常使用的元素相对原子质量,是按各种天然同位素所占的百分比计算出来的平均值。例如,天然存在的氯元素有两种同位素:

^{35}Cl 原子的相对原子质量是 34.969,百分含量是 75.77%。

^{37}Cl 原子的相对原子质量是 36.966,百分含量是 24.23%。

所以氯元素的相对原子质量＝34.969×75.77%＋36.966×24.23%≈35.453。

利用同位素的质量数及各种天然同位素的百分含量也能计算出该元素的近似相对原子质量。

三、原子核外电子的排布

1. 核外电子的分层排布　现代物质结构理论认为,在含有多个电子的原子中,电子的能量并不相同,能量低的电子通常在离核较近的区域内运动,能量高的电子通常在离核较远的区域内运动。据此可以认为,电子是在原子核外距核由近及远、能量由低到高的不同电子层上分层排布的。为了区分在不同区域运动的电子,将能量相近的划为一层,称为电子层,用符号 n 表示。电子层按能量由低到高(离核由近到远),依次称为第 1 电子层($n=1$)、第 2 电子层($n=2$)……一直到第 7 电子层($n=7$)。习惯上也分别称为 K、L、M、N、O、P、Q 层。

2. 核外电子的排布规律　原子核外电子的排布规律如下。

(1)电子按能量由低到高在核外由近及远分层排布。即核外电子先排在第 1 电子层,排满后再排第 2 电子层,依此类推。

(2)每一电子层最多容纳的电子数是 $2n^2$(n 代表电子层数)。即第 1 电子层最多容纳 2 个电子,第 2 电子层最多容纳 8 个电子,第 3 电子层最多容纳 18 个电子,依此类推。

(3)最外层电子数不超过 8 个(K 层为最外层时,电子数不超过 2 个);次外层电子数不超过 18 个;倒数第三层电子数不超过 32 个。

(4)当最外层电子数达到 8 个(K 层为 2 个)时,就形成了稳定结构。

3. 核外电子排布的表示方法

(1)原子结构示意图:人们常用原子结构示意图来简明表示电子在原子核外的分层排布情况(图 1-2)。

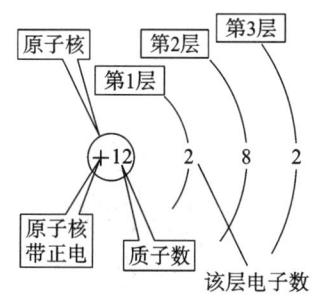

图 1-2　镁的原子结构示意图

原子结构示意图用小圆圈加数字表示原子核及核内质子数,弧线表示电子层,弧线上的数字表示该电子层上的电子数。知道了原子的核外电子数和电子层分布以后,我们就可以画出原子结构示意图(图 1-3)。

图 1-3　核电荷数为 1～20 的元素的原子结构示意图

(2)电子式:用元素符号表示原子核和内层电子,并在元素符号周围用"·"或"×"表示原子最外层电子。11～18 号元素原子的电子式如下：

$$\overset{\bullet}{Na} \quad \overset{\bullet}{\underset{\bullet}{Mg}} \quad \overset{\bullet}{\underset{\bullet}{Al}} \quad \overset{\bullet}{\underset{\bullet}{Si}} \quad \overset{\bullet\bullet}{\underset{\bullet}{P}} \quad \overset{\bullet\bullet}{\underset{\bullet}{S}} \quad \overset{\bullet\bullet}{\underset{\bullet}{Cl}} \quad \overset{\bullet\bullet}{\underset{\bullet\bullet}{Ar}}$$

钠原子　镁原子　铝原子　硅原子　磷原子　硫原子　氯原子　氩原子

4. 元素性质与元素化合价　经过分析发现,元素的性质与原子的最外层电子排布密切相关。例如,稀有气体元素原子最外层电子数为 8 个(氦除外,最外层只有 2 个电子),结构稳定,既不易得电子,也不易失电子;金属元素原子最外层电子数一般小于 4 个,较易失去电子,非金属元素原子最外层电子数一般大于或等于 4 个,较易获得电子。

元素化合价的数值,与原子的电子层结构特别是最外层电子数有关。例如,稀有气体元素原子核外电子排布已达稳定结构,既不容易得电子也不容易失电子,所以稀有气体元素的常见化合价为零。钠原子最外层只有 1 个电子,容易失去这个电子使次外层变成最外层而达到稳定结构,因此钠在化合物中常显＋1 价;氯原子最外层有 7 个电子,只需要得到 1 个电子即可达到稳定结构,因此氯在化合物中常显－1 价。

知识拓展

电子云

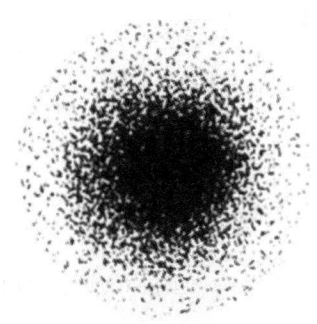

在通常情况下的氢原子
电子云示意图

宏观物体的运动都有一定的轨迹,如人造卫星按照一定的轨道围绕地球运行。而原子核外的电子是质量很小的粒子,它的运动规律与宏观物体的运动规律完全不同,在核外运动没有固定的运动轨道,人们不可能同时准确地测定一个核外电子在某一区域所处的位置及运动速度,但能用统计的方法对电子在核外的运动状态进行研究。例如,氢原子核外有 1 个电子,这个电子在核外好像是毫无规律地运动,一会儿在这里出现,一会儿在那里出现,但是通过对千百万个电子的运动状态进行统计,可发现电子在核外空间的运动是有规律的,即在一个球形区域里经常出现,如一团带负电荷的云雾,笼罩在原子核的周围,人们称之为**电子云**。电子出现机会的大小可以用电子云形象地表示。人们将电子运动所处的区域称为"轨道",轨道分为 s 轨道、p 轨道、d 轨道等。

  **本节测验**　在线答题

第二节　元素周期律

 导学情景

1869 年,俄国化学家伊万诺维奇•门捷列夫发现元素周期律,创立了元素周期表。

2019 年,恰逢国际纯粹与应用化学联合会(International Union of Pure and Applied

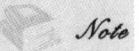

案例分析

Chemistry,IUPAC)成立 100 周年,也是元素周期表诞生 150 周年,联合国教科文组织宣布 2019 年为"国际化学元素周期表年"(International Year of the Periodic Table of Chemical Elements,IYPT 2019)。元素周期表的创立是近代化学史上的一个里程碑,对于促进化学的发展起到了巨大推动作用。

问题:什么是元素周期表? 它蕴含了哪些重要的科学知识?

一、元素周期律

对原子结构的研究,可以帮助我们认识元素之间的内在联系和元素性质变化的规律性。原子是由居于原子中心的带正电荷的原子核和核外带负电荷的电子构成的,电子在核外做高速运动。原子核所带的电荷数称为核电荷数,按核电荷数由小到大的顺序给元素编号,所得的序号称为该元素的原子序数。为了认识元素之间的相互联系和内在规律,现将原子序数为 3～18 的元素原子最外层电子数、原子半径、最高正价和最低负价,列于表 1-3 中。

表 1-3　3～18 号元素性质的周期性变化

原子序数	元素名称	元素符号	最外层电子数	原子半径/($\times 10^{-10}$ m)	最高正价和最低负价
3	锂	Li	1	1.52	+1
4	铍	Be	2	0.89	+2
5	硼	B	3	0.82	+3
6	碳	C	4	0.77	+4、-4
7	氮	N	5	0.75	+5、-3
8	氧	O	6	0.74	-2
9	氟	F	7	0.71	-1
10	氖	Ne	8	—	0
11	钠	Na	1	1.86	+1
12	镁	Mg	2	1.60	+2
13	铝	Al	3	1.43	+3
14	硅	Si	4	1.17	+4、-4
15	磷	P	5	1.10	+5、-3
16	硫	S	6	1.02	+6、-2
17	氯	Cl	7	0.99	+7、-1
18	氩	Ar	8	—	0

从表 1-3 中可以得出,随着原子序数的递增,元素的结构和性质都呈现周期性变化。具体变化规律总结如下。

1. 核外电子排布呈周期性变化　3～18 号元素的原子结构示意图如表 1-4 所示,可以看出,随着原子序数的递增,原子核外电子的排布是有规律的,3～10 号元素原子核外有 2 个电子层,最外层电子数从 1 个递增到 8 个;11～18 号元素原子核外有 3 个电子层,最外层电子数也从 1 个递增到 8 个。研究 18 号以后的元素发现,原子核外电子的排布也符合这个规律,即随着原子序数的递增,原子核外电子排布呈周期性变化。

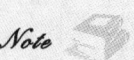

表 1-4   3～18 号元素的原子结构示意图

元　素	$_3$Li	$_4$Be	$_5$B	$_6$C	$_7$N	$_8$O	$_9$F	$_{10}$Ne
原子结构示意图	(+3)2 1	(+4)2 2	(+5)2 3	(+6)2 4	(+7)2 5	(+8)2 6	(+10)2 8	(+10)2 8

元　素	$_{11}$Na	$_{12}$Mg	$_{13}$Al	$_{14}$Si	$_{15}$P	$_{16}$S	$_{17}$Cl	$_{18}$Ar
原子结构示意图	(+11)2 8 1	(+12)2 8 2	(+13)2 8 3	(+14)2 8 4	(+15)2 8 5	(+16)2 8 6	(+17)2 8 7	(+18)2 8 8

2. 原子半径呈周期性变化   从表 1-3 可以看出,从元素锂到元素氟、从元素钠到元素氯,随着原子序数的递增,原子半径由大逐渐变小。研究 18 号以后的元素发现,原子半径的变化也符合这个规律,即同周期的元素,除稀有气体外,随着原子序数的递增,原子半径呈周期性变化。

3. 化合价呈周期性变化   从表 1-3 可以看出,元素的最高正价在数值上等于最外层电子数(氧、氟除外),随着原子序数的递增,元素的最高正价从 +1 价依次递变到 +7 价(氧、氟除外);非金属元素的最低负价周期性地从 -4 价依次递变到 -1 价,且非金属元素的最高正价和最低负价的绝对值之和等于 8。稀有气体元素化合价为 0。研究 18 号以后的元素发现,原子的化合价变化也有相似规律,即同周期的元素,随着原子序数的递增,化合价呈周期性变化。

4. 元素的金属性和非金属性呈周期性变化   3～18 号元素的金属性和非金属性变化如表 1-5 所示,可以看出,3～10 号元素是从活泼的金属元素开始逐渐递变到活泼的非金属元素,最后是稀有气体元素;11～18 号元素又重复出现了上述变化规律。**即同周期的元素,随着原子序数的递增,金属性和非金属性呈周期性变化。**

表 1-5   3～18 号元素的金属性和非金属性变化

元　素	$_3$Li	$_4$Be	$_5$B	$_6$C	$_7$N	$_8$O	$_9$F	$_{10}$Ne
金属性和非金属性	活泼金属元素	金属元素	不活泼非金属元素	非金属元素	活泼非金属元素	很活泼非金属元素	最活泼非金属元素	稀有气体

元　素	$_{11}$Na	$_{12}$Mg	$_{13}$Al	$_{14}$Si	$_{15}$P	$_{16}$S	$_{17}$Cl	$_{18}$Ar
金属性和非金属性	很活泼金属元素	活泼金属元素	两性元素	不活泼非金属元素	非金属元素	活泼非金属元素	很活泼非金属元素	稀有气体

通过上述研究发现,随着原子序数的递增,元素原子的核外电子排布、原子半径、化合价、金属性和非金属性均呈现周期性变化。我们将这种**元素的性质随着原子序数的递增而呈周期性变化的规律称为元素周期律。**

元素周期律的发现是 19 世纪化学科学的重要成就之一,它极大地提高了人们对物质世界的认识,有力地推动着现代科学技术的发展。

思维与方法

元素周期表中的辩证规律

在同周期的元素中,随着原子序数的增大,金属性逐渐减弱,非金属性逐渐增强,每一周期的最后一种元素是稀有气体元素,每个原子自己形成一个稳定的结构。可见,同周期元素中,

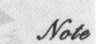
Note

随着原子序数的量变,元素的性质发生了质变,这深刻反映了量变引起质变的辩证规律。

元素性质周期性变化的根本原因是原子结构呈周期性变化,原子结构是它们发生变化的内因,这反映了内因决定外因的辩证规律。

元素周期表的发现和完善过程本身,呈现了事物发展是前进性与曲折性的统一。

二、元素周期表

元素周期律揭示了元素之间的相互联系和内在变化规律。元素周期表是元素周期律的具体表现形式,是我们学习和研究化学的重要工具。

1. 周期 元素周期表共有 7 个周期,周期的序数用 1、2、3、4、5、6、7 表示,每个周期中的元素具有相同的电子层数,即

周期序数=电子层数

各周期的元素数目不等,第 1 周期共 2 种元素,第 2 周期共 8 种元素,第 3 周期共 8 种元素,第 1、2、3 周期称为短周期;第 4、5 周期各有 18 种元素,第 6、7 周期各有 32 种元素,第 4、5、6、7 周期称为长周期。第 6 周期元素中从 57 号元素镧(La)到 71 号元素镥(Lu)共 15 种元素,它们的电子层结构和性质都非常相似,总称为镧系元素。第 7 周期中从 89 号元素锕(Ac)到 103 号元素铹(Lr)共 15 种元素,它们的电子层结构和性质也都非常相似,总称为锕系元素。为了使元素周期表的结构紧凑,将全体镧系元素和锕系元素分别按周期各放在同一个格内,并按原子序数递增的顺序,把它们分两行列在元素周期表的下方。

2. 族 将电子结构相似的元素排在同一列,共有 18 纵列(图 1-4)。

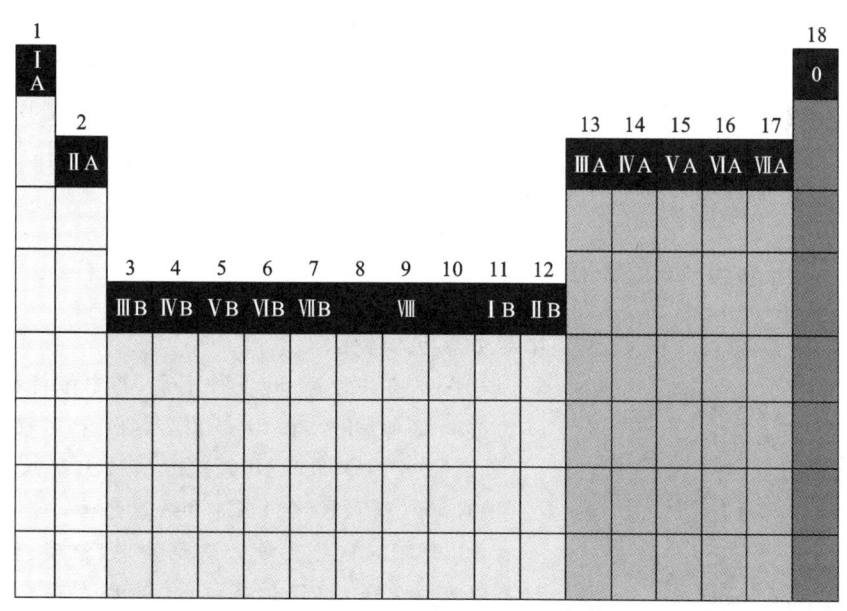

图 1-4 元素周期表中各族分布特征

由短周期元素和长周期元素共同构成的族称为主族,用 A 表示。共有 7 个主族,即第ⅠA、第ⅡA……第ⅦA,分别为第 1、2 列和第 13～17 列。同一主族的元素原子最外层电子数相同,即

主族序数=最外层电子数

完全由长周期元素构成的族称为副族,用 B 表示。共有 7 个副族,即第ⅠB、第ⅡB……第ⅦB,分别为第 11、12 列和第 3～7 列。第 8、9、10 三列合并形成的族称为第Ⅷ族。通常把第Ⅷ族和全部

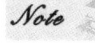

副族元素称为过渡元素。第18列为稀有气体元素,因其化学性质不活泼,在通常情况下难以发生化学反应,化合价看作0价,因而称为0族。**即元素周期表中有7个主族、7个副族、1个第Ⅷ族和1个0族,共16个族。**

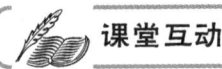
课堂互动

　　已知某元素核外有3个电子层,最外层有7个电子,请问它处于元素周期表的第几周期、第几主族?是什么元素?请列举出我们生活中该元素常见的单质和化合物。

三、元素周期律和元素周期表的意义

　　元素周期表是元素周期律的具体表现形式,揭示了元素之间的内在联系,反映了元素性质与原子结构的关系,是学习和研究化学的一种重要工具,在自然科学、生产实践各方面都有重要意义。

　　1. 在自然科学方面,元素周期表为研究物质结构理论提供了客观依据　　原子的电子层结构与元素周期表有密切关系,元素周期表为研究过渡元素结构、镧系和锕系元素原子结构理论,指导新元素的合成、预测新元素的结构和性质等提供了线索。

　　2. 在生产上的某些应用　　元素周期表中位置靠近的元素性质相似,这就启发了人们在元素周期表中一定的区域内寻找新的物质。

　　(1)在金属与非金属分界线附近探索性能优良的半导体材料,如锗(Ge)、硅(Si)、硒(Se)等。

　　(2)催化剂的选择:人们在长期的生产实践中,发现过渡元素对许多化学反应有良好的催化性能,从而致力于在过渡元素(包括稀土元素)中寻找各种优良催化剂。例如,目前人们已用铁、镍熔液作催化剂,使石墨在高温和高压下转化为金刚石;石油化工方面,石油的催化裂化、重整等反应广泛采用过渡元素作催化剂,特别是近年来发现少量稀土元素能大大改善催化剂的性能。

　　(3)耐高温、耐腐蚀的特种合金材料的制取:在元素周期表中从第ⅡB族到第ⅦB族的过渡元素如钛、钽、钼、钨、铬,具有耐高温、耐腐蚀等特点。它们是制作特种合金的优良材料,是制造火箭、导弹、宇宙飞船、飞机、坦克等不可缺少的金属材料。

化学与健康

化学元素与人体组织

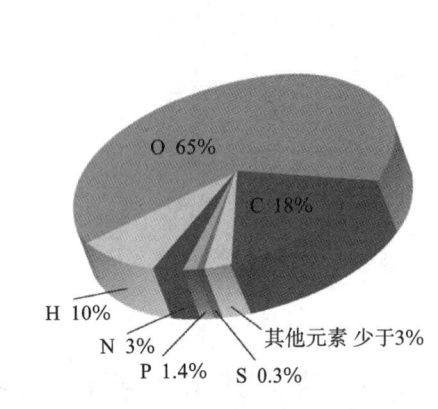

组成人体细胞的主要元素
及其占细胞鲜重的百分比

　　人体内共含有60多种元素,其中维持机体正常功能所必需的元素有20多种,体内含量较多的有H(氢)、C(碳)、O(氧)、N(氮)、P(磷)、S(硫)、Cl(氯)、Na(钠)、Mg(镁)、K(钾)、Ca(钙)等元素,它们约占体重的99.95%。这些生命必需元素中,除碳、氢、氧、氮主要以有机化合物(简称有机物)的形式存在外,其余各元素均存在于无机物中。矿物质中,体内含量大于体重的0.01%的元素为常量元素,体内含量小于体重的0.01%的元素为微量元素。人体必需的微量元素包括Fe(铁)、Co(钴)、Cu(铜)、Zn(锌)、I(碘)、Se(硒)、Mo(钼)、Cr(铬)8种。

人体主要通过呼吸和进食与外界交换这些化学元素。例如呼吸时,我们会吸收外界的氧而排出身体内的碳。这些化学元素在食物中分布很广,人体需要量又少,只要进食均衡,一般能够满足人体的需要。由于食物中微量元素的含量直接或间接地与土壤、水中的微量元素含量有关,因此,许多微量元素的缺乏呈地区性分布。人体中的每一种化学元素呈现不同的生物效应,而效应的强弱依赖于特定器官或体液中该元素的浓度及存在的形态,微量元素对机体是否有利,取决于它在机体内的浓度。人体所必需的化学元素,在体内必须保持平衡状态,一旦破坏了平衡就会影响健康。通常来说,丰富而多样化的食物是获得丰富营养及必需微量元素的最好方法,而防治污染、保护环境,则是防止人体摄入过量元素和有害元素的必要手段。

拓展阅读

门捷列夫是怎样发现元素周期律的?

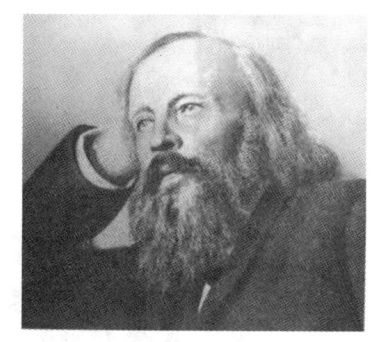

1834 年 2 月 7 日,伊万诺维奇·门捷列夫诞生于西伯利亚的托波尔斯克,其父亲是中学校长。16 岁时,门捷列夫进入圣彼得堡师范学院自然科学教育系学习。毕业后,门捷列夫去德国深造。1861 年回国,任圣彼得堡大学教授。

在编写无机化学讲义时,门捷列夫发现这门学科的俄语教材都已陈旧,外文教科书也无法适应新的教学需求,因而迫切需要有一本新的、能够反映当代化学发展水平的无机化学教科书。

这种想法激励着年轻的门捷列夫。当门捷列夫编写有关化学元素及其化合物性质的章节时,他遇到了难题。按照什么次序排列它们的位置呢?当时化学界发现的化学元素已达 63 种。为了寻找化学元素的科学分类方法,他不得不研究有关化学元素之间的内在联系。他迈进了圣彼得堡大学的图书馆,在数不尽的卷帙中逐一整理以往人们研究化学元素分类的原始资料……

门捷列夫抓住了化学家研究化学元素分类的历史脉络,夜以继日地分析思考,简直着了迷。夜深人静,圣彼得堡大学主楼左侧门捷列夫的居室仍然亮着灯光,仆人为了安全起见,推开了门捷列夫书房的门。

"安东!"门捷列夫站起来对仆人说:"到实验室去找几张厚纸,把筐也一起拿来。"

安东是门捷列夫家的忠实仆人。他走出房门,莫名其妙地耸耸肩膀,很快就拿来一卷厚纸。

"帮我把它剪开。"门捷列夫一边吩咐仆人,一边动手在厚纸上画出格子。

"所有的卡片都要像这个格子一样大小。开始剪吧,我要在上面写字。"

门捷列夫不知疲倦地工作着。他在每一张卡片上都写上了元素名称、原子量、化合物的化学式和主要性质。筐里逐渐装满了卡片。门捷列夫把它们分成几类,然后摆放在一个宽大的实验台上。接下来的日子,门捷列夫对元素卡片进行系统的整理。他每天手拿元素卡片像玩纸牌那样,收起、摆开,再收起、再摆开,皱着眉头地玩"牌"……

一天,他又坐到桌前摆弄起"纸牌"来,摆着摆着,门捷列夫像触电似的站了起来,在他面前出现了完全没有料到的现象,每一行元素的性质都是按照原子量的增大从左到右地逐

 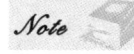

渐变化着。门捷列夫激动得双手不断颤抖,兴奋地在室内踱着步子,然后,迅速抓起记事簿在上面写道:"根据元素原子量及其化学性质的近似性试排元素表。"1869 年 2 月底,门捷列夫终于在化学元素符号的排列中发现了元素具有周期性变化的规律。1869 年底,门捷列夫已经积累了关于元素化学组成和性质的足够材料。

 本节测验  在线答题

第三节 化 学 键

 导学情景

氢气、氧气和水是我们熟悉的三种物质,它们在一定条件下都能稳定存在。在点燃的条件下,纯净的氢气可以在氧气中安静地燃烧生成水;而水在通电情况下能分解成氢气和氧气。

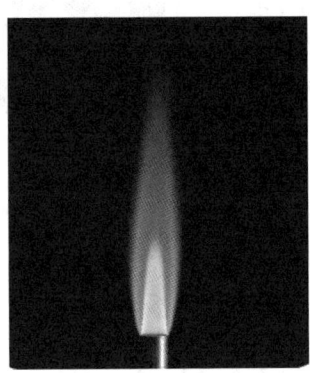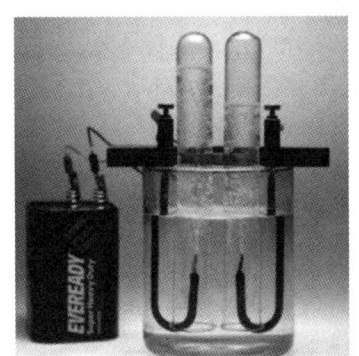

氢气燃烧和水电解装置

问题:1. 氢气、氧气和水中,不同分子中的原子间靠什么作用结合?
　　　2. 氢气和氧气反应为什么需要点燃?水分解为什么需要通电?

一、化学键与化学反应

到目前为止,已经发现的元素只有 100 多种,而这些元素组成的物质却有数千万种,那么物质中元素的原子为什么能够结合在一起? 这是因为物质分子或晶体中相邻原子之间存在着一种强烈的相互作用。**分子或晶体中相邻原子间的强烈相互作用称为化学键。**

化学反应中原子重新组合生成新的物质,其实质是旧化学键断裂和新化学键生成。

在化学反应中,破坏旧化学键,需要吸收一定的能量来克服原子间的相互作用;形成新的化学键时,又会释放一定的能量。因此在化学反应中,不仅有新物质生成,而且伴随着能量变化。人们发现,在化学反应过程中,如果新化学键形成时释放的能量大于旧化学键破坏时所需要吸收的能量,反

案例分析

应开始后,就会有一定的能量以热能、电能或光能等形式释放出来;如果新化学键形成时释放的能量小于旧化学键破坏时所需要吸收的能量,则需要不断地吸收能量才能使反应持续进行。因此,可把化学反应的过程看作"储存"在物质内部的能量(化学能)转化为热能、电能或光能等释放出来,或看作热能、电能或光能等转化为物质内部的能量(化学能)被"储存"起来的过程。

二、化学键的类型与物质构成

由于各原子的结构不同,尤其是核外电子排布不同,各原子间的相互作用也不同。根据原子间作用产生的方式不同,化学键主要分为三种类型:离子键、共价键和金属键。这里主要介绍离子键和共价键。

1. 离子键 离子键是阴、阳离子之间通过静电作用所形成的化学键。通常,活泼金属与活泼非金属形成离子键,如钾、钠、钙等金属和氯、溴等非金属化合时,都能形成离子键,如氯化钠($NaCl$)的形成(图1-5)。

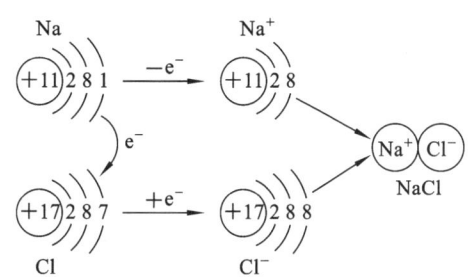

图1-5 氯化钠的形成过程

在氯化钠形成的过程中,钠原子最外层的一个电子转移到氯原子的最外层上,形成带正电荷的Na^+和带负电荷的Cl^-(这样二者的最外层均达到8电子的稳定结构),带相反电荷的两种离子通过静电作用形成稳定的化合物——氯化钠。

氯化钠的形成过程用电子式表示如下:

$$Na\cdot \quad + \quad \cdot \overset{\cdots}{\underset{\cdots}{Cl}}: \longrightarrow Na^+\left[:\overset{\cdots}{\underset{\cdots}{Cl}}:\right]^-$$

由离子键结合而成的化合物称为离子化合物。 如 KCl、CaO、$MgBr_2$ 等都是离子化合物。

在离子化合物中,离子具有的电荷就是它的化合价。如 Na^+、K^+ 是 $+1$ 价,Ca^{2+}、Mg^{2+} 是 $+2$ 价,Cl^-、Br^- 是 -1 价,O^{2-}、S^{2-} 是 -2 价。

离子键的特征是既没有方向性也没有饱和性,只要空间条件允许,阳离子周围可以尽量地吸引阴离子,反之亦然。如在氯化钠晶体(图1-6)中,每个 Na^+ 周围吸引 6 个 Cl^-,每个 Cl^- 周围吸引 6 个 Na^+。因此,在离子化合物的晶体中没有单个的分子。

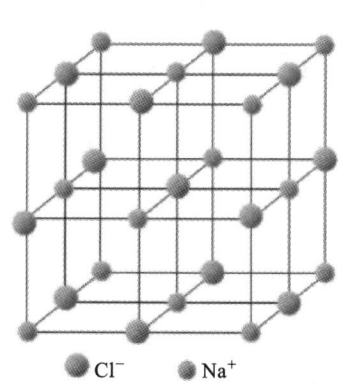

● Cl^- ● Na^+

图1-6 氯化钠的晶体结构

2. 共价键 在形成氯化氢分子的过程中,氯原子和氢原子各提供一个电子组成一对共用电子对,使两者的最外层都达到稳定结构并产生强烈的相互作用(化学键),从而形成氯化氢分子。

氯化氢的形成过程可用电子式表示如下:

$$H\cdot \quad + \quad \cdot \overset{\cdots}{\underset{\cdots}{Cl}}: \longrightarrow H:\overset{\cdots}{\underset{\cdots}{Cl}}:$$

原子间通过共用电子形成的化学键,称为共价键。 非金属元素间多以共价键结合。

除了氯化氢分子中氢原子和氯原子间的化学键是共价键外,氢分子(H_2)中氢原子间的化学键、氯分子(Cl_2)中氯原子间的化学键、二氧化碳分子(CO_2)中碳原子和氧原子间的化学键等都是共价键。

在化学上,常用一根短线表示一对共用电子,因此上述分子的结构式可表示为

$$H—H \qquad Cl—Cl \qquad H—Cl \qquad O=C=O$$

全部由共价键形成的化合物称为**共价化合物**。例如 HCl、H_2O、NH_3 等都是共价化合物。在共价化合物中,元素的化合价是该元素一个原子与其他原子间共用电子对的数目。共用电子对偏向的一方显负价,偏离的一方显正价。例如 HCl 中,H 为 +1 价、Cl 为 -1 价;H_2O 中,H 为 +1 价、O 为 -2 价。

 **课堂互动**

请思考:在 H_2、O_2、Cl_2 等单质中,元素的化合价为什么是 0 价?

知识拓展

配位键

一般共价键是由成键两原子各提供 1 个电子配对成键的,如 H_2、O_2、HCl 等分子中的共价键。但如果共价键是由成键两原子中的一个原子单独提供电子对进入另一个原子的空轨道共用而形成的,则这种共价键称为**配位共价键**,简称**配位键**。为区别于一般共价键,配位键用"→"表示,箭头从提供电子对的原子指向接受电子对的原子。

例如,在 CO 分子中,O 原子除了以 2 个电子与 C 原子的 2 个电子形成 2 个正常共价键外,O 原子还单独提供一对孤对电子进入 C 原子的 1 个空轨道共用,形成 1 个配位键,表示如下:

$$:\overset{\cdot}{C}\cdot \;+\; \cdot\overset{\cdot\cdot}{\underset{\cdot\cdot}{O}}: \;\longrightarrow\; :C\!\!\Longleftarrow\!\!\overset{\cdot\cdot}{\underset{\cdot\cdot}{O}}:$$

由此可见,要形成配位键必须同时具备两个条件:一个成键原子的最外层有孤对电子;另一个成键原子的最外层有空轨道。

配位键只是共价键的一种形成方式,并不是共价键的新类型,虽和一般共价键不同,但形成以后,两者是没有区别的。

 **本节测验**　在线答题

第四节　化学反应及其规律

 导学情景

合成氨工业对解决人类的粮食问题发挥了重要作用,氨同时也是一种重要的化工原料,在化工、食品、医药等行业有着广泛的应用。

$$N_2 \;+\; 3H_2 \underset{\text{高温、高压}}{\overset{\text{催化剂}}{\rightleftharpoons}} 2NH_3$$

合成氨领域有三位科学家获得诺贝尔化学奖。

 案例分析

Note

1918年，德国化学家弗里茨·哈伯，由于从单质合成氨的研究而获诺贝尔化学奖。

1931年，德国化学家卡尔·博施，由于发明和发展化学高压技术而获奖，他改进了合成氨的方法（哈伯-博施法）。

2007年，德国化学家格哈德·埃特尔，由于对固体表面化学反应的研究而获奖，他的研究揭示了哈伯-博施法合成氨的原理。

问题：通过以上案例，请思考对于一个化学反应，我们要关注哪些方面的问题。

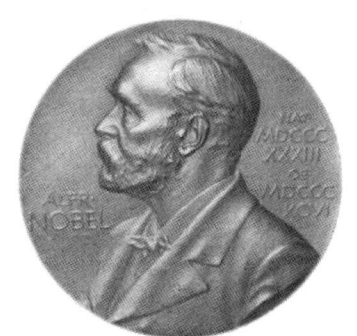

诺贝尔奖牌

一、氧化还原反应

1. 氧化还原反应的概念 18世纪末，化学家在总结许多物质与氧的反应后，发现这类反应具有一些相似特征，提出了氧化还原反应的概念：与氧化合的反应，称为氧化反应；从含氧化合物中夺取氧的反应，称为还原反应。

例如，我们在初中化学中学过的氢气还原氧化铜的化学反应：

$$\underset{\text{失去氧，还原反应}}{\overset{\text{得到氧，氧化反应}}{H_2 + CuO \overset{\triangle}{=\!=\!=} H_2O + Cu}}$$

在这个反应中，氧化铜失去氧发生还原反应，氢气得到氧发生氧化反应。

 课堂互动

请分析上述氢气还原氧化铜的化学反应中，各元素的化合价在反应前后有无变化，讨论氧化还原反应与元素化合价的升降有何关系。

从得氧、失氧角度来分析氧化还原反应有其局限性，因为只能分析有氧参加的反应。

随着化学的发展，人们发现所有的氧化还原反应在反应前后元素的化合价会有升降，其实质是反应中都伴有电子的得失或共用电子对的偏移。因此把**有电子得失或共用电子对偏移的反应称为氧化还原反应。元素化合价升高（失去电子或共用电子对偏离）的反应称为氧化反应，元素化合价降低（得到电子或共用电子对偏向）的反应称为还原反应。**

例如，在氢气还原氧化铜的化学反应中，氧化铜中的铜得到电子，铜元素的化合价从+2价降低到0价，发生还原反应；而氢气中的氢失去电子，氢元素的化合价从0价升高到+1价，发生氧化反应。

$$\underset{\text{得到电子，化合价降低，还原反应}}{\overset{\text{失去电子，化合价升高，氧化反应}}{\overset{0}{H_2} + \overset{+2}{Cu}O \overset{\triangle}{=\!=\!=} \overset{+1}{H_2}O + \overset{0}{Cu}}}$$

再如,在锌和硫酸的反应中,锌失去电子,化合价升高,发生氧化反应;硫酸中的氢得到电子,化合价降低,发生还原反应。

$$\underset{\text{得到电子,化合价降低,还原反应}}{\underbrace{\overset{\text{失去电子,化合价升高,氧化反应}}{\overbrace{\overset{0}{Zn} + \overset{+1}{H_2}SO_4 \xrightarrow{\triangle} \overset{+2}{Zn}SO_4 + \overset{0}{H_2}\uparrow}}}}$$

2. 氧化剂和还原剂 在氧化还原反应中,凡能得到电子,化合价降低的物质,称为**氧化剂**。氧化剂具有氧化性,能使其他物质被氧化,而其本身被还原,其反应产物称为**还原产物**。**凡能失去电子,化合价升高的物质,称为还原剂**。还原剂具有还原性,能使其他物质被还原,而其本身被氧化,其反应产物称为**氧化产物**。以上两个反应中,氢气和锌是还原剂,氧化铜和硫酸是氧化剂。

在氧化还原反应中,有氧化剂必定有还原剂,电子从还原剂转移(或偏移)到氧化剂,在还原剂被氧化的同时,氧化剂被还原。

常用的氧化剂有活泼的非金属(如卤素、O_2)、过氧化物(如 H_2O_2、Na_2O_2)、高价化合物(如 $KMnO_4$、$K_2Cr_2O_7$、HNO_3、浓 H_2SO_4、$FeCl_3$)等。

常见的还原剂有活泼金属(如 K、Na、Mg、Zn)、某些非金属(如 H_2、C)、低价态化合物(如 H_2S、KI、CO、$FeSO_4$)等。

具有中间价态的一些化合物,如 SO_2、$FeSO_4$ 等,既可作还原剂也可作氧化剂。

 课堂互动

请先判断下列反应是不是氧化还原反应,若是,请判断反应中的氧化剂和还原剂。

$$2H_2O \xrightarrow{\text{通电}} 2H_2 + O_2$$
$$CaCO_3 \xrightarrow{\text{高温}} CaO + CO_2$$
$$N_2 + 3H_2 \underset{\text{高温、高压}}{\overset{\text{催化剂}}{\rightleftharpoons}} 2NH_3$$
$$2KI + Br_2 = 2KBr + I_2$$
$$HCl + NaOH = NaCl + H_2O$$

知识拓展

医药上常用的氧化剂和还原剂

在医药领域,氧化剂和还原剂具有重要的意义。

医药中经常利用氧化剂的氧化性进行消毒,比如双氧水、高锰酸钾、碘酒、过氧乙酸和臭氧等。

在制药和药品质量控制中,氧化还原反应非常普遍。例如,在药物含量测定中氧化还原滴定法就是一种常用的方法,常用的氧化剂有高锰酸钾、重铬酸钾、硫酸铈、碘、亚硝酸钠等,常用的还原剂有草酸、硫代硫酸钠等。

药物的氧化反应是引起药物性质不稳定的主要因素之一。而空气中的氧气就是一种氧化性很强的氧化剂,因此,为了抑制氧气对氧化反应的作用,有必要加入抗氧剂(即还原剂)。目前,医药中常用的水溶性抗氧剂有亚硫酸钠、亚硫酸氢钠、焦亚硫酸钠、硫代硫酸钠、抗坏血酸(即维生素 C)等;常用的油溶性抗氧剂有叔丁基对羟基茴香醚(BHA)、2,6-二叔丁基羟基甲苯(BHA)、维生素 E、抗坏血酸棕榈酸酯等。

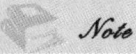

二、化学反应速率

1. 化学反应速率的概念 有些化学反应进行得很快,如炸药爆炸、酸碱中和、照相底片的感光等瞬间就能完成;而有些反应进行得很慢,如铁生锈、橡胶的老化、大理石的风化等,需要很长时间才能完成。人们通常用**化学反应速率来描述化学反应进行的快慢。化学反应速率通常用单位时间内反应物浓度的减少或生成物浓度的增加来表示。**

2. 影响化学反应速率的因素 不同的化学反应具有不同的反应速率。化学反应速率主要取决于反应物的性质。但是,同一化学反应,在不同的外界条件下,会有不同的化学反应速率,其影响因素主要是浓度、压强、温度、催化剂等。

因此,我们可以通过改变反应的条件来改变化学反应速率。

(1)浓度对化学反应速率的影响:在其他条件相同时,增大反应物浓度,化学反应速率增快;减小反应物浓度,化学反应速率减慢。

例如,将空气中带火星的木条,伸入含有纯氧的集气瓶中,木条可以复燃,说明木条在纯氧中的燃烧反应比在空气中进行得更快、更剧烈。

注意:固态物质和纯液态物质的浓度可视为常数,不会引起化学反应速率的变化,但固体颗粒的大小可影响化学反应速率。

(2)压强对化学反应速率的影响:对于有气体参与的化学反应,其他条件(除体积)不变时,增大压强,即体积减小,反应物浓度增大,化学反应速率增快;反之则减慢。

注意:压强的改变,本质上是气体浓度的改变。若体积不变,增大压强(加入不参与此化学反应的气体),因为浓度不变,化学反应速率不会改变。但在体积不变的情况下,加入反应物,同样是加压,反应物浓度增加了,化学反应速率也会增快。

(3)温度对化学反应速率的影响:其他条件相同时,升高温度,化学反应速率增快;降低温度,化学反应速率减慢。一般来说,温度每升高 10 ℃,化学反应速率增大到原来的 2~4 倍。这就是食物在夏天更容易发霉变质的原因。

(4)催化剂对化学反应速率的影响:使用适当的催化剂可以大幅度改变化学反应速率。在化工生产和生活中,大多数反应要使用催化剂来催化,如氮气和氢气合成氨气、氨氧化制硝酸、二氧化硫氧化制三氧化硫等都需要使用催化剂;再如,使用催化剂促使汽车尾气中的一氧化碳和一氧化氮迅速转变成无毒的氮气和二氧化碳,减少对大气的污染。催化剂可以使一些化学反应在较低的温度下有较高的化学反应速率,从而节省大量能源,有效地提高化工生产的经济效益。

能够提高化学反应速率的催化剂称为正催化剂,能够降低化学反应速率的催化剂称为负催化剂。多数情况使用正催化剂。

影响化学反应速率的外界条件除浓度、压强(有气体参与的化学反应)、温度、催化剂外,还有反应物间的接触面积、光波、电磁波、超声波、溶剂等。

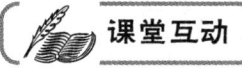

课堂互动

调控化学反应速率在实践中具有十分重要的意义。在生产和生活中,人们可以根据需要采取适当的措施来增快或减慢某些反应的化学反应速率,请举例说明。

三、化学反应平衡

1. 可逆反应 有些化学反应在一定条件下一旦发生,反应物能完全转化为生成物,即反应只向一个方向进行。这样的单向反应称为不可逆反应。例如,强酸和强碱的中和反应。

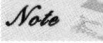

有些化学反应,在同一条件下,能同时向正、反两个方向进行,这类化学反应称为可逆反应。二氧化硫和氧气反应生成三氧化硫、氮气与氢气合成氨的反应都属于可逆反应。在可逆反应的化学方程式中,用"⇌"代替"="。例如:

$$2SO_2 + O_2 \underset{\triangle}{\overset{催化剂}{\rightleftharpoons}} 2SO_3$$

$$N_2 + 3H_2 \underset{高温、高压}{\overset{催化剂}{\rightleftharpoons}} 2NH_3$$

在可逆反应中,一般将向右进行的反应称为正反应,向左进行的反应称为逆反应。

2. 化学平衡和化学平衡的移动 在可逆反应中,当反应进行到一定程度时,反应物和生成物的浓度都不再随时间的延长而发生变化,反应好像"停滞"了。实际上,这时正反应和逆反应依然在进行,只是同一瞬间,正反应速率和逆反应速率相等。

在一定条件下的可逆反应中,**正反应速率和逆反应速率相等,反应物和生成物的浓度保持不变的状态,称为化学平衡状态,简称化学平衡。**化学平衡是一种动态平衡,是在一定条件下可逆反应进行的最大限度。

【演示实验】 已知二氧化氮气体转化为四氧化二氮气体的反应是放热反应且是可逆反应。

$$\underset{(红棕色)}{2NO_2} \rightleftharpoons \underset{(无色)}{N_2O_4}$$

将装有二氧化氮和四氧化二氮的混合气体的平衡烧瓶,分别浸入热水(图 1-7 左侧)和冷水(图 1-7 右侧)中,你观察到了什么现象?由此可得出什么结论?

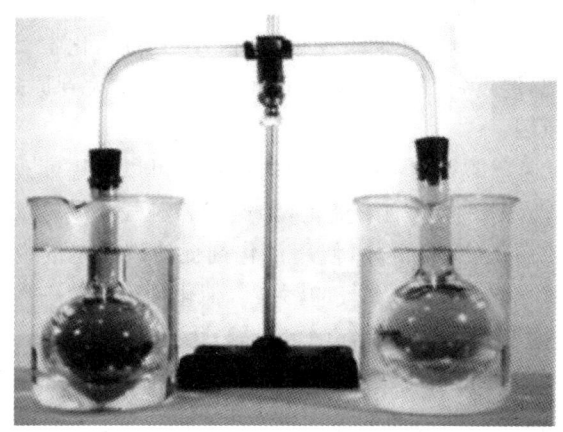

图 1-7　装有二氧化氮和四氧化二氮混合气体的平衡烧瓶

在实验过程中,可以观察到浸入热水中的烧瓶里的气体混合物颜色变深,说明二氧化氮浓度增加、四氧化二氮浓度减小,原平衡状态被破坏;浸入冷水中的烧瓶里的气体混合物颜色变浅,说明二氧化氮浓度减小、四氧化二氮浓度增加,原平衡状态也被破坏。可见,化学平衡是在一定条件下建立的平衡,同一可逆反应在不同条件下将建立起不同的化学平衡。因此,**当条件改变时,原来的化学平衡被破坏,并在新的条件下建立起新的化学平衡,即发生化学平衡的移动。**人们可以利用这一规律调控化学反应进行的程度。

大量科学实验证明,化学平衡的移动受温度、浓度、压强等因素的影响,可概括如下:**如果改变影响平衡的一个条件(如浓度、压强或温度),平衡就向能减弱这种改变的方向移动。**这个原理称为**平衡移动原理,**也叫勒夏特列原理。

需要注意的是,催化剂能同等程度地改变正、逆反应的速率,因此它对平衡的移动没有影响。

关于化学平衡及其移动方面的研究,对于化工生产来说具有十分重要的意义。

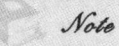

课堂互动

　　一氧化碳中毒是由于一氧化碳与血红蛋白结合,抑制氧气与血红蛋白的结合,从而导致人体出现一系列缺氧的症状。一氧化碳与血红蛋白的亲和力比氧气与血红蛋白的亲和力大很多,从而使氧气无法与血红蛋白结合,导致人体各组织器官和细胞缺氧,轻度一氧化碳中毒可出现头晕、恶心、呕吐,中度一氧化碳中毒可出现面色潮红、口唇呈樱桃红色;严重一氧化碳中毒可导致呼吸衰竭甚至死亡。

　　一氧化碳中毒的处理方法如下。

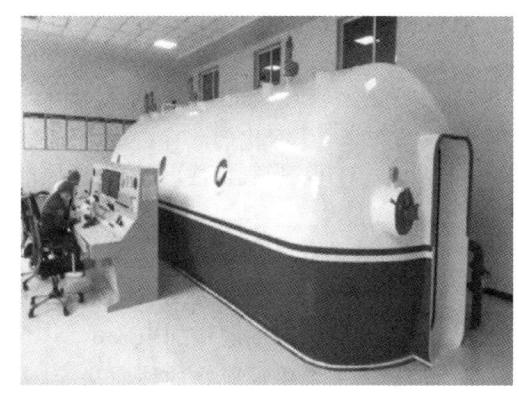

高压氧舱

　　(1)迅速打开门窗进行通风、换气,将中毒者撤离至安全地方。

　　(2)解开中毒者的衣领,松开腰带,保持呼吸通畅。

　　(3)送至医院过程中采取面罩或鼻导管高流量、高浓度吸氧,送至医院后使用高压氧治疗。

　　(4)头部放置冰袋降温,减少耗氧量。用20%甘露醇脱水降颅内压,用低分子右旋糖酐改善微循环。

　　请从化学平衡的角度,说一说一氧化碳中毒为什么采取这些处理措施。

 本节测验　　在线答题

 点滴积累

一、原子结构

(1)组成原子的粒子间的关系归纳如下。

$$原子(^A_Z X)\begin{cases}原子核\begin{cases}质子\ Z\ 个\\中子\ N\ 个\end{cases}\\核外电子\ Z\ 个\end{cases}$$

原子序数＝核电荷数＝核内质子数＝核外电子数

质量数(A)＝质子数(Z)＋中子数(N)

(2)核外电子排布:在多电子原子中,核外电子是分层排布的,这种排布有一定的规律。

二、元素周期律

(1)元素的性质随着原子序数的递增而呈现周期性变化的规律称为元素周期律。

(2)元素周期表有7个周期和16个族(7个主族、7个副族、1个第Ⅷ族和1个0族);周期序数＝电子层数,主族序数＝最外层电子数。

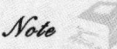

三、化学键

（1）化学键是指分子或晶体中相邻原子间的强烈相互作用。

（2）离子键是阴、阳离子之间通过静电作用所形成的化学键。活泼金属和活泼非金属化合时，通常以离子键的形式结合。由离子键结合而成的化合物称为离子化合物。

（3）共价键是原子间通过共用电子对形成的化学键。非金属元素间多以共价键结合。全部由共价键形成的化合物称为共价化合物。

四、化学反应及其规律

1. 氧化还原反应　有电子得失或共用电子对偏移的反应称为氧化还原反应。

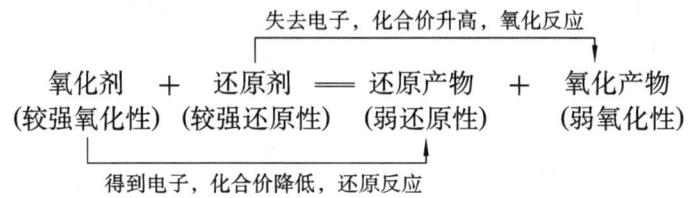

2. 化学反应速率　化学反应速率是描述化学反应进行快慢的物理量，通常用单位时间内反应物浓度的减少或生成物浓度的增加来表示。

化学反应速率主要由反应物的性质决定。但是，浓度、压强（有气体参加的反应）、温度、催化剂等外界条件可影响化学反应速率。

3. 化学平衡　对于一定条件下的可逆反应，正反应速率和逆反应速率相等，反应物和生成物的浓度保持不变的状态，称为化学平衡状态，简称化学平衡。

当条件改变时，原来的化学平衡被破坏，并在新的条件下建立起新的化学平衡，即发生化学平衡的移动。

平衡移动原理（勒夏特列原理）：如果改变影响平衡的一个条件（如浓度、压强或温度等），平衡就向能减弱这种改变的方向移动。

⇥ 目标检测

一、单项选择题

1. 下列关于原子结构的说法中，错误的是（　　　）。

A. 核电荷数一定等于质子数

B. 原子序数一定等于核内质子数

C. 质子数一定不等于中子数

D. 元素的化学性质主要与原子结构中的最外层电子数有关

2. 元素周期表结构中，与电子层数相关的是（　　　）。

A. 周期　　　　　　B. 族　　　　　　C. 分区　　　　　　D. 镧系元素

3. 元素 X 和 Y 的原子核外都有 3 个电子层，X 原子的最外层有 1 个电子，Y 原子的最外层有 6 个电子，当这两种元素的原子相互化合后，生成物的化学式可能是（　　　）。

A. XY　　　　　　B. XY_6　　　　　　C. X_2Y　　　　　　D. XY_2

4. 某元素的原子核外有 4 个电子层，最外层有 2 个电子，该原子核内的质子数为（　　　）。

A. 12　　　　　　B. 16　　　　　　C. 18　　　　　　D. 20

5. 某元素在元素周期表中处于第ⅣA族，它的最高正化合价为（　　　）。

A. +2　　　　　　B. +3　　　　　　C. +4　　　　　　D. +5

参考答案

6. 下列含氮物质中,氮元素的化合价由高到低顺序排列的一组是(   )。

A. NO、N_2、HNO_3

B. HNO_3、N_2、NO

C. N_2、HNO_3、NO

D. HNO_3、NO、N_2

7. 下列物质中,同时具有离子键和共价键的是(   )。

A. NH_3 B. NH_4Cl C. H_2S D. K_2O

8. 下列各组物质中,都是共价化合物的是(   )。

A. H_2O_2 和 Na_2O_2 B. HCl 和 $NaCl$ C. NH_3 和 N_2 D. H_2S 和 CH_4

9. 氧化还原反应中发生氧化反应的是(   )。

A. 化合价升高的反应   B. 得到电子的反应

C. 化合价降低的反应   D. 失去氧的反应

10. 某元素在化学反应中由化合态变为游离态,则该元素(   )。

A. 一定被氧化   B. 一定被还原

C. 既可能被氧化,也可能被还原   D. 既没有被氧化,也没有被还原

11. 下列四种基本反应类型的反应中,一定是氧化还原反应的是(   )。

A. 化合反应   B. 置换反应   C. 分解反应   D. 复分解反应

12. 吸进人体的氧,有 2% 转化为氧化性极强的活性氧副产物(如 O_2^- 等),这些活性氧能加速人体衰老,被称为“生命杀手”,中国科学家尝试用含硒化合物 Na_2SeO_3 清除人体内的活性氧,在清除活性氧时,Na_2SeO_3 的作用是(   )。

A. 氧化剂   B. 还原剂

C. 既是氧化剂,又是还原剂   D. 既不是氧化剂,又不是还原剂

13. 日常生活中,以下做法与控制化学反应速率无关的是(   )。

A. 在铁制品表面刷防锈漆

B. 食品抽真空包装延长保质期

C. 给轴承或合页加入润滑油

D. 向盛放金属钠的玻璃瓶中加入大量煤油以隔绝空气

14. 下列说法中正确的是(   )。

A. 增加反应物的用量就一定能加快化学反应速率

B. 化学反应速率只能增加而不能降低

C. 根据化学反应速率的相对大小可以知道化学反应进行的快慢

D. 相同质量、颗粒大小也相同的锌和铁与相同浓度的盐酸反应,反应剧烈程度相同

15. 下列说法不正确的是(   )。

A. 反应混合物各组分百分含量发生改变,化学平衡一定发生移动

B. 外界条件的改变引起 $v_正 \neq v_逆$,则平衡一定发生移动

C. 平衡移动,反应物的浓度一定减小

D. 外界条件发生变化,化学平衡不一定移动

16. 对化学平衡移动有影响的因素不包括(   )。

A. 浓度   B. 温度   C. 压强   D. 催化剂

二、填空题

1. 元素是具有相同_____的同一类原子的总称。也就是说,同一种元素的原子中,_____是相等的。科学研究证明,同一种元素的原子中_____相同,但_____不一定相同。这种具有相同_____和不同_____的同一种元素的不同原子,互称_____。

2. 元素周期表是_____的具体表现形式。

3．原子间通过＿＿＿＿＿＿所形成的化学键称为共价键。＿＿＿＿＿＿的原子之间多以共价键结合。＿＿＿＿＿＿结合形成的化合物称为共价化合物。

4．氧化剂和还原剂作为反应物共同参加氧化还原反应。在反应中，电子从＿＿＿＿＿转移到＿＿＿＿＿。

5．同一化学反应，在不同的外界条件下，会有不同的化学反应速率，其影响因素主要是＿＿＿＿＿、＿＿＿＿＿、＿＿＿＿＿、＿＿＿＿＿等。除以上因素外还有固体表面积、光波、电磁波、溶剂等。

6．如果改变影响平衡的一个条件（如浓度、压强或温度等），平衡就会向着＿＿＿＿＿移动。

三、简答题

1．请画出原子序数为 11 和 17 的元素的原子结构示意图，并说出它们在元素周期表中的位置。这两种元素的单质在一定条件下可以发生化合反应，生成的化合物属于什么类型的化合物？这一反应若是氧化还原反应，请判断氧化剂和还原剂分别是哪种单质。

2．进一步认识可逆反应——二氧化硫的催化氧化反应。

（1）向一密闭容器中充入 SO_2 与 $^{18}O_2$，反应一段时间后，^{18}O 可能存在于哪些物质中？

（2）在有催化剂和加热条件下，若将三氧化硫充入一密闭容器中，最终容器中会有哪些物质？

3．氮气与氢气合成氨气的反应是可逆反应，研究发现，降低温度有利于平衡向生成氨气的方向移动。但在实际生产中，该反应是在较高温度下进行的，为什么？在生产氨气时，常使用过量的氮气，请结合化学平衡原理进行解释说明。

4．同周期元素随着原子序数的递增，金属性和非金属性呈现周期性的变化规律。请利用实验事实来说明第三周期元素，随着原子序数的递增金属性和非金属性是如何递变的？可以设计实验，也可以查阅相关文献资料。

（蒋广敏）

溶液与溶液的渗透压

导学
PPT

学习目标

▲ 知识目标

1. 认识物质的量、摩尔质量等基本概念及相关计算。

2. 认识物质的量浓度、质量浓度、质量分数和体积分数等溶液浓度的表示方法及相关计算;认识溶液的配制方法;理解溶液的稀释定律,知道溶液的稀释方法。

3. 认识溶液渗透现象;理解半透膜的选择性;了解渗透压与溶液浓度的关系;知道渗透压在医学中的重要意义。

▲ 能力目标

1. 通过讨论微粒数与质量之间的关系,理解物质的量是联系微粒数与质量的物理量。

2. 能灵活运用公式进行实际溶液浓度的相关计算,能够进行溶液物质的量浓度与质量浓度、物质的量浓度和质量分数间的转换。

3. 通过实验,掌握一定浓度溶液的配制、稀释方法。

4. 运用渗透压知识解释血液渗透压的生理意义。

▲ 素质目标

1. 养成细心观察、主动探索的学习态度及规范操作、精益求精的实验习惯。

2. 发展现象观察与规律认知、科学态度与社会责任等化学学科核心素养。

3. 发展缜密的思维方式;增强情感体验,树立为患者服务的社会责任感,培养严谨的职业道德和职业素养。

主题导言

溶液是由溶质和溶剂组成的分散系统。大部分化学反应只有在溶液中才能进行得比较快速和完全。人体的生命过程与溶液有着密切的关系,血液、淋巴液、组织间液及各种腺体的分泌液等都是溶液,体内一系列的新陈代谢必须在溶液中进行,如食物的消化和吸收、营养物质的输送及废物的排泄等,都离不开溶液。在临床上,许多药物也常被配制成溶液后使用。临床上给患者大量输液时,要特别注意溶液的浓度,如输液的浓度过高或过低都将产生不良的后果,甚至造成死亡,这与溶液的渗透压有着密切的关系。本主题主要介绍物质的量、溶液浓度的表示方法和溶液的渗透压。

Note

第一节 物 质 的 量

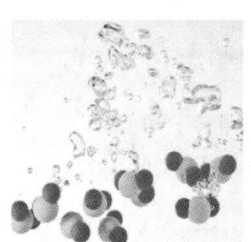

导学情景

水是我们熟悉的物质,它是由水分子构成的。科学研究指出,人体每天通过排尿、流汗或皮肤蒸发等流失的水分大约是 2000 mL,扣除由食物摄取的水分,健康成人每天需要补充 1500～1700 mL 水。那么你知道 1500～1700 mL 水中含有多少个水分子吗?

物质是由原子、分子、离子等微观粒子构成的,这些极其微小的粒子肉眼看不见,也难以称量。无论是在生产实践中还是在实验室中取用的物质,应该是看得见的,可以称量的,这些物质往往用质量来计算。怎样把微观粒子数目与可称量物质的质量联系起来?科学上引入了"物质的量"这一物理量。

一、物质的量及其单位

(一)物质的量

物质的量是表示构成物质微观粒子数目多少的物理量。它是国际单位制(SI)7 个基本物理量之一,用符号"n"表示。书写物质的量时,微粒 B 的物质的量记为 n_B 或 $n(B)$。

例如:氢原子的物质的量可表示为 n_H 或 $n(H)$;氢分子的物质的量可表示为 n_{H_2} 或 $n(H_2)$;氢离子的物质的量可表示为 n_{H^+} 或 $n(H^+)$。

"物质的量"是一个特定词组,是专有名词,使用时不能拆开、缺字、加字或颠倒。

(二)物质的量的单位——摩尔

物质的量与质量、长度、体积等一样,是物理量的名称,是表示物质粒子数量的基本物理量。1971 年第 14 届国际计量大会(CGPM)通过决议,**规定物质的量的单位是"摩尔",简称"摩",符号"mol"。**

在医学上,摩尔这个单位有时显得偏大,常采用毫摩尔(mmol)和微摩尔(μmol)作为辅助单位。三者的换算关系为

$$1 \text{ mol} = 10^3 \text{ mmol} = 10^6 \text{ } \mu\text{mol}$$

摩尔一词来源于拉丁文 moles,原意为大量和堆集。**摩尔是物质的量的基本单位**,国际上规定,0.012 kg ^{12}C 中所含碳原子数为 1 mol。^{12}C 是原子核中有 6 个质子和 6 个中子的碳原子。经实验测定,0.012 kg ^{12}C 中所含的原子数目约为 $6.02214076 \times 10^{23}$ 个,这个量值最早是由意大利科学家阿伏加德罗提出的,故称为**阿伏加德罗常数**,用符号 N_A 表示,$N_A = 6.02214076 \times 10^{23}$/mol,本书取近似值 $\boldsymbol{N_A = 6.02 \times 10^{23}}$**/mol**。

1 摩尔的任何物质都约含有 6.02×10^{23} 个基本粒子。例如:1 mol C 约含有 6.02×10^{23} 个 C 原子;1 mol H_2 约含有 6.02×10^{23} 个 H_2 分子;1 mol H_2O 约含有 6.02×10^{23} 个 H_2O 分子;1 mol Na^+ 约含有 6.02×10^{23} 个 Na^+;0.5 mol H^+ 约含有 3.01×10^{23} 个 H^+;2 mol H^+ 约含有 1.204×10^{24}

个 H^+。

由此可知,物质的量(n)与物质粒子数(N)成正比,它们之间的关系如下:

$$n = \frac{N}{N_A} \tag{2-1}$$

 **课堂互动**

1.204×10^{24} 个 O_2 分子的物质的量是多少?3.01×10^{23} 个 Ca 原子的物质的量是多少?6.02×10^{23} 个 S^{2-} 的物质的量是多少?

0.1 mol H_2O 中含有多少个水分子?多少个氢原子?多少个氧原子?

知识链接

国际单位制(SI)以 7 个基本单位为基础,见表 2-1。

表 2-1 国际单位制(SI)的 7 个基本单位

物理量名称	物理量符号	单 位 名 称	单 位 符 号
长度	L	米	m
质量	m	千克	kg
时间	t	秒	s
电流	I	安(培)	A
热力学温度	T	开(尔文)	K
物质的量	n	摩(尔)	mol
发光强度	I	坎(德拉)	cd

 思维与方法

聚零为整

三国时期 6 岁的曹冲是把大象"分割"成一块块的"石头",然后把这些"石头"的质量加在一起,即为大象的质量。他采用了"化整为零"的思维方法。

以 12 g ^{12}C 中所含碳原子数为 1 mol 的微粒集体作为标准来衡量物质含有微粒数的多少,则采用了"聚零为整"的思维方法。

相对原子质量的标准物质与物质的量的基准物质都选用 ^{12}C。^{12}C 的相对原子质量为 12,因此选用 12 g ^{12}C 所含原子数来定义 1 mol。这是一种人为的巧合,这种统一的美给计算带来了极大的方便。

二、摩尔质量

物质的量是如何把物质的宏观质量与其所含微观粒子的数量联系起来的?要解决这个问题,就需要研究 1 mol 不同物质的质量。那么,1 mol 不同物质的质量究竟是多少?

从表 2-2 可知,1 mol 任何物质的质量,以 g 为单位时,在数值上都等于它的相对原子质量或相

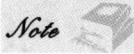

对分子质量。

表 2-2　1 mol 不同物质的质量

粒子符号	相对原子 (分子)质量	每个粒子的质量 /g	1 mol 物质含有 的粒子数/个	1 mol 物质 的质量/g
C	12	1.993×10^{-23}	N_A	12
Fe	56	9.302×10^{-23}	N_A	56
H_2SO_4	98	1.628×10^{-22}	N_A	98
H_2O	18	2.990×10^{-23}	N_A	18
Na^+	23	3.821×10^{-23}	N_A	23
OH^-	17	2.824×10^{-23}	N_A	17

1 mol 物质的质量称为该物质的摩尔质量。摩尔质量的符号为 M，基本单位是 kg/mol，化学上常用 g/mol 作单位。物质 B 的摩尔质量表示为 M_B 或 $M(B)$，如氢原子的摩尔质量表示为 M_H 或 $M(H)$。

科学证明，**以 g/mol 为单位时，任何物质的摩尔质量在数值上都等于它的化学式量**。原子的摩尔质量若以 g/mol 作单位，数值上等于该原子的相对原子质量。分子的摩尔质量若以 g/mol 为单位，数值上等于该分子的相对分子质量。离子的摩尔质量若以 g/mol 为单位，数值上等于该离子的相对离子质量。例如：

O 的相对原子质量为 16，则 $M_O = 16$ g/mol；

H_2O 的相对分子质量为 18，则 $M_{H_2O} = 18$ g/mol；

OH^- 的相对离子质量为 17，则 $M_{OH^-} = 17$ g/mol；

物质的量（n）、质量（m）和摩尔质量（M）之间的关系可以用下式表示：

$$n = \frac{m}{M} \tag{2-2}$$

 课堂互动

查元素周期表，计算下列物质的摩尔质量：

Fe，Ca，Na，CO_2，H_2SO_4，$NaOH$，$NaHCO_3$，$NaCl$，$C_6H_{12}O_6$，$C_3H_5O_3Na$，NH_4^+

三、有关物质的量的计算

有关物质的量的计算主要有以下几种类型。

1. 已知物质的质量，求物质的量

【例 2-1】　90 g H_2O 的物质的量是多少？

解：∵　　　　　　　　　$M_{H_2O} = 18$ g/mol，　　$m_{H_2O} = 90$ g

∴　　　　　　　　　$n_{H_2O} = \dfrac{m_{H_2O}}{M_{H_2O}} = \dfrac{90\ g}{18\ g/mol} = 5$ mol

答：90 g 水的物质的量是 5 mol。

2. 已知物质的量，求物质的质量

【例 2-2】　2 mol 铁原子(Fe)的质量是多少？

解：∵　　　　　　　　　$M_{Fe} = 56$ g/mol，　　$n_{Fe} = 2$ mol

∴　　　　　　　　　$m_{Fe} = n_{Fe} \times M_{Fe} = 2$ mol $\times 56$ g/mol $= 112$ g

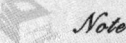 *Note*

答:2 mol 铁原子的质量是 112 g。

3. 已知物质的质量，求物质的粒子数

【例 2-3】 4.4 g CO_2 中含有多少个 CO_2 分子？多少个 C 原子？多少个 O 原子？

解：∵

$$M_{CO_2} = 44 \text{ g/mol}, \quad m_{CO_2} = 4.4 \text{ g}$$

$$n_{CO_2} = \frac{m_{CO_2}}{M_{CO_2}} = \frac{4.4 \text{ g}}{44 \text{ g/mol}} = 0.1 \text{ mol}$$

∴

$$N_{CO_2} = n_{CO_2} \times N_A = 0.1 \text{ mol} \times 6.02 \times 10^{23}/\text{mol} = 6.02 \times 10^{22}$$

$$N_C = N_{CO_2} = 6.02 \times 10^{22}$$

$$N_O = 2 \times N_{CO_2} = 1.204 \times 10^{23}$$

答:4.4 g CO_2 中含有 6.02×10^{22} 个 CO_2 分子，6.02×10^{22} 个 C 原子，1.204×10^{23} 个 O 原子。

 课堂互动

参照以上例题，完成下列计算。

(1) 9.8 g H_2SO_4 的物质的量是多少？40 g NaOH 的物质的量是多少？

(2) 0.2 mol $NaHCO_3$ 的质量是多少？0.1 mol Fe 的质量是多少？

(3) 已知常温下 H_2O 的密度为 1 g/mL，计算 1800 mL H_2O 中所含有 H_2O 分子的数目是多少？

可见，通过物质的量（n）和摩尔质量（M），可以把肉眼看不见的微观粒子数（N）与宏观可称量的物质质量（m）联系起来，从而给科学研究带来了极大的方便。

知识拓展

从物质的量的角度看化学反应中的定量关系

化学反应方程式中反应物与生成物之间的分子、原子等微粒之比，等于它们之间的物质的量之比。例如：

$$2H_2 + O_2 == 2H_2O$$
$$2 \text{ mol} \quad 1 \text{ mol} \quad 2 \text{ mol}$$

这些比值称为化学计量关系，各物质按此关系进行反应。

 本节测验  在线答题

第二节 溶液的浓度

 导学情景

表 2-3 所示为张某一次体检化验单的部分内容。对于表中"单位"一列所列出的不同单位，你能说出它们所表示的含义吗？

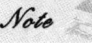 *Note*

案例分析

表 2-3　张某体检化验单部分内容

项目名称	检查结果	参考值	单位
总蛋白（TP）	75.4	60～87	g/L
白蛋白（ALB）	50.7	35～52	g/L
球蛋白（GLO）	24.7	20～35	g/L
白球比（A/G）	2.1	1.2～2.3	—
碱性磷酸酶（ALP）	77	30～150	U/L
谷氨酰基转移酶（GGT）	29	4～67	U/L
总胆红素（TBIL）	21.4	5.1～22.2	μmol/L
直接胆红素（DBIL）	7.1	0～8.6	μmol/L
间接胆红素（IBIL）	14.3	0～17	μmol/L
总胆固醇（CHOL）	4.56	0～5.7	mmol/L
……	……	……	……

溶液是物质以分子、原子或离子状态分散在另一种物质中所形成的均匀而稳定的体系。通常所说的溶液是指液态溶液，比如把糖放入水中，形成糖水溶液。溶液由溶质和溶剂组成，水是最常用、最重要的溶剂。一般不指明溶剂的溶液都是指以水为溶剂的溶液。

一、溶液浓度的表示方法

在化学实验、临床工作的溶液配制中，经常需要精确地知道溶液中各组分的含量。在临床上，药品的浓度对医疗效果至关重要，浓度过高或过低都将产生不良后果，甚至会危及生命。

例如，医院常用的消毒用乙醇（俗称酒精）溶液、过氧化氢溶液（双氧水）、氯化钠注射液、葡萄糖注射液等溶液都要求具有一定的浓度，所以，规范地表示溶液的浓度是非常必要的。

溶液的浓度又称溶液的组成量度，是指在一定量溶液或溶剂中所含溶质的量。可用下式表示：

$$\text{溶液的浓度} = \frac{\text{溶质的量}}{\text{溶液（或溶剂）的量}}$$

溶液浓度的表示方法有多种，医学上常用的有以下几种。

（一）物质的量浓度

溶质 B 的物质的量除以溶液的体积称为溶质 B 的物质的量浓度，用 c_B 或 $c(B)$ 来表示。在一定物质的量浓度的溶液中，溶质 B 的物质的量（n_B）、溶液的体积（V）和溶质 B 的物质的量浓度（c_B）之间存在着以下关系：

$$c_B = \frac{n_B}{V} \tag{2-3}$$

或

$$c_B = \frac{m_B}{M_B V} \tag{2-4}$$

物质的量浓度的 SI 单位是 mol/m^3，医学上常用的单位是 mol/L、mmol/L 和 μmol/L。

$$1 \text{ mol/L} = 10^3 \text{ mmol/L} = 10^6 \text{ μmol/L}$$

【例 2-4】　药典中规定注射用生理盐水的规格是 0.5 L 生理盐水中含 4.5 g NaCl。计算注射用生理盐水的物质的量浓度。

解：已知　　　　　　　　$m_{NaCl} = 4.5$ g,　　$M_{NaCl} = 58.5$ g/mol,　　$V = 0.5$ L

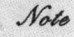

$$\because \qquad n_{NaCl} = \frac{m_{NaCl}}{M_{NaCl}} = \frac{4.5\ g}{58.5\ g/mol} = 0.077\ mol$$

$$\therefore \qquad c_{NaCl} = \frac{n_{NaCl}}{V} = \frac{0.077\ mol}{0.5\ L} = 0.154\ mol/L$$

答:注射用生理盐水的物质的量浓度为 0.154 mol/L。

(二)质量浓度

溶质 B 的质量除以溶液的体积,称为溶质 B 的质量浓度,用符号 ρ_B 或 $\rho(B)$ 表示。在一定质量浓度的溶液中,溶质 B 的质量(m_B)、溶液的体积(V)和溶质 B 的质量浓度(ρ_B)之间存在着以下关系:

$$\rho_B = \frac{m_B}{V} \tag{2-5}$$

质量浓度的 SI 单位是 kg/m^3,医学上常用的单位是 g/L、mg/L 和 $\mu g/L$,即体积单位用 L,而表示质量的单位可以改变。

$$1\ g/L = 10^3\ mg/L = 10^6\ \mu g/L$$

临床上用固体物质配制的溶液常用质量浓度表示,如 9 g/L NaCl 溶液(生理盐水)、50 g/L 葡萄糖溶液等。

【例 2-5】 药典中规定注射用生理盐水的规格是 0.5 L 生理盐水中含 4.5 g NaCl。计算注射用生理盐水的质量浓度。

解:已知 $\qquad m_{NaCl} = 4.5\ g, \quad V = 0.5\ L$

$$\because \qquad \rho_B = \frac{m_B}{V}$$

$$\therefore \qquad \rho_{NaCl} = \frac{m_{NaCl}}{V} = \frac{4.5\ g}{0.5\ L} = 9\ g/L$$

答:注射用生理盐水的质量浓度为 9 g/L。

【例 2-6】 临床上乳酸钠($C_3H_5O_3Na$)注射液的质量浓度为 112 g/L,注射 20 mL 此注射液,进入体内的乳酸钠为多少克?

解:已知 $\qquad \rho_{C_3H_5O_3Na} = 112\ g/L, \quad V = 20 \times 10^{-3}\ L$

$$\because \qquad \rho_B = \frac{m_B}{V}$$

$$\therefore \qquad m_{C_3H_5O_3Na} = \rho_{C_3H_5O_3Na} \times V = 112\ g/L \times 20 \times 10^{-3}\ L = 2.24\ g$$

答:注射 20 mL 此注射液,有 2.24 g 乳酸钠进入体内。

知识链接

世界卫生组织建议,在医学上表示体液组成时,凡是已知相对分子质量(或相对原子质量)的物质,均应使用物质的量浓度;对于少数相对分子质量尚未准确测定的物质,则可以使用质量浓度。对于与体液组成相同的注射液,世界卫生组织提出,在绝大多数情况下,推荐在注射液的标签上同时写明质量浓度和物质的量浓度。例如,血液中 Na^+、Cl^-、葡萄糖的含量用物质的量浓度表示,静脉注射用氯化钠注射液和葡萄糖注射液的标签上应同时标明物质的量浓度和质量浓度。

(三)质量分数

质量分数是指**溶质 B 的质量(m_B)与溶液质量(m)之比**,用符号 ω_B 表示,即

$$\omega_B = \frac{m_B}{m} \tag{2-6}$$

质量分数的量纲为 1,可以用小数或百分数表示。但要注意,溶质 B 和溶液的质量单位必须相同。例如市售浓硫酸的质量分数 $\omega_{H_2SO_4} = 0.98$ 或 $\omega_{H_2SO_4} = 98\%$,表示 100 g 浓硫酸溶液含纯硫酸的质量是 98 g。

课堂互动

　　下图所示为某厂家浓盐酸的试剂瓶包装标签部分内容,请仔细阅读后说出该浓盐酸的质量分数。

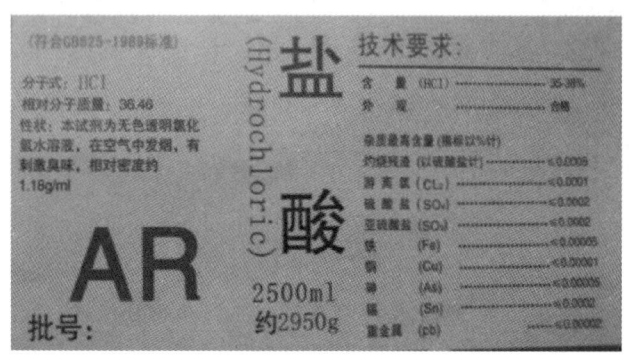

(四) 体积分数

　　体积分数是指**在相同温度和压力条件下溶质 B 的体积(V_B)与溶液体积(V)之比**,用符号 φ_B 表示,即

$$\varphi_B = \frac{V_B}{V} \tag{2-7}$$

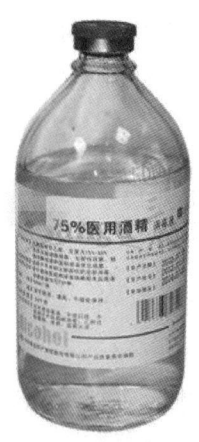

　　体积分数可以用小数或百分数表示。溶质是气体或液体时多用体积分数表示。如消毒用乙醇溶液中乙醇的体积分数 $\varphi_{C_2H_5OH} = 0.75$ 或 $\varphi_{C_2H_5OH} = 75\%$(图 2-1)。

　　【例 2-7】 配制 500 mL 消毒用乙醇溶液,需无水乙醇多少毫升?

　　解:已知消毒用乙醇溶液中乙醇的体积分数 $\varphi_{C_2H_5OH} = 0.75$。

　　∵

$$\varphi_B = \frac{V_B}{V}$$

　　∴ $V_{C_2H_5OH} = V \times \varphi_{C_2H_5OH} = 500 \text{ mL} \times 0.75 = 375 \text{ mL}$

　　答:需无水乙醇 375 mL。

　　量取 375 mL 无水乙醇,用水稀释至 500 mL,即可得到消毒用乙醇溶液。

图 2-1　75%医用酒精

知识链接

关于国际效价单位

　　一些药物如维生素、激素、抗生素、抗毒素类生物制品等,它们的化学成分不恒定或至今还不能用理化方法检定其质量规格,往往采用生物实验方法并与标准品加以比较来检定

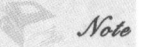

其效价。通过这种生物检定,具有一定生物效能的最小效价单元就叫"单位(U)";经由国际协商规定的标准单位,称为"国际单位(IU)"。

各种抗生素的效价基准是人们为了生产科研方便而规定的,如青霉素的效价单位以结晶青霉素钠为标准,现普遍规定 1 mg 青霉素钠中含 1670 效价单位,则 1 mg 青霉素钾的效价 $= 1670 \text{ U} \times 356.4/372.5 = 1598 \text{ U}$。

随着医学技术的不断进步,各种制剂的化学结构也逐步明确,可用理化方法检定其有效成分的含量。因此以前一些用"单位"表示的计量也可以采用质量表示。

二、溶液浓度的换算

(一)物质的量浓度与质量浓度间的换算

设溶液中溶质 B 的物质的量浓度为 c_B,质量浓度为 ρ_B,质量为 m_B,摩尔质量为 M_B,溶液的体积为 V。

$\because$
$$\rho_B = \frac{m_B}{V}, \quad c_B = \frac{n_B}{V} = \frac{m_B}{M_B V}$$

$\therefore$
$$m_B = \rho_B V = c_B M_B V$$

$$\rho_B = c_B M_B \quad \text{或} \quad c_B = \frac{\rho_B}{M_B} \tag{2-8}$$

【例 2-8】 50 g/L 碳酸氢钠($NaHCO_3$)注射液的物质的量浓度是多少?

解:$\because$
$$M_{NaHCO_3} = 84 \text{ g/mol}, \quad \rho_{NaHCO_3} = 50 \text{ g/L}$$

$\therefore$
$$c_{NaHCO_3} = \frac{\rho_{NaHCO_3}}{M_{NaHCO_3}} = \frac{50 \text{ g/L}}{84 \text{ g/mol}} \approx 0.6 \text{ mol/L}$$

答:该碳酸氢钠注射液的物质的量浓度约为 0.6 mol/L。

 课堂互动

临床上纠正酸中毒用的乳酸钠($C_3H_5O_3Na$)注射液的物质的量浓度为 1 mol/L,请问该注射液的质量浓度是多少?

(二)质量分数与物质的量浓度间的换算

质量分数中是用质量表示溶液的量,而其他浓度中均以体积表示溶液的量。在进行浓度换算时,需要知道溶液的密度,由此得出溶液的质量和体积的关系。设溶液的质量为 m,体积为 V,密度为 ρ,其中溶质 B 的物质的量浓度为 c_B、质量为 m_B、摩尔质量为 M_B、质量分数为 ω_B。根据定义,它们有如下关系:

$\because$
$$m_B = n_B M_B = c_B V M_B, \quad m_B = \omega_B m = \omega_B \rho V$$

$\therefore$
$$c_B V M_B = \omega_B \rho V$$

可得
$$c_B = \frac{\omega_B \rho}{M_B} \quad \text{或} \quad \omega_B = \frac{c_B M_B}{\rho} \tag{2-9}$$

式(2-9)中 ρ 的单位为 g/L,M_B 的单位为 g/mol。

也可以表示为
$$c_B = \frac{1000 \omega_B \rho}{M_B} \tag{2-10}$$

式(2-10)中 ρ 的单位为 kg/L,M_B 的单位为 g/mol。

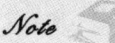

【例2-9】 已知硫酸溶液中 H_2SO_4 的质量分数 $\omega_{H_2SO_4}=0.98$，溶液密度 $\rho=1.84$ kg/L，计算此硫酸溶液中 H_2SO_4 的物质的质量浓度。

解：∵ $\qquad \omega_{H_2SO_4}=0.98, \quad \rho=1.84$ kg/L$=1840$ g/L，$\quad M_{H_2SO_4}=98$ g/mol

∴ $$c_{H_2SO_4}=\frac{\omega_{H_2SO_4}\rho}{M_{H_2SO_4}}=\frac{0.98\times1840 \text{ g/L}}{98 \text{ g/mol}}=18.4 \text{ mol/L}$$

答：此硫酸溶液中 H_2SO_4 的物质的量浓度为18.4 mol/L。

三、溶液的配制和稀释

(一)溶液的配制

溶液的配制一般是用固体溶质直接配制一定浓度的溶液。配制溶液时，首先要了解所要配制溶液的体积、浓度及溶质的摩尔质量等。通过计算得出溶质的量，称取或量取到容器中，加水溶解到一定体积，混匀即可(图2-2)。

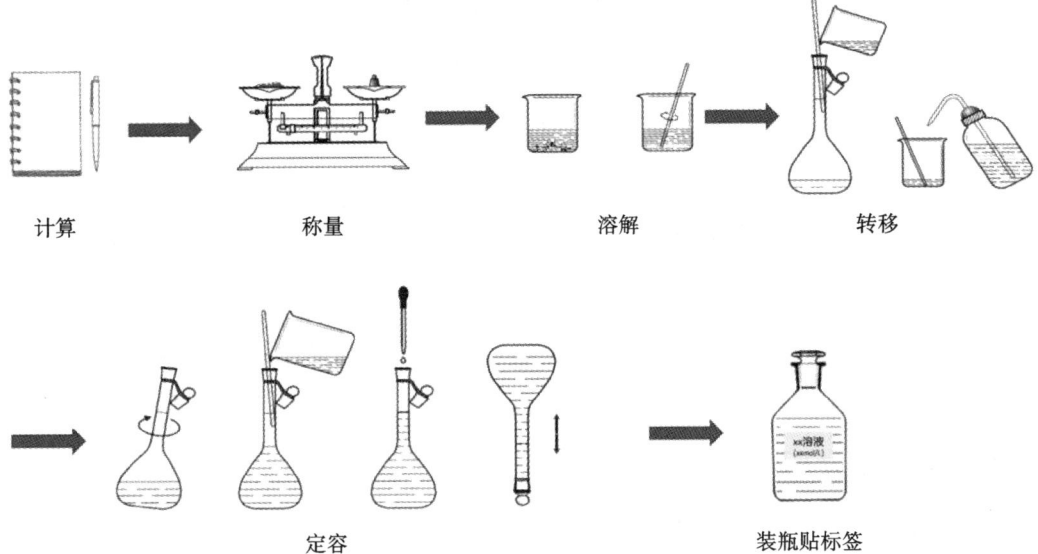

计算　　　　　　称量　　　　　　溶解　　　　　　转移

定容　　　　　　　　　　装瓶贴标签

图 2-2　固体溶质配制溶液的过程示意图

【例2-10】 如何配制0.2 mol/L 的 $NaHCO_3$ 溶液500 mL?

解：(1)计算：已知 $V=500$ mL$=0.5$ L，$c_{NaHCO_3}=0.2$ mol/L，根据公式计算出所需 $NaHCO_3$ 溶液的质量。

$$m_{NaHCO_3}=c_{NaHCO_3}\times V\times M_{NaHCO_3}$$
$$=0.2 \text{ mol/L}\times0.5 \text{ L}\times84 \text{ g/mol}$$
$$=8.4 \text{ g}$$

(2)称量：用托盘天平称取8.4 g $NaHCO_3$ 固体。

(3)溶解：将8.4 g $NaHCO_3$ 固体倒入小烧杯中，加入少量蒸馏水，用玻璃棒搅拌至溶解。

说明：如果溶解过程是放热的，则需冷却到室温再转移定容。

(4)转移：将已溶解的 $NaHCO_3$ 溶液通过玻璃棒引流转移到500 mL 的容量瓶中，并用少量蒸馏水洗涤小烧杯内壁2~3次，洗涤液也一并转移到容量瓶中。

(5)定容：缓缓地将蒸馏水注入容量瓶中，至容量瓶容积的2/3~3/4处时，旋摇容量瓶，使溶液初步混匀，继续加水直到容量瓶中的液面接近容量瓶颈标线处，改用胶头滴管滴加蒸馏水到溶液的凹液面正好与标线相切(平视)，再将容量瓶塞塞好，反复上下颠倒，摇匀。

（6）装瓶贴标签：将溶液转移到洁净干燥的试剂瓶中，贴好标签，保存、备用。

（二）溶液的稀释

在溶液中加入溶剂后，溶液的体积增大而浓度变小的过程称为溶液的稀释。由于稀释时只加入溶剂而未加入溶质，所以在稀释前、后溶质的量保持不变。

稀释前溶质的量＝稀释后溶质的量

此原理的表示式被称为稀释公式：

$$c_1V_1 = c_2V_2 \tag{2-11}$$

$$\rho_1V_1 = \rho_2V_2 \tag{2-12}$$

$$\varphi_1V_1 = \varphi_2V_2 \tag{2-13}$$

$$\omega_1m_1 = \omega_2m_2 \tag{2-14}$$

上述公式中"1"代表稀释前的溶液，"2"表示稀释后的溶液。利用公式计算时，一定要注意，稀释前、后溶液浓度的单位必须相同，溶液体积的单位也必须相同。

【例 2-11】 如何用 2 mol/L 盐酸配制 0.2 mol/L 盐酸 100 mL？

解：（1）计算：已知 c_2＝0.2 mol/L，V_2＝100 mL，设需 c_1＝2 mol/L 盐酸的体积为 V_1。

根据稀释公式 $c_1V_1＝c_2V_2$，可得

$$V_1 = \frac{c_2V_2}{c_1} = \frac{0.2 \text{ mol/L} \times 100 \text{ mL}}{2 \text{ mol/L}} = 10 \text{ mL}$$

（2）配制：按计算结果，用 10 mL 移液管吸取（用洗耳球）10 mL 的 2 mol/L 盐酸，注入 100 mL 容量瓶中。用烧杯向容量瓶中加蒸馏水稀释，当液面接近标线时，改用滴管慢慢滴入蒸馏水，使凹液面与标线相切，盖紧容量瓶塞，上下颠倒摇匀即得。

知识链接

　　容量瓶是实验室用于准确配制一定体积溶液的容器。容量瓶由瓶体和瓶塞两部分组成。容量瓶上标示有容量瓶的规格（常见规格有 50 mL、100 mL、250 mL、500 mL 等）、温度（一般标记的温度为 20 ℃），容量瓶颈有一标线。在容量瓶上所标示的温度下，当溶液的凹液面正好与标线相切时，容量瓶中溶液的体积即为容量瓶上所标示的体积。

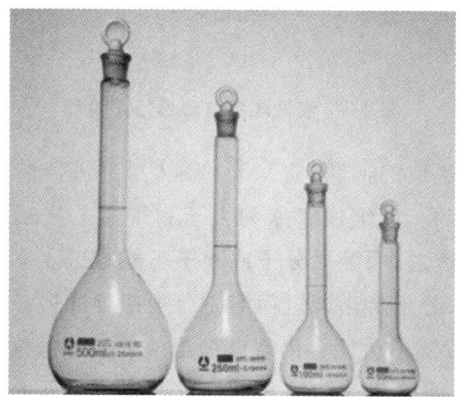

　　容量瓶不能用作物质反应或溶解的容器。热溶液需冷却至室温后才能转移到容量瓶中。

 本节测验  在线答题

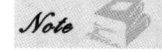

第三节　溶液的渗透压

　导学情景

　　29 岁的郝先生不久前与朋友一起踢了一场足球赛。他司职前锋,在 90 多分钟里一直满场飞奔。比赛结束后,汗如雨下的郝先生拿起矿泉水一顿猛灌,一连喝下 5 瓶。不料 10 余分钟后,他开始出现头晕、呕吐、心跳不平稳等症状,队友将他急送到医院。经诊断,郝先生为水中毒。问题:水是无毒的,郝先生为什么会出现水中毒呢?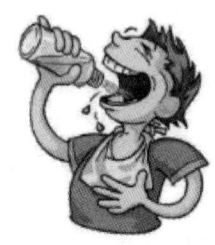

一、渗透现象和渗透压

　　将一滴蓝墨水滴进一杯水中,很快整杯水就会变成蓝色。在盛有浓糖水的杯子中,在液面上小心地加入一层清水,过一会儿,上面的"清水"也有甜味了。上述现象是溶质分子和溶剂分子相互扩散的结果。在溶剂和溶液之间,或者在两种不同浓度的溶液之间,都有**扩散现象**发生。

　　如图 2-3(a)所示,如果用半透膜把水和蔗糖溶液隔开,会发生什么现象?

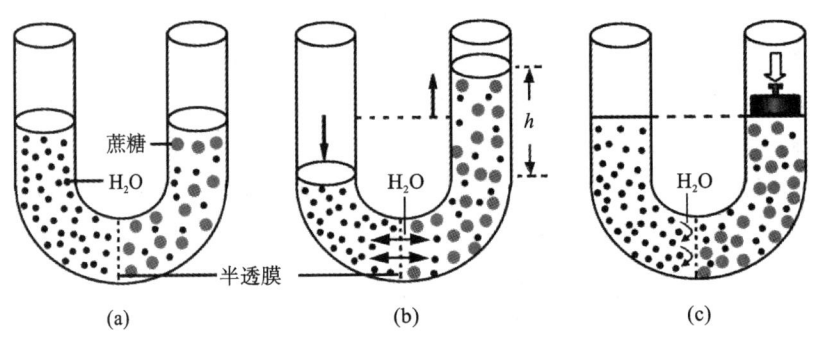

图 2-3　渗透现象与渗透压示意图

　　半透膜是一种具有选择通透性的薄膜,它只允许某些物质透过,而不允许另一些物质透过。鸡蛋膜、动物的肠衣、膀胱膜、细胞膜、毛细血管壁和人工制得的羊皮纸等都属于半透膜。**理想的半透膜只允许溶剂分子(如水分子)透过,而溶质分子或离子不能透过。**本书中所说的半透膜即可看作理想的半透膜,它只允许较小的水分子自由通过而溶质分子很难通过。

　　从图 2-3(b)中可以看到,放置不久便会出现蔗糖溶液的液面缓缓上升一段高度的现象。若把水换成比蔗糖溶液浓度小的溶液,也会发生浓度较大的蔗糖溶液液面上升的现象。**这种溶剂分子透过半透膜由纯溶剂进入溶液或从稀溶液进入浓溶液的现象称为渗透现象**,简称渗透。

　　这是什么原因造成的? 由于溶液中单位体积内的溶剂分子数小于纯溶剂中单位体积内的溶剂分子数,所以纯溶剂中的溶剂分子透过半透膜进入溶液中的速率要大于溶液中的溶剂分子进入纯溶剂中的速率。总的结果就是,有一部分溶剂分子透过半透膜进入溶液,使溶液的体积增大,液面升高,如图 2-3(b)所示。

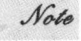

可见产生渗透现象必须具备两个条件：**一是有半透膜存在；二是半透膜两侧溶液存在浓度差。**渗透方向总是溶剂分子从纯溶剂向溶液，或从稀溶液向浓溶液进行渗透。

在上述渗透现象的实验装置中，随着渗透的不断发生，蔗糖溶液的液面逐渐上升，水柱的静水压增大，静水压的增大会阻碍水分子进入蔗糖溶液，当液面上升到一定高度时，就会出现水分子进入和流出半透膜的速率相等的动态平衡状态，于是液面停止上升。这种能阻止渗透现象继续发生，达到动态平衡的压力（等于液面升高所产生的静水压）称为**渗透压**。换言之，**当溶液与纯溶剂用半透膜隔开时，为了阻止渗透现象的发生而施加于溶液液面上的额外压力称为该溶液的渗透压。**如图 2-3（c）所示。渗透压用符号 Π 表示，单位为帕（Pa）或千帕（kPa）。渗透压是渗透现象发生的动力。

将两种不同渗透浓度的溶液用半透膜隔开，要阻止渗透进行，应在较浓溶液液面上施加一额外压力。这个额外压力既不是浓溶液的渗透压，也不是稀溶液的渗透压，而是两种不同浓度的溶液的渗透压之差。

知识链接

> 选用一种高强度耐高压的半透膜把纯溶剂和溶液隔开，此时在溶液上施加的外压若大于渗透压，则溶液中会有更多的溶剂分子透过半透膜进入纯溶剂一侧，**这种使渗透作用逆向进行的过程称为反向渗透。**反向渗透可用于海水淡化、废水处理中除去有毒有害物质等，在医学上用于透析治疗。

二、渗透压与浓度、温度的关系

渗透压是所有溶液都具有的性质，它是由溶质分子运动造成的。溶液浓度越大，单位体积内溶质分子越多，溶液的渗透压就越大。温度越高，分子扩散速率越快，渗透压也越大。

1886 年，荷兰物理学家 van't Hoff 根据以上实验结果进一步总结出稀溶液的渗透压与溶液浓度、温度的关系：

$$\Pi V = n_B RT$$
$$\Pi = c_B RT \tag{2-15}$$

式（2-15）中，Π 为溶液的渗透压，Pa；c_B 为溶质 B 的物质的量浓度，mol/m^3；T 为热力学温度，K；$T(K) = t(℃) + 273.15$；R 为摩尔气体常数，即 $8.314\ Pa \cdot m^3/(K \cdot mol)$。

用此式可采用 SI 单位，对于以 SI 单位的倍数或分数表示的物理量，最好先统一转化为 SI 单位，以免造成运算错误。当 c_B 的单位为 mol/L 时，Π 的单位对应为 kPa。

从式（2-15）中可以看出，一定温度下稀溶液的渗透压只与单位体积溶液中溶质的物质的量浓度成正比，而与溶质的性质无关。各种物质，其颗粒大小、性质虽各不相同，但每种颗粒所产生的渗透效应是相同的。

对任何非电解质溶液，如葡萄糖溶液、蔗糖溶液等，在相同温度下，只要物质的量浓度相同，单位体积内溶质的粒子数目就相等，它们的渗透压也必相等。

对于电解质的稀溶液，如 $NaCl$、$CaCl_2$、$NaHCO_3$ 等的溶液，计算渗透压时应考虑电解质的电离。在渗透压公式中必须引进一个校正系数 i。

$$\Pi = ic_B RT \tag{2-16}$$

式（2-16）中的 i 在数值上为 1 mol 电解质在溶液中能够解离出的离子的物质的量。如 NaCl 的 $i=2$，$CaCl_2$ 的 $i=3$。

例如，在 37 ℃时，0.2 mol/L 的 NaCl 溶液与 0.2 mol/L 的 $CaCl_2$ 溶液的渗透压分别如下。

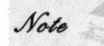

35

$$c_{NaCl}=c_{CaCl_2}=0.2\ mol/L=0.2\times10^3\ mol/m^3$$

$$\therefore \quad \Pi_{NaCl}=2\times0.2\times10^3\ mol/m^3\times8.314\ Pa\cdot m^3/(K\cdot mol)\times(273+37)K$$
$$=1.03\times10^6\ Pa$$
$$\Pi_{CaCl_2}=3\times0.2\times10^3\ mol/m^3\times8.314\ Pa\cdot m^3/(K\cdot mol)\times(273+37)K$$
$$=1.55\times10^6\ Pa$$

 **课堂互动**

比较 0.1 mol/L 的 NaCl 溶液、$CaCl_2$ 溶液、葡萄糖($C_6H_{12}O_6$)溶液的渗透压大小。

三、渗透压在医学上的生理意义

生物体液(如血浆、细胞内液等)的渗透压是由溶于其中的电解质、非电解质以及大分子等组分的粒子决定的。在一定温度下,任一稀溶液,其渗透压的大小只与单位体积溶液中的溶质粒子数成正比,故医学上常直接用渗透浓度来表示溶液渗透压的大小。在医学上,**渗透浓度是指溶液中能产生渗透作用的各种粒子(包括电解质离子和非电解质分子)的总浓度**,符号为 $c_{渗}$,单位为 mol/L 或 mmol/L。渗透浓度越大,溶液的渗透压就越大。表 2-4 列出了血浆中各种能产生渗透作用的物质的平均浓度。人体血浆中能产生渗透作用的粒子的渗透浓度为 280~320 mmol/L,37 ℃时人体血浆渗透压正常范围为 720~800 kPa。

表 2-4 血液中多种能产生渗透作用的物质的平均浓度

物　质	$c/(mmol/L)$	物　质	$c/(mmol/L)$
Na^+	144	SO_4^{2-}	0.5
K^+	5	氨基酸	2
Ca^{2+}	2.5	肌酸	0.2
Mg^{2+}	1.5	乳酸盐	0.12
Cl^-	107	葡萄糖	5.6
HPO_4^{2-}	1	蛋白质	1.2
HCO_3^-	27	尿酸	4

 课堂互动

根据表 2-4 列出的数据,请你计算血液中各种能产生渗透作用的物质的总浓度。

相同温度下,渗透压(或渗透浓度)相等的两种溶液称为等渗溶液。相对而言,渗透压(或渗透浓度)不相等的两种溶液,渗透压(或渗透浓度)相对较高的称为高渗溶液,渗透压(或渗透浓度)相对较低的称为低渗溶液。

在医学上,以正常人血浆的渗透压(或渗透浓度)为标准来衡量溶液渗透压的相对高低。规定渗透浓度在 280~320 mmol/L 范围内的溶液或接近此范围的溶液为**等渗溶液**;渗透浓度低于 280

mmol/L 的溶液称为**低渗溶液**;渗透浓度高于 320 mmol/L 的溶液称为**高渗溶液**。临床上常用的等渗和高渗溶液见表 2-5。

表 2-5　临床上常用的等渗和高渗溶液

溶 液 类 型	具 体 示 例
等渗溶液	0.154 mol/L(9 g/L)NaCl 溶液
	0.278 mol/L(50 g/L)葡萄糖溶液
	0.149 mol/L(12.5 g/L)NaHCO$_3$ 溶液
	0.167 mol/L(18.7 g/L)乳酸钠溶液
高渗溶液	0.56 mol/L(100 g/L)葡萄糖溶液
	2.78 mol/L(500 g/L)葡萄糖溶液
	0.60 mol/L(50 g/L)NaHCO$_3$ 溶液
	1.10 mol/L(200 g/L)甘露醇溶液

人体红细胞内液与血浆是等渗的。如果将红细胞放入等渗溶液中,如图 2-4(a)所示,水分子进出细胞膜的速率相等,红细胞保持原来形态;若将红细胞放入**高渗溶液**中,如图 2-4(b)所示,红细胞内的水就通过细胞膜向外渗出,红细胞逐渐**皱缩**,这种现象称为**胞浆分离**;若将红细胞放入纯水或**低渗溶液**中,如图 2-4(c)所示,水分子则通过细胞膜渗入红细胞内,红细胞逐渐膨胀,以致破裂,这种现象称为**溶血**。因此,临床上给患者大量输液时,应输等渗溶液。

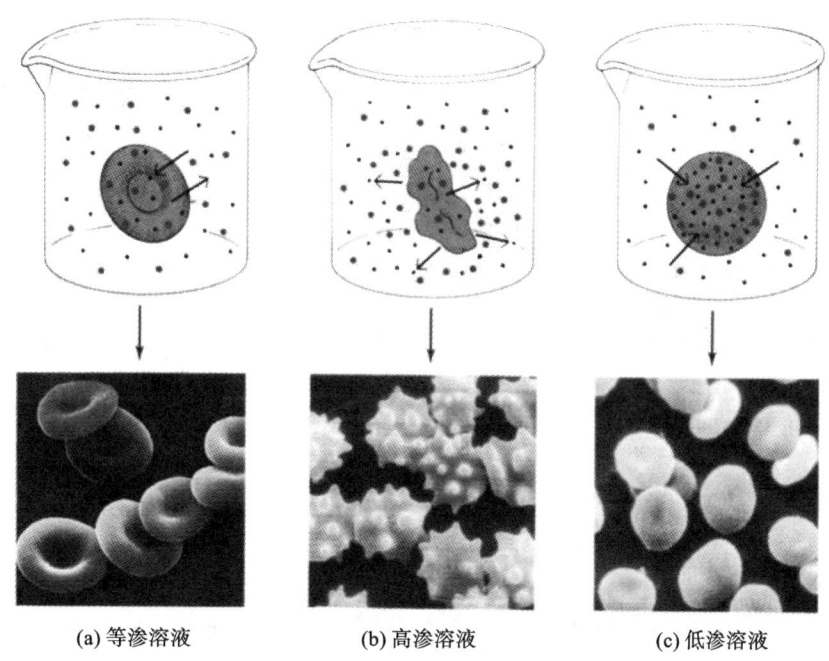

(a) 等渗溶液　　　　(b) 高渗溶液　　　　(c) 低渗溶液

图 2-4　红细胞在不同浓度 NaCl 溶液中的形态图

但临床上为了治疗的需要也经常用高渗溶液,如对急需增加血液中葡萄糖的患者,用 500 g/L 葡萄糖高渗溶液效果较好。需要注意,**用高渗溶液做静脉注射时,须严格控制用量,滴注速率要缓慢**,以便高渗溶液被体液很快稀释,否则易造成局部高渗,使红细胞皱缩而黏合在一起形成血栓。若临床上用高渗溶液作为脱水剂,则需适当加快滴注速率,以提高血浆渗透压。如脑水肿患者滴注 200 g/L 的甘露醇高渗溶液时,常将 200～250 mL 甘露醇高渗溶液于 15～20 min 快速静脉滴注。

渗透作用在医学、药学上的应用是多方面的。如给患者换药时,通常用与组织细胞液等渗的生理盐水冲洗伤口,如用纯水或高渗盐水则会引起疼痛;配眼药水时,眼药水必须与眼黏膜细胞的渗透

Note

压相同,否则会刺激眼睛产生疼痛;肾功能障碍者的血液透析也是渗透作用的一种临床应用。

知识拓展

血液透析

血液透析简称血透,是目前最常用的血液净化技术,它是抢救急、慢性肾衰竭以及药物或毒物中毒的有效方法之一。这种方法对减轻患者症状、减少患者痛苦、延长患者生命具有重要意义。它是利用透析原理将患者血液和透析液同时引入透析器中,两者逆方向在透析膜两侧流动,通过扩散、吸附、对流等作用进行物质交换,使血液中的代谢废物和过多的电解质向透析液移动,继而排出体外;透析液中的营养物质、治疗药物等向血液中移动,从而达到净化血液,纠正水负荷、电解质紊乱和酸碱平衡失调等治疗目的。

 生活小常识

腌制食品防腐原理

在腌制鱼肉、蔬菜时放入大量的食盐,具有防腐作用。这是因为微生物的细胞膜是一种半透膜,细胞外液在高浓度食盐的影响下,渗透压远高于细胞内液,细胞内液中的水分子就会向细胞膜外渗透,从而使细胞脱水,导致细胞质壁分离,抑制了微生物的活动。同时,食盐溶液中的一些离子,如钠离子、钾离子、钙离子等在浓度较高时,也能对微生物产生生理毒性作用。

蜜饯、果脯等具有保质期较长、不易变质的特性,也主要受益于高浓度糖溶液的高渗作用。

本节测验   在线答题

点滴积累

一、物质的量

通过物质的量这一物理量,借助阿伏加德罗常数和摩尔质量,可以把物质的宏观质量与构成它们的微观粒子的数量联系起来。

$$m(物质的质量) \Longleftrightarrow n(物质的量) \Longleftrightarrow N(微粒数)$$

宏观 微观

$$n = \frac{N}{N_A} \qquad n = \frac{m}{M}$$

二、溶液浓度的表示方法及换算

(一)溶液浓度的表示方法

$$溶液的浓度 = \frac{溶质的量}{溶液(或溶剂)的量}$$

溶液浓度的表示方法有多种,医学上常用的有以下几种。

溶液浓度的表示方法	符　号	表　达　式	常用单位
物质的量浓度	c_B	$c_B = \dfrac{n_B}{V}$	mol/m^3、mol/L、$mmol/L$、$\mu mol/L$
质量浓度	ρ_B	$\rho_B = \dfrac{m_B}{V}$	kg/m^3、g/L、mg/L、$\mu g/L$
质量分数	ω_B	$\omega_B = \dfrac{m_B}{m}$	1(一般不写单位)
体积分数	φ_B	$\varphi_B = \dfrac{V_B}{V}$	1(一般不写单位)

(二) 溶液浓度的换算

(1) 质量浓度与物质的量浓度间的换算关系为 $c_B = \dfrac{\rho_B}{M_B}$ 。

(2) 质量分数与物质的量浓度间的换算关系为 $c_B = \dfrac{\omega_B \rho}{M_B}$ 。

三、溶液的配制和稀释

1. 溶液配制的一般步骤　计算→称量→溶解→冷却→转移→定容→混匀→装瓶→贴标签。

2. 溶液的稀释　稀释前溶质的量＝稀释后溶质的量。

稀释公式:
$$c_1 V_1 = c_2 V_2$$
$$\rho_1 V_1 = \rho_2 V_2$$
$$\omega_1 m_1 = \omega_2 m_2$$
$$\varphi_1 V_1 = \varphi_2 V_2$$

四、溶液的渗透压

(1) 理想的半透膜只允许溶剂分子(如水分子)透过,而溶质分子或离子不能透过。

(2) 溶剂分子透过半透膜由纯溶剂进入溶液或从稀溶液进入浓溶液的现象称为渗透现象,简称渗透。

(3) 渗透现象必须具备两个条件:一是有半透膜存在;二是半透膜两侧溶液存在浓度差。

(4) 渗透浓度是指溶液中能产生渗透作用的各种粒子(包括电解质离子和非电解质分子)的总浓度。规定渗透浓度为 $280 \sim 320$ mmol/L 的溶液或接近此范围的溶液为等渗溶液;渗透浓度低于 280 mmol/L 的溶液称为低渗溶液;渗透浓度高于 320 mmol/L 的溶液称为高渗溶液。

临床上给患者大量输液时,应输等渗溶液。用高渗溶液做静脉注射时,须严格控制用量,滴注速率要缓慢。

目标检测

一、单项选择题

1. 物质的量是表示(　　)。

A. 物质数量的量
B. 物质的质量的量
C. 物质微观粒子数目的量
D. 物质能量的量

2. 摩尔是(　　)。

参考答案

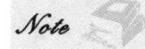

Note

A. 是一个物理量   B. 表示物质的质量的单位

C. 表示物质的量的单位   D. 既是物质的数量单位又是物质的质量单位

3. 下列叙述错误的是(　　)。

A. 1 mol 任何物质都含有约 $6.02×10^{23}$ 个原子

B. 0.012 kg ^{12}C 含有约 $6.02×10^{23}$ 个碳原子

C. 在使用摩尔表示物质的量的单位时,应用化学式指明粒子的种类

D. 物质的量单位是国际单位制中七个基本单位之一

4. 下列数量的各物质中,含原子个数最多的是(　　)。

A. 1 mol HCl   B. $3.01×10^{23}$ 个 I_2 分子

C. 12 g ^{12}C D. 0.5 mol CH_4

5. 在一定质量的碳酸钠(Na_2CO_3)中,碳原子和氧原子的物质的量之比是(　　)。

A. 1∶1   B. 1∶3   C. 3∶1   D. 无法确定

6. 相等物质的量的 CO 和 CO_2 相比较,下列有关叙述中正确的是(　　)。

①它们所含的分子数目之比为 1∶1   ②它们所含的 O 原子数目之比为 1∶2

③它们所含的原子总数目之比为 2∶3   ④它们所含的 C 原子数目之比为 1∶1

⑤它们所具有的质量之比为 7∶11

A. ①④   B. ②③   C. ④⑤   D. ①②③④⑤

7. 1 mol/L 的 NaCl 溶液表示(　　)。

A. 溶液中含有 1 mol NaCl   B. 1 mol NaCl 溶于 1 L 水中

C. 58.5 g NaCl 溶于 941.5 g 水中   D. 1 L 溶液中含有 1 mol NaCl

8. 0.1 mol/L 的 NaCl、$MgCl_2$、$AlCl_3$ 三种溶液各 500 mL 中 Cl^- 的物质的量浓度(　　)。

A. 相同

B. 无法比较

C. 依次为 0.1 mol/L、0.2 mol/L、0.3 mol/L

D. 依次为 0.03 mol/L、0.1 mol/L、0.12 mol/L

9. 已知生理盐水的质量浓度是 9 g/L,其物质的量浓度为(　　)。

A. 0.0154 mol/L   B. 0.154 mol/L   C. 1.54 mol/L   D. 0.280 mol/L

10. 相同温度下,下列溶液中渗透压最大的是(　　)。

A. 0.1 mol/L NaCl 溶液   B. 0.1 mol/L 葡萄糖溶液

C. 0.1 mol/L CH_3CH_2OH 溶液   D. 0.1 mol/L Na_2SO_4 溶液

11. 相同条件下,决定渗透压大小的因素是(　　)。

A. 粒子大小   B. 粒子所带电荷   C. 粒子数目   D. 溶质质量

12. 会使红细胞发生皱缩的是(　　)。

A. 0.154 mol/L NaCl 溶液   B. 1.54 mol/L NaCl 溶液

C. 0.149 mol/L $NaHCO_3$ 溶液   D. 0.167 mol/L 乳酸钠溶液

13. 在临床上给患者大量输液时,使用的必须是(　　)溶液。

A. 高渗   B. 高渗和低渗   C. 低渗   D. 等渗

14. 能保持红细胞正常形态的溶液是(　　)。

A. 18.7 g/L 乳酸钠溶液   B. 9 g/L NaCl 溶液

C. 50 g/L 葡萄糖溶液   D. 以上都是

二、填空题

1. 1 mol H_2O 中含有_____个 O 分子,_____个 H 原子。

2．NaCl 的摩尔质量是_____,0.2 mol NaCl 的质量为_____。

3．32 g 氧气所含氧分子数为_____。

4．物质的量浓度的符号为_____,医学常用单位为_____,_____,_____;质量浓度的符号为_____,医学常用单位为_____,_____,_____。

5．体积分数为 0.75 的消毒用乙醇溶液,意思是在 100 mL 这种乙醇溶液中含有乙醇_____。

6．产生渗透现象必须同时具备两个条件:一是_____,二是_____。

7．正常人体血浆渗透压为_____,相当于血浆渗透总浓度为_____。

三、简答题

1．给患者大量输液时,为什么一定要输等渗溶液?

2．比较下列各组溶液中两种溶液渗透压的高低,如果用半透膜将两种溶液隔开,指出渗透方向。

(1) 50 g/L 蔗糖($C_{12}H_{22}O_{11}$)溶液与 50 g/L 葡萄糖($C_6H_{12}O_6$)溶液。

(2) 0.1 mol/L NaCl 溶液与 0.1 mol/L 葡萄糖($C_6H_{12}O_6$)溶液。

3．如何配制 500 mL 9 g/L NaCl 溶液?

四、计算题

1．配制 $\varphi_B=0.75$ 的乙醇溶液 500 mL,需取 $\varphi_B=0.95$ 的乙醇溶液多少毫升?

2．将 4 g NaOH 溶于水配制成 500 mL 溶液,求该溶液的物质的量浓度和质量浓度。

3．临床上纠正酸中毒时,常使用乳酸钠($C_3H_5O_3Na$)注射液,它的规格是每支 20 mL 注射液中含乳酸钠 2.24 g,现临床上需要浓度为 1/6 mol/L 的乳酸钠溶液 600 mL,需要上述规格的乳酸钠注射液多少毫升? 需要多少支此种规格的注射液?

(黄卫青 赵桂芳)

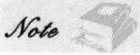

电解质溶液

导学
PPT

学习目标

▲ 知识目标

1. 认识电解质和非电解质、强电解质和弱电解质的概念，了解电解质的电离和弱电解质的电离平衡，知道电解质溶液的组成、同离子效应和影响弱电解质电离平衡的因素。

2. 认识水的电离，了解水的离子积常数；认识溶液的酸碱性与 pH 的关系，熟悉溶液酸碱性的判断方法、缓冲溶液的组成。

3. 了解电离度，了解缓冲溶液在医学中的意义。

▲ 能力目标

1. 能从化学平衡的角度认识影响弱电解质电离平衡的因素，会进行强酸、强碱溶液 pH 的计算，并能够配制一定 pH 范围的缓冲溶液。

2. 能自主查阅资料获取更多的电解质和缓冲溶液在人体中作用的相关信息。

3. 掌握用试纸测定溶液 pH 的方法。

▲ 素质目标

1. 养成细心观察、主动探索的学习态度和规范操作、精益求精的实验习惯。

2. 了解溶液 pH 的调控在工农业生产、科学研究和医药卫生中的应用，发展科学态度与社会责任等化学学科核心素养。

3. 发展宏观辨识与微观探析、变化观念与平衡思想、现象观察与规律认知、实验探究与创新意识等化学学科核心素养。

主题导言

电解质是一类重要的化学物质，广泛存在于日常生活、化学工业及药物生产等领域，并与生命活动密切相关。人体的体液与组织液中存在多种电解质离子，如 Na^+、K^+、Ca^{2+}、Cl^-、$H_2PO_4^-$、HPO_4^{2-}、HCO_3^-、CO_3^{2-}、PO_4^{3-}、SO_4^{2-} 等，这些离子是人体维持渗透平衡和酸碱平衡不可缺少的成分，同时对神经、肌肉等组织的生理、生化功能起着重要作用，其含量与人体的许多生理及病理现象有着密切关系。因此，掌握电解质溶液的有关知识，是学习医学科学知识所必需的。本主题主要介绍电解质的电离、水的电离、溶液的酸碱性及缓冲溶液。

第一节　电解质的电离

 导学情景

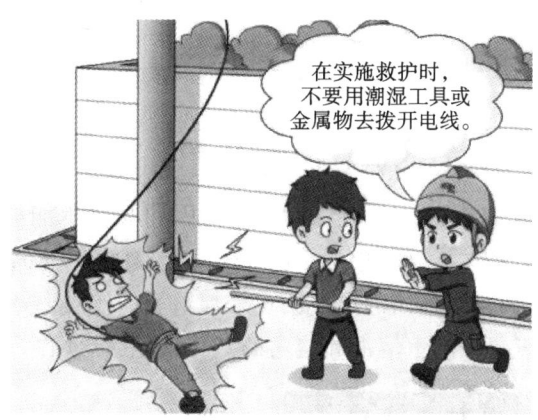

如果发现一个不幸的人正在承受着电流的攻击,你会怎么做?要在保障自己生命安全的前提下,理智而有条理地实施抢救。首先我们应该尽可能运用身边所能运用的所有物品、工具,迅速将被电流攻击的人和触电的源头分离开来。在这个过程中,千万不要用自己的手直接接触触电的人,也不能用潮湿的工具或金属物去拨开电线,因为这样很容易将电流过渡到自己的身上,不仅达不到救人的目的,反而可能赔上自己的生命。

问题:

1. 人为什么会触电?

2. 关于人体导电在医学上有哪些应用?

案例分析

一、电解质及其电离

(一)电解质和非电解质

【演示实验】　如图 3-1 所示的溶液导电性装置中,在 5 个烧杯中分别盛有等体积的 0.1 mol/L 的氯化钠溶液、盐酸、氢氧化钠溶液、蔗糖溶液、乙醇溶液,插入电极,接通电源。注意观察灯泡的明亮程度。

实验结果显示,连接氯化钠溶液、盐酸、氢氧化钠溶液的灯泡会亮,而连接蔗糖溶液和乙醇溶液的灯泡不亮。

氯化钠、氯化氢、氢氧化钠溶于水所形成的溶液都能导电,其中氢氧化钠、氯化钠受热熔融时也能导电,而乙醇和蔗糖无论是溶于水还是在熔融状态下都不能导电。据此,人们把化合物分为两大类:**在水溶液中或熔融状态下能够导电的化合物称为电解质**,酸、碱、盐是电解质;**在水溶液中和熔融状态下都不能导电的化合物称为非电解质**,蔗糖、乙醇等是非电解质。

(二)电解质的电离

电解质的水溶液或电解质在熔融状态下之所以能够导电,与电解质本身的结构有着密切的关

Note

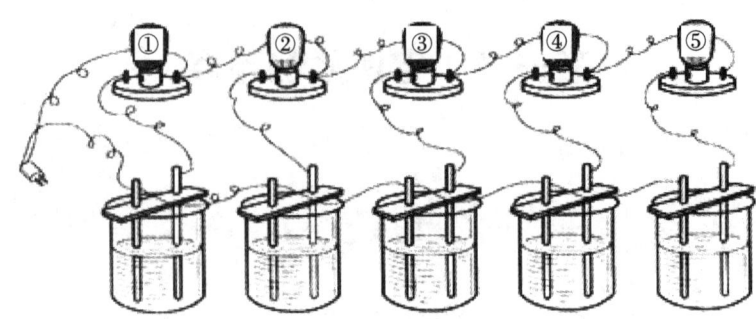

图 3-1　溶液导电性装置

系。现以氯化钠为例进行分析。

氯化钠晶体是由带正电荷的 Na^+ 和带负电荷的 Cl^-，通过静电作用按一定规律紧密排列所形成的(图 3-2)，晶体中的离子(Na^+ 和 Cl^-)不能自由移动，因此晶体不能导电。当氯化钠晶体溶于水时，Na^+ 和 Cl^- 就会逐渐脱离晶体表面而进入溶液，成为能够自由移动的离子。受热熔化时，氯化钠晶体中的 Na^+ 和 Cl^- 也能成为自由移动的离子。在外加电场的作用下，能够自由移动的离子就会发生定向移动形成电流，因此氯化钠的水溶液和熔融的氯化钠能够导电。

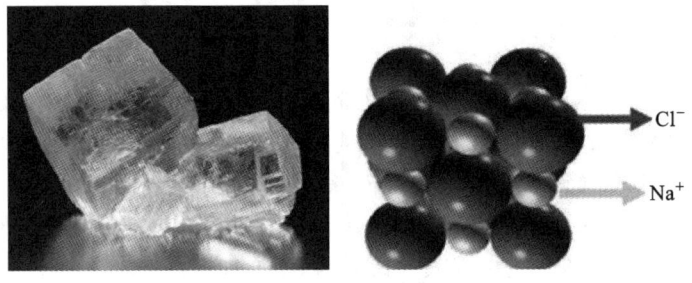

图 3-2　氯化钠晶体及结构模型

像氯化钠这样溶于水或受热熔化时，解离成能够自由移动的离子的过程称为**电离**。实验证明，酸在溶于水时能发生电离，而碱、盐在溶于水或受热熔化时能发生电离。

电离可以用电离方程式表示。例如：

$$HCl = H^+ + Cl^-$$
$$NaOH = Na^+ + OH^-$$
$$NaCl = Na^+ + Cl^-$$

知识链接

酸、碱、盐的定义

酸：电离时产生的阳离子全部是氢离子的化合物。例如：H_2SO_4（硫酸）、HCl（盐酸）、HNO_3（硝酸）、H_2CO_3（碳酸）等。

碱：电离时产生的阴离子全部是氢氧根离子的化合物。例如：$NaOH$（氢氧化钠）、KOH（氢氧化钾）、$Ca(OH)_2$（氢氧化钙）、$NH_3 \cdot H_2O$（氨水）等。

盐：电离时能生成金属阳离子（或铵根）和酸根阴离子的化合物。例如：Na_2CO_3（碳酸钠）、$CuSO_4$（硫酸铜）、NH_4NO_3（硝酸铵）等。

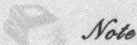

（三）强电解质和弱电解质

【演示实验】 如图 3-1 所示的装置中，在 5 个烧杯中分别盛有等体积的 0.1 mol/L 的盐酸、醋酸溶液、氢氧化钠溶液、氨水溶液和氯化钠溶液，插入电极，接通电源，注意观察灯泡的明亮程度。

实验结果表明，这些灯泡的明亮程度明显不一样。盐酸、氢氧化钠溶液、氯化钠溶液所连电路上的灯泡较亮，而醋酸溶液和氨水溶液所连电路上的灯泡较暗。

灯泡的明亮程度不一样，这说明在同一条件下，相同体积和浓度的不同电解质的导电能力是不同的。溶液导电能力的强弱与单位体积溶液中自由移动的离子数目多少有关，即单位体积内自由移动的离子数目越多，溶液的导电能力就越强；离子数目越少，溶液的导电能力就越弱。而单位体积内相同浓度的溶液中自由移动的离子数目的多少取决于电解质的电离程度。根据电离程度不同，电解质可分为强电解质和弱电解质。

思维与方法

控制变量法

"控制变量法"是当研究多个因素之间的关系时，往往先控制其他几个因素不变，集中研究其中一个因素变化所产生的影响。

在水溶液中能全部电离成阴、阳离子的电解质称为强电解质。强电解质的电离过程是单向的，即电解质分子在水溶液中完全电离成离子。 常见的强电解质如表 3-1 所示。

表 3-1　常见的强电解质

物 质 类 型	实 例
强酸	HCl、H_2SO_4、HNO_3、$HClO_4$、HBr、HI
强碱	$NaOH$、KOH
大多数盐	$NaCl$、K_2SO_4、Na_2CO_3、NH_4Cl、$CuSO_4$

在水溶液中只有部分电离成阴、阳离子的电解质称为弱电解质， 如弱酸（H_2CO_3、CH_3COOH、H_2S 等）、弱碱（$NH_3 \cdot H_2O$）等。水是一种极弱的电解质。

在弱电解质溶液中，弱电解质分子电离成离子的同时，部分离子又重新结合成分子，该过程是**双向可逆的，电离方程式中的"══"要用"⇌"代替。**

例如，醋酸的电离方程式为

$$CH_3COOH \rightleftharpoons CH_3COO^- + H^+$$

氨水的电离方程式为

$$NH_3 \cdot H_2O \rightleftharpoons NH_4^+ + OH^-$$

如果弱电解质是多元弱酸，则它们的电离是分步进行的。如碳酸的电离如下：

第一步电离　　　　　　　　$$H_2CO_3 \rightleftharpoons H^+ + HCO_3^-$$

第二步电离　　　　　　　　$$HCO_3^- \rightleftharpoons H^+ + CO_3^{2-}$$

多元弱酸的电离，第一步电离程度最大，第二步电离程度减小，并依次递减。

弱电解质的水溶液中只有少量的离子，大部分仍以分子的形式存在。正是因为强电解质完全电离而弱电解质部分电离，相同浓度的强电解质溶液中电离出的离子比弱电解质溶液中的多，故它们的导电能力不同。

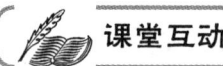 **课堂互动**

写出下列电解质的电离方程式。

H_2SO_4　KOH　$NaNO_3$　CH_3COONa　NH_4Cl　CH_3COOH　H_2S　$NH_3 \cdot H_2O$

二、弱电解质的电离平衡

（一）电离平衡

弱酸、弱碱等弱电解质在水溶液中的电离是一个可逆过程，存在着分子与离子之间的电离平衡。如醋酸的电离过程：

$$CH_3COOH \rightleftharpoons CH_3COO^- + H^+$$

醋酸溶于水中开始电离时，CH_3COOH 浓度大，CH_3COOH 电离成 H^+ 和 CH_3COO^- 的速率大于 H^+ 和 CH_3COO^- 结合生成 CH_3COOH 的速率，此时以 CH_3COOH 的电离为主；随着 CH_3COOH 的电离，H^+ 和 CH_3COO^- 的浓度逐渐增大，离子结合成 CH_3COOH 的速率逐渐加快，在某一时刻达到平衡。此时，CH_3COOH 电离成 H^+ 和 CH_3COO^- 的速率与 H^+ 和 CH_3COO^- 重新结合成 CH_3COOH 的速率相等，溶液中 CH_3COOH、H^+ 和 CH_3COO^- 的浓度不再发生改变，即弱电解质溶液处于一种动态平衡状态。

在一定条件下，当弱电解质分子电离成离子的速率和离子重新结合成弱电解质分子的速率相等时，电离过程即达到动态平衡，称为弱电解质的电离平衡。平衡状态时微粒的浓度可用"[　]"表示，例如，平衡状态时 H^+ 和 CH_3COO^- 的浓度可分别表示为$[H^+]$和$[CH_3COO^-]$。

（二）电离平衡移动

电离平衡是一种动态平衡，当外界条件改变时，电离平衡会发生移动，达到新的平衡状态。在醋酸溶液中存在着下列电离平衡：

$$CH_3COOH \rightleftharpoons CH_3COO^- + H^+$$

达到平衡时，溶液中 CH_3COOH、H^+ 和 CH_3COO^- 保持着一定的浓度。如果改变其中任一浓度，则可使原来的电离平衡被破坏而移动，直至建立新的平衡。例如，向溶液中加入 $NaOH$ 后，$NaOH$ 中的 OH^- 与溶液中的 H^+ 结合生成 H_2O，溶液中的 H^+ 浓度降低，使平衡向右移动；若加入 CH_3COONa 使溶液中 CH_3COO^- 浓度增高，则平衡向左移动；加入冰醋酸会增高 CH_3COOH 的浓度，使平衡向右移动。

由于条件（如浓度）的改变，弱电解质由原来的电离平衡达到新的电离平衡的过程，称为电离平衡的移动。

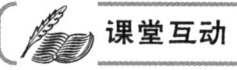 **课堂互动**

在氨水中分别加入盐酸、氢氧化钠、浓氨水，电离平衡向哪个方向移动？

（三）电离度

不同的弱电解质在水溶液中的电离程度不同，其电离程度的大小可用电离度来表示。

在一定温度下，当弱电解质在溶液中达到电离平衡时，已电离的弱电解质分子数与电离前弱电

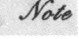 *Note*

解质分子总数的百分比,称为该弱电解质的电离度。电离度用 α 表示。

$$电离度(\alpha)=\frac{已电离的分子数}{电离前弱电解质分子总数}\times100\% \tag{3-1}$$

实验测得,25 ℃时,0.1 mol/L 的 CH_3COOH 的电离度(α)为 1.32%,表示该溶液中每 10000 个 CH_3COOH 分子中有 132 个电离,其余均以分子形式存在。

电离度反映弱电解质电离程度的大小,电离度越大,表示该弱电解质的电离程度越大。电离度可以定量表示弱电解质的相对强弱,同样的条件下,电解质越弱,它的电离度越小。电离度的大小除与弱电解质的本性有关外,还与温度及溶液的浓度有关。

强电解质在溶液中完全电离,从理论上讲,其电离度为 100%,但由于溶液中阴、阳离子间相互的静电作用,其导电性降低。根据导电性测定,强电解质的电离度都小于 100%,通常称为表观电离度。几种常见电解质的电离度见表 3-2。

表 3-2　几种常见电解质的电离度(25 ℃,0.1 mol/L)

电　解　质	电离度/(%)	电　解　质	电离度/(%)
盐酸(HCl)	92	氢氧化钠(NaOH)	91
硝酸(HNO_3)	92	氢氧化钡[$Ba(OH)_2$]	81
硫酸(H_2SO_4)	61	氨水($NH_3\cdot H_2O$)	1.33
磷酸(H_3PO_4)	26	氯化钠(NaCl)	87
醋酸(CH_3COOH)	1.32	硝酸银($AgNO_3$)	81
碳酸(H_2CO_3)	0.17	醋酸钠(CH_3COONa)	79

知识拓展

电离平衡常数

一元弱酸(HA)在水溶液中的电离方程式为

$$HA \rightleftharpoons H^+ + A^-$$

在一定温度下,HA 的电离达到平衡时,分子和各离子浓度不再发生变化,其平衡常数可表示为

$$K_i=\frac{[H^+][A^-]}{[HA]} \tag{3-2}$$

式(3-2)中,K_i 表示一定温度下,弱电解质在水溶液中达电离平衡时,已电离的各离子浓度的系数幂乘积与未电离的分子浓度的比值是一常数。K_i 的大小也可反映弱电解质电离程度的大小。K_i 越大,表示弱电解质电离程度越大;K_i 越小,表示弱电解质电离程度越小。根据不同弱电解质的 K_i,可以比较它们电离能力的相对强弱,因此 K_i 亦称为电离常数。

电离常数与弱电解质的本性及温度有关,而与其浓度无关。一般情况下,温度越高,电离常数越大,但其随温度变化不太明显。同一温度下,弱电解质的电离常数是一个定值(表3-3、表3-4)。

表 3-3　不同温度下相同浓度 CH_3COOH 溶液中 CH_3COOH 的电离常数

$T/℃$	10	20	30	40	50	60
K_i	1.73×10^{-5}	1.75×10^{-5}	1.75×10^{-5}	1.70×10^{-5}	1.68×10^{-5}	1.54×10^{-5}

表 3-4　不同浓度 CH_3COOH 溶液中 CH_3COOH 的电离常数和电离度(25 ℃)

参数	0.001 mol/L	0.02 mol/L	0.1 mol/L	0.2 mol/L
K_i	1.75×10^{-5}	1.75×10^{-5}	1.75×10^{-5}	1.75×10^{-5}
$\alpha/(\%)$	13.3	2.96	1.32	0.938

通常,弱酸的电离常数用 K_a 表示,弱碱的电离常数用 K_b 表示。对于多元弱酸来说,其电离是分步进行的,每一步电离都有其相应的电离常数,分别称为一级电离常数、二级电离常数、三级电离常数等,用 K_{a1}、K_{a2}、K_{a3} 等来表示。K_a 或 K_b 的大小可用来比较弱酸、弱碱的相对强弱。K_a 越大,酸性越强;K_b 越大,碱性越强。一些常见弱电解质的电离常数见表 3-5。

表 3-5　一些常见弱电解质的电离常数(25 ℃)

名　　称	K_i	名　　称	K_i
醋酸(CH_3COOH)	1.75×10^{-5}	甲酸(HCOOH)	1.77×10^{-4}
氢氰酸(HCN)	6.17×10^{-10}	磷酸(H_3PO_4)	$7.11\times10^{-3}(K_{a1})$
碳酸(H_2CO_3)	$4.45\times10^{-7}(K_{a1})$		$6.34\times10^{-8}(K_{a2})$
	$5.69\times10^{-11}(K_{a2})$		$4.79\times10^{-13}(K_{a3})$
草酸($H_2C_2O_4$)	$5.36\times10^{-2}(K_{a1})$	氨(NH_3)	1.76×10^{-5}
	$5.35\times10^{-5}(K_{a2})$	苯胺($C_6H_5NH_2$)	3.98×10^{-10}

三、同离子效应

弱电解质的电离平衡是暂时的、相对的,是一种动态的平衡。当外界条件不变时,电离平衡保持不变;当外界条件发生改变时,电离平衡将发生移动。例如,在醋酸溶液中存在下列电离平衡:

$$CH_3COOH \Longrightarrow CH_3COO^- + H^+$$

达到平衡时,溶液中$[CH_3COOH]$、$[H^+]$和$[CH_3COO^-]$不再变化。当外界条件(如浓度)改变时,电离平衡会发生移动。如果向溶液中加入少量 CH_3COONa 固体,CH_3COONa 为强电解质,在溶液中全部电离,使溶液中的$[CH_3COO^-]$增高,电离平衡向生成 CH_3COOH 分子的方向移动,达到新的电离平衡状态时,CH_3COOH 的电离度降低,同时$[H^+]$也降低。

$$\begin{array}{l} CH_3COOH \Longrightarrow H^+ + \boxed{CH_3COO^-} \\ CH_3COONa \Longrightarrow Na^+ + \boxed{CH_3COO^-} \end{array}$$

在弱电解质溶液中,加入与弱电解质有相同离子的强电解质,使弱电解质的电离度降低的现象,称为同离子效应。

同样,在 $NH_3\cdot H_2O$ 溶液中加入少量强电解质 NH_4Cl 或 $NaOH$ 时,$NH_3\cdot H_2O$ 的电离度降低。

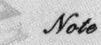

课堂互动

在醋酸溶液中,分别加入盐酸、氢氧化钠、醋酸钠,电离平衡向哪个方向移动?其中哪一种能产生同离子效应?

同离子效应可以使弱电解质的电离平衡发生移动,电离度降低。同离子效应在药物分析中用来控制溶液中某离子的浓度,还可以用于指导缓冲溶液的配制。

知识拓展

人体中的水和电解质

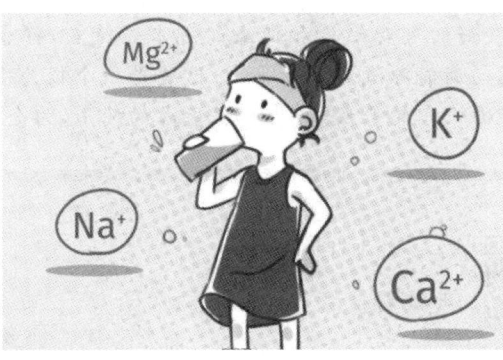

水和电解质广泛分布于人体细胞内外,参与体内许多代谢活动,可以维持体液的酸碱平衡、体液渗透压平衡、细胞正常的物质代谢、神经和肌肉的应激性,对正常生命活动起着非常重要的作用。水、电解质紊乱在临床上十分常见。许多全身性的病理过程(如肾病、腹泻、呕吐等),都可以引起或伴有水、电解质紊乱;一些外界因素如药物使用不当或运动后大量饮用碳酸饮料等,也可导致水、电解质紊乱。临床上常见的水、电解质紊乱有高渗性脱水、低渗性脱水、等渗性脱水、水肿、水中毒、低钾血症和高钾血症等。如果不及时调整,可使全身各系统特别是心血管系统、神经系统的生理功能和机体的物质代谢发生相应的障碍,严重时可导致死亡。

 化学与健康

党的二十大报告指出,要推进健康中国建设,把保障人民健康放在优先发展的战略位置,这充分体现了以习近平同志为核心的党中央人民至上、生命至上的执政理念。

日常生活中,电解质紊乱并非偶发事件。2022年12月16日,中国营养学会饮水与健康分会等六家权威机构联合发布《电解质平衡与健康联合提示》,指出以下三种情况需及时合理补充电解质。

(1)长时间或高强度身体活动或高温环境作业时,机体主要通过大量排汗散热来调节体温,随着汗液的大量蒸发会出现水分和电解质的流失。在这种情况下,不仅需要补充水分,还需要补充电解质。

(2)持续发热或高热时,可能会因为大量排汗而造成电解质紊乱,常见的是低钠、低钾、低钙。在此情况下,应在医生指导下或根据身体状况适当补充电解质。

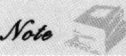

（3）慢性肾衰竭、急慢性心力衰竭、内分泌疾病等相关疾病情况下，患者可能会因身体功能受损而发生电解质紊乱。上述疾病患者应及时就医，在医生评估和指导下合理纠正电解质紊乱。

 化学与科技

我国坚持走绿色发展道路，推进美丽中国建设，已经成为世界上节能和利用新能源的第一大国。新型绿色环保电池技术已经在国际上被公认为应优先发展的技术。因此，加速发展新型绿色环保电池技术及相应产业已是刻不容缓的任务。2023 年 7 月，中国科学技术大学取得了一项重大突破，成功开发出新型固态电解质——氧氯化锆锂。这种新型固态电解质电池同时具备高离子电导率、良好的可变形性和低廉的成本等特点，将成为新能源车和储能产业的颠覆性技术。对于中国的新能源汽车产业来说，这将是一个极为重要的里程碑。中国电池技术的进步也将推动新能源汽车的普及，减少化石能源的使用，为全球可持续发展贡献力量。

 本节测验 在线答题

第二节　水的电离及溶液的酸碱性

 导学情景

小林最近经常恶心、呕吐、腹痛、腹泻并伴有心律失常、面色潮红、血压下降、呼吸加快加深、疲乏、眩晕、嗜睡、烦躁等一系列症状，经相关项目的检查，医生诊断为代谢性酸中毒。医生除针对其基本病因进行治疗外，还辅以碳酸氢钠药物治疗。

问题：

什么是酸中毒？为什么碳酸氢钠可以辅助治疗酸中毒？

案例分析

人体内的水大约占体重的 70%，是构成身体内各种体液的主要成分，参与机体的代谢活动，对维持正常生命活动起着非常重要的作用。同时水也是一种重要的溶剂，能溶解许多物质，化学中如果没有特别说明，溶液指的都是水溶液。

我们用图 3-3 所示的装置来测量纯水的导电性时，发现灯泡不亮，但是灵敏电流计指针发生了偏转。说明纯水里有离子存在，但离子的量很少。这些离子来自水的电离，常温下大约每 5 亿个水分子中只有 1 个发生电离。

水有微弱的导电性，能够发生电离。因此，要讨论溶液的酸碱性，首先要了解水的电离情况。

一、水的电离和离子积

水是一种极弱的电解质，它能电离出极少量的 H^+ 和 OH^-，其电离方程式为

Note

$$H_2O \Longrightarrow H^+ + OH^-$$

实验测得,25 ℃时,1 L 纯水中仅有 1.0×10^{-7} mol 的水分子发生电离,$[H^+] = [OH^-] = 1.0 \times 10^{-7}$ mol/L,$[H^+]$ 和 $[OH^-]$ 的乘积是一常数,用 K_w 表示。

$$K_w = [H^+][OH^-] = 1.0 \times 10^{-14} \quad (3\text{-}3)$$

K_w 称为水的离子积常数,简称水的离子积。 常温下,任一稀溶液中 $[H^+]$ 和 $[OH^-]$ 的乘积都是一个常数,为 1.0×10^{-14}。

水的电离是吸热过程,故 K_w 随温度的升高而增大,但总体上 K_w 随温度的变化不大(表 3-6),通常取值为 1.0×10^{-14}。

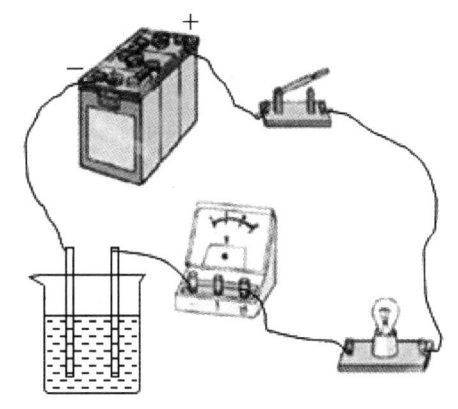

图 3-3 纯水的导电性实验装置

表 3-6 不同温度时水的离子积

$T/℃$	5	15	25	35	45	100
K_w	1.9×10^{-15}	4.6×10^{-15}	1.0×10^{-14}	2.1×10^{-14}	3.9×10^{-14}	5.5×10^{-13}

 课堂互动

1. 某溶液 $[H^+] = 1.0 \times 10^{-3}$ mol/L,则 $[OH^-]$ 为多少?

2. 0.1 mol/L NaOH 溶液的 $[OH^-]$ 为多少? $[H^+]$ 为多少?

二、溶液的酸碱性和 pH

(一)溶液的酸碱性与 $[H^+]$ 的关系

K_w 反映了水溶液中 $[H^+]$ 和 $[OH^-]$ 的关系。若溶液中的 $[H^+] = [OH^-]$,则称该溶液为中性溶液;若溶液中的 $[H^+] > [OH^-]$,则称该溶液为酸性溶液;若溶液中的 $[H^+] < [OH^-]$,则称该溶液为碱性溶液。由于 $[H^+][OH^-] = K_w$,室温时 $K_w = 1.0 \times 10^{-14}$,溶液的酸碱性与 $[H^+]$ 和 $[OH^-]$ 的关系可表示为

中性溶液:$[H^+] = 1.0 \times 10^{-7}$ mol/L $= [OH^-]$

酸性溶液:$[H^+] > 1.0 \times 10^{-7}$ mol/L $> [OH^-]$

碱性溶液:$[H^+] < 1.0 \times 10^{-7}$ mol/L $< [OH^-]$

溶液中 $[H^+]$ 越高,其 $[OH^-]$ 越低,酸性越强,碱性越弱;$[H^+]$ 越低,其 $[OH^-]$ 越高,酸性越弱,碱性越强。

任何水溶液中 H^+ 与 OH^- 总是同时存在,只是浓度不同,溶液的酸碱性可用 $[H^+]$ 或 $[OH^-]$ 来表示,习惯上常用 $[H^+]$ 表示。但当溶液中的 $[H^+]$ 很低时,如血浆中 $[H^+] = 3.98 \times 10^{-8}$ mol/L,用 $[H^+]$ 表示溶液的酸碱性就很不方便,此时可采用 pH 来表示溶液的酸碱性。

(二)溶液的 pH

pH 是指氢离子浓度的负对数。 其数学表达式为

$$pH = -\lg[H^+] \quad (3\text{-}4)$$

例如:

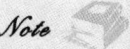

$$[H^+]=1.0\times10^{-7}\ mol/L \quad pH=7$$
$$[H^+]=1.0\times10^{-2}\ mol/L \quad pH=2$$
$$[H^+]=1.0\times10^{-9}\ mol/L \quad pH=9$$

如图 3-4 所示,25 ℃时,溶液的酸碱性与 pH 的关系如下:

中性溶液　　pH=7

酸性溶液　　pH<7

碱性溶液　　pH>7

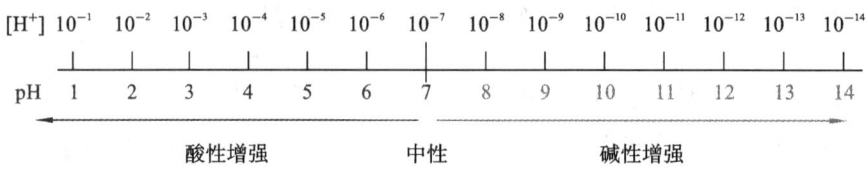

图 3-4　25 ℃时溶液的酸碱性与 pH 的关系

pH 的常用范围为 0~14。pH 越小,溶液的酸性越强,碱性越弱;pH 越大,溶液的酸性越弱,碱性越强。当[H⁺]和[OH⁻]高于 1 mol/L 时,用 pH 表示溶液的酸碱性不太方便,一般直接用[H⁺]或[OH⁻]来表示。

注意,溶液的 pH 相差 1 个单位,[H⁺]相差 10 倍。如 pH=2 和 pH=4 的两种溶液,[H⁺]相差 100 倍。

溶液 pH 的粗略测定,可用酸碱指示剂、广泛 pH 试纸或精密 pH 试纸;较准确测定溶液的 pH,可以用 pH 计来完成。

知识拓展

酸碱指示剂

酸碱指示剂是指在不同 pH 的溶液中能显示不同颜色的化合物。这种化合物多为有机弱酸或弱碱,其分子电离出的离子因结构不同而具有不同的颜色。下面以甲基橙为例来讨论酸碱指示剂的变色原理。

甲基橙是一种弱酸,它在水中的电离存在下列平衡

$$HIn \rightleftharpoons H^+ + In^-$$

甲基橙分子(红)　　　　　甲基橙离子(黄)

实验证明甲基橙溶液在 pH 小于 3.1 时显红色,在 pH 大于 4.4 时显黄色,溶液的 pH 由 3.1 变化到 4.4 时,甲基橙指示剂由红色变为黄色,这种指示剂由一种颜色过渡到另一种颜色时溶液 pH 的变化范围,称为指示剂的变色范围。表 3-7 列出了常见酸碱指示剂的变色情况。

表 3-7　常见酸碱指示剂的变色情况

酸碱指示剂	变色范围	酸　色	中　间　色	碱　色
甲基橙	3.1~4.4	红	橙	黄
甲基红	4.4~6.2	红	橙	黄
酚酞	8.0~10.0	无色	粉红	红
石蕊	5.0~8.0	红	紫	蓝

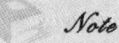

在实际工作中常用多种指示剂按照不同比例混合配成通用指示剂。它有不同颜色的"色阶",不同的颜色对应不同的 pH。使用时,将待测液滴在 pH 试纸上,将试纸呈现的颜色与该试纸所附的标准比色卡对照,即可测出溶液的近似 pH。

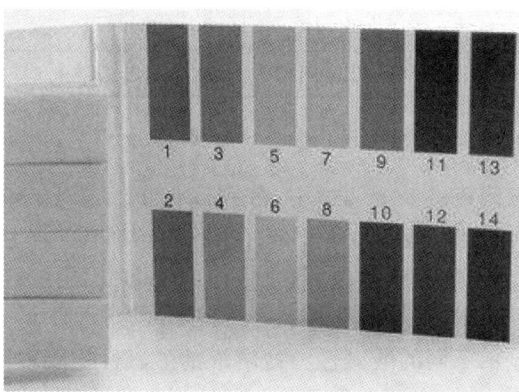

pH 试纸标准比色卡

（三）溶液 pH 的计算

先计算溶液的$[H^+]$,再根据公式 $pH=-lg[H^+]$ 求出溶液的 pH。

1. 强酸溶液　可以直接利用公式 $pH=-lg[H^+]$ 计算。

【例 3-1】　求 0.0001 mol/L HCl 溶液的 pH。

解:已知 HCl 是强电解质,在水溶液中全部电离,可得

$$[H^+]=0.0001\ mol/L=1\times10^{-4}\ mol/L$$

$$pH=-lg[H^+]=-lg(1\times10^{-4})=-(0-4)=4$$

答:0.0001 mol/L HCl 溶液的 pH 为 4。

2. 强碱溶液　可先利用公式 $[H^+][OH^-]=1.0\times10^{-14}$ 计算出$[H^+]$,再根据公式 $pH=-lg[H^+]$ 求出溶液的 pH。

【例 3-2】　求 0.001 mol/L NaOH 溶液的 pH。

解:已知 NaOH 是强电解质,在水溶液中全部电离为 Na^+ 和 OH^-,可得

$$[OH^-]=0.001\ mol/L=1\times10^{-3}\ mol/L$$

$$[H^+]=1.0\times10^{-14}/[OH^-]=1.0\times10^{-14}/1\times10^{-3}=1\times10^{-11}\ mol/L$$

$$pH=-lg[H^+]=-lg(1\times10^{-11})=-(0-11)=11$$

答:0.001 mol/L NaOH 溶液的 pH 为 11。

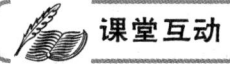 课堂互动

已知成人胃液的 pH=1,婴儿胃液的 pH=5,成人胃液中$[H^+]$和婴儿胃液中$[H^+]$分别是多少? 成人胃液中$[H^+]$是婴儿胃液中$[H^+]$的多少倍?

（四）pH 在医学上的意义

pH 在医学上很重要。人体内的各种反应须在一定的 pH 条件下进行,各种体液和代谢产物都

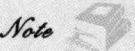 *Note*

有一定的 pH 范围,见表 3-8。测定人体体液和代谢产物的 pH,可以帮助了解人体的健康情况。例如,正常人体血液的 pH 总是维持在 7.35~7.45 之间。临床上将血液的 pH 小于 7.35 称为**酸中毒**;pH 大于 7.45 称为**碱中毒**。各种酶只有在特定的 pH 范围内才能表现出其催化活性。

表 3-8 人体的某些体液和代谢产物的正常 pH

体液/代谢产物	血液	唾液	胃液	十二指肠液	粪便	尿液	胆汁	胰液
正常 pH	7.35~7.45	6.50~7.50	0.80~1.50	4.20~8.20	4.60~8.40	4.80~8.40	7.10~8.50	8.0~8.30

三、盐溶液的酸碱性

【演示实验】 在白色点滴板的 3 个凹槽中,分别滴加 1 滴 0.1 mol/L 的醋酸钠溶液、氯化铵溶液、氯化钠溶液,用 pH 试纸测定溶液的 pH 并与标准比色卡对照。

实验结果表明,相同浓度的醋酸钠溶液、氯化铵溶液和氯化钠溶液中,醋酸钠溶液的 pH>7,显碱性;氯化铵溶液的 pH<7,显酸性;氯化钠溶液的 pH=7,显中性。

为什么这些盐溶液会显示不同的酸碱性? 盐溶液的酸碱性主要取决于盐类的组成,与盐类水解密切相关。

醋酸钠溶液显碱性,原因是醋酸钠是由强碱和弱酸生成的盐,在它的水溶液里,存在下列平衡:

$$
\begin{array}{ccccc}
CH_3COONa & \Longrightarrow & Na^+ & + & CH_3COO^- \\
 & & & & + \\
H_2O & \Longrightarrow & OH^- & + & H^+ \\
 & & & & \Updownarrow \\
 & & & & CH_3COOH
\end{array}
$$

可以看出,由于 CH_3COONa 电离出的 CH_3COO^- 与水电离出来的 H^+ 结合生成弱电解质 CH_3COOH,破坏了水的电离平衡,$[H^+]$ 降低,水的电离平衡向右移动,$[OH^-]$ 增高,达到新的平衡时,溶液中 $[OH^-]>[H^+]$,故醋酸钠溶液显碱性。

在水溶液中,盐电离出的离子与水电离出的 H^+ 或 OH^- 结合生成弱电解质的过程称为盐的水解。

由此可知,**强碱和弱酸生成的盐能水解,其水溶液显碱性。**

氯化铵溶液显酸性,是因为它是由强酸和弱碱生成的盐,水解后显酸性。水解过程为

$$
\begin{array}{ccccc}
NH_4Cl & \Longrightarrow & NH_4^+ & + & Cl^- \\
 & & + & & \\
H_2O & \Longrightarrow & OH^- & + & H^+ \\
 & & \Updownarrow & & \\
 & & NH_3 \cdot H_2O & &
\end{array}
$$

氯化铵是强电解质,在水中全部电离成 NH_4^+ 和 Cl^-。水能电离出少量的 H^+ 和 OH^-。溶液中的 H^+ 和 Cl^- 不能结合成氯化氢分子,而 NH_4^+ 和 OH^- 能结合生成弱电解质 $NH_3 \cdot H_2O$,破坏了水的电离平衡,促使水继续电离。溶液中的 $[OH^-]$ 不断降低,而 $[H^+]$ 不断增高,直到建立新的平衡。当达到平衡时,溶液中 $[H^+]>[OH^-]$,溶液显酸性。

由此可知,**强酸和弱碱所生成的盐能水解,其水溶液显酸性。**

氯化钠溶液显中性,是因为强酸和强碱所生成的盐不水解。氯化钠电离生成的 Na^+ 和 Cl^- 不与水中的 H^+ 和 OH^- 结合,没有生成弱电解质,水的电离平衡不受影响。

弱酸和弱碱所生成的盐(如醋酸铵)也能水解,但水解情况较复杂,这里不做介绍。

总之,盐的水解的实质是组成盐的离子能与水电离出来的 H^+ 或 OH^- 结合生成难电离的弱电解质,因而破坏了水的电离平衡,使溶液显酸性或碱性。不同类型盐溶液的酸碱性见表 3-9。

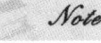

表 3-9 不同类型盐溶液的酸碱性

类 型	溶液酸碱性	实 例
强酸强碱盐	中性	$NaCl$、KCl、Na_2SO_4、KNO_3
强酸弱碱盐	酸性	NH_4Cl、NH_4NO_3、$Al_2(SO_4)_3$
强碱弱酸盐	碱性	Na_2CO_3、$NaHCO_3$、CH_3COONa、K_2S
弱酸弱碱盐	情况复杂	$(NH_4)_2CO_3$、CH_3COONH_4

　　盐的水解在医药卫生和日常生活方面有着重要的意义。**临床上治疗酸中毒使用碳酸氢钠或乳酸钠,就是利用其水溶液显碱性的特点;治疗碱中毒使用氯化铵,也是因其水溶液显酸性。**明矾[$KAl(SO_4)_2·12H_2O$]净水是利用其水解后生成的氢氧化铝胶体可吸附水中的杂质的性质。

　　盐的水解也会带来不利的影响。例如某些药物因水解会变质,必须密闭保存在干燥处,以防止水解。

 本节测验 在线答题

第三节 缓冲溶液

导学情景

　　人体内各种体液的 pH 都在一个恒定范围内,这是人体正常生理活动所必需的。而人体体液在复杂的生命代谢过程中会不断产生酸性物质和碱性物质,同时人们又不断地从食物中摄取酸、碱性物质,但是人体内各种体液却都能够维持 pH 在一定范围内。例如,正常人体血液的 pH 在 7.35～7.45 之间,若持续偏离将导致代谢紊乱,严重时甚至会危及生命造成死亡。

　　问题:血液等体液的 pH 是如何保持稳定的?

案例分析

一、缓冲作用和缓冲溶液

　　【演示实验】 在室温条件下,往 1 L 纯水、1 L 0.2 mol/L 的 NaCl 溶液、1 L 含 0.1 mol/L CH_3COOH 与 0.1 mol/L CH_3COONa 的混合溶液中,分别加入 1 mL 0.01 mol/L 的 HCl 溶液和 1 mL 0.01 mol/L 的 NaOH 溶液,用 pH 试纸测三种溶液的 pH 变化。

　　实验结果如表 3-10 所示。

表 3-10 加酸或碱时溶液 pH 的变化

溶 液	pH	加 HCl 溶液后的 pH	加 NaOH 溶液后的 pH
纯水	7	5	9
NaCl 溶液	7	5	9
CH_3COOH 与 CH_3COONa 的混合溶液	5	5	5

　　实验结果表明,加入少量的强酸或强碱,纯水和 NaCl 溶液的 pH 发生了明显的变化,而 CH_3COOH 与 CH_3COONa 混合溶液的 pH 几乎不变。这说明纯水和 NaCl 溶液的 pH 很容易受外

界少量强酸或强碱的影响而发生变化。CH_3COOH 与 CH_3COONa 混合溶液能抵抗外来少量强酸或强碱而保持本身的 pH 几乎不发生变化。若向其中加入少量水稀释,其 pH 也不发生变化。像这种**能抵抗外来少量强酸、强碱或适当的稀释而保持本身 pH 几乎不变的作用称为缓冲作用,具有缓冲作用的溶液称为缓冲溶液。**

二、缓冲溶液的组成

缓冲溶液之所以具有缓冲作用,是因为溶液中含有两种成分:一种能与酸作用,称为抗酸成分;另一种能与碱作用,称为抗碱成分。这两种成分之间存在化学平衡,通常将这两种成分称为缓冲对或缓冲系。常见缓冲对见表3-11。

表 3-11　常见缓冲对

类　　型	抗 碱 成 分	抗 酸 成 分
弱酸及其对应的盐	CH_3COOH	CH_3COONa
	H_2CO_3	$NaHCO_3$
	H_3PO_4	NaH_2PO_4
弱碱及其对应的盐	NH_4Cl	$NH_3 \cdot H_2O$
多元弱酸的酸式盐及其对应的次级盐	$NaHCO_3$	Na_2CO_3
	NaH_2PO_4	Na_2HPO_4
	Na_2HPO_4	Na_3PO_4

现以 CH_3COOH-CH_3COONa 缓冲对为例来说明缓冲作用原理。

在 CH_3COOH-CH_3COONa 缓冲溶液中,存在下列电离平衡:

$$CH_3COOH \rightleftharpoons H^+ + CH_3COO^-$$
$$CH_3COONa = Na^+ + CH_3COO^-$$

混合溶液中 $[CH_3COOH]$ 和 $[CH_3COO^-]$ 较高,当向该溶液中加入少量酸时,CH_3COO^- 和外来的 H^+ 结合生成 CH_3COOH,使电离平衡向左移动,当建立新的平衡时,溶液中 $[CH_3COOH]$ 略有增高,$[CH_3COO^-]$ 略有降低,而 $[H^+]$ 没有明显改变,溶液的 pH 几乎不变。

向溶液中加入少量碱时,溶液中 $[CH_3COOH]$ 较高,CH_3COOH 电离平衡向右移动,电离出的 H^+ 足够补充因中和外来 OH^- 所消耗的 H^+,当建立新的平衡时,溶液中 $[CH_3COOH]$ 略有降低,$[CH_3COO^-]$ 略有增高,而 $[H^+]$ 没有明显改变,溶液的 pH 几乎不变。

 课堂互动

下列各组物质能作为缓冲对的有(　　　　)。
A. CH_3COOH-$NaHCO_3$　　　　B. CH_3COOH-CH_3COONa　　　　C. $NH_3 \cdot H_2O$-$NaOH$
D. Na_2CO_3-H_2CO_3　　　　E. NaH_2PO_4-Na_2HPO_4　　　　F. H_2CO_3-$NaHCO_3$

知识拓展

缓冲溶液 pH 的计算

缓冲溶液具有维持溶液 pH 不发生明显变化的作用,计算缓冲溶液 pH 大小,了解其变化规律是科学使用缓冲溶液的前提。

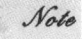

缓冲溶液由共轭酸（HA）及其共轭碱（A⁻）组成，在水溶液中存在如下电离平衡：

$$HA \rightleftharpoons H^+ + A^-$$

$$K_a = \frac{[H^+][A^-]}{[HA]}$$

则

$$[H^+] = K_a \frac{[HA]}{[A^-]}$$

等式两边同时取负对数得

$$pH = pK_a + lg \frac{[A^-]}{[HA]}$$

或

$$pH = pK_a + lg \frac{[共轭碱]}{[共轭酸]}$$

【例】 将浓度为 0.08 mol/L CH₃COOH 溶液与 0.20 mol/L CH₃COONa 溶液等体积混合后，计算溶液的 pH。（已知 CH₃COOH 的 pK_a=4.75）

解：混合后，可得

$$[CH_3COOH] = \frac{0.08 \text{ mol/L}}{2} = 0.04 \text{ mol/L}$$

$$[CH_3COO^-] = \frac{0.20 \text{ mol/L}}{2} = 0.10 \text{ mol/L}$$

代入上述公式，得

$$pH = pK_a + lg \frac{[CH_3COO^-]}{[CH_3COOH]} = 4.75 + lg \frac{0.10}{0.04} = 5.15$$

即该溶液的 pH 为 5.15。

三、缓冲溶液在医学中的意义

缓冲溶液在医学中具有重要的意义。生物体内的各种酶需要相应的酸碱性环境才能保持其活性，如胃蛋白酶只能在 pH 为 1.5～2.0 时发挥作用，当 pH 超过 4 时，它就完全失去活性。微生物的培养、组织切片、细菌染色和血液的冷藏等都需要一定 pH 的缓冲溶液。药剂生产、药物稳定性、物质的溶解等方面，通常需要选择适当的缓冲对来维持稳定的 pH。如维生素 C 注射液（5 mg/mL）的 pH 为 3.0，若直接用于局部注射，则会导致疼痛，常用 NaHCO₃ 调节其 pH 至 5.5～6.0，这样既能减轻注射时的疼痛，又能增加其稳定性。对药物制剂进行药理、生理、生化实验时，都需要使用缓冲溶液。

知识链接

人体内的物质代谢都要在酶的作用下进行，各种酶只有在一定 pH 的缓冲溶液中才具有活性。正常人体血液的 pH 之所以能恒定在 7.35～7.45 之间，主要是由于血液中存在一些缓冲对，具有缓冲作用，同时肺、肾也参与调节。人体血液中的缓冲对主要如下所示。

血浆中：H₂CO₃-NaHCO₃，NaH₂PO₄-Na₂HPO₄，HPr-NaPr（Pr 代表蛋白质）。

红细胞中：H₂CO₃-KHCO₃，KH₂PO₄-K₂HPO₄，HHb-KHb（Hb 代表氧合血红蛋白）。

在这些缓冲对中，以 H₂CO₃-HCO₃⁻ 缓冲对最为重要。

在血液中，H₂CO₃ 与 HCO₃⁻ 之间存在以下平衡：

$$H_2CO_3 \rightleftharpoons H^+ + HCO_3^-$$

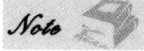

人体代谢过程中会产生一些酸性物质，HCO_3^- 会与 H^+ 结合生成 H_2CO_3，使电离平衡向左移动，H_2CO_3 浓度增大，H_2CO_3 不稳定，易分解生成 CO_2 和 H_2O，增加的 CO_2 由肺呼出，而减少的 HCO_3^- 由肾脏调节得到补充。当体内代谢产生的碱性物质进入血液时，H^+ 被中和的同时，上述平衡向右移动，H_2CO_3 会电离出更多的 H^+ 进行补充，减少的 H_2CO_3 则由代谢产生的 CO_2 来提供，而过量的 HCO_3^- 由肾脏进行生理调节。因此，血浆中的 pH 总可以保持在恒定范围。

 本节测验 在线答题

→ 点滴积累

一、电解质及其电离

$$\text{化合物}\begin{cases}\text{电解质}\begin{cases}\text{强电解质（全部电离）：强酸、强碱、绝大多数盐}\\\text{弱电解质（部分电离）：弱酸、弱碱、水}\end{cases}\\\text{非电解质}\end{cases}$$

（1）强电解质的电离过程是单向的。如一元强酸（HA）的电离方程式可表示为

$$HA \Longrightarrow H^+ + A^-$$

弱电解质在水溶液中的电离是一个可逆过程，存在着分子与离子之间的电离平衡。一元弱酸（HA）在水溶液中的电离方程式为

$$HA \rightleftharpoons H^+ + A^-$$

（2）由于条件（如浓度）的改变，弱电解质由原来的电离平衡达到新的电离平衡的过程，称为电离平衡的移动。

（3）不同的弱电解质在水溶液里的电离程度不同，其电离程度的大小可用电离度来表示。

$$\text{电离度}(\alpha) = \frac{\text{已电离的分子数}}{\text{电离前弱电解质分子总数}} \times 100\%$$

二、水的电离及溶液的酸碱性

（1）K_w 反映了水溶液中 $[H^+]$ 和 $[OH^-]$ 的关系。$K_w = [H^+][OH^-]$，25 ℃时 $K_w = 1.0 \times 10^{-14}$，溶液的酸碱性与 $[H^+]$ 和 $[OH^-]$ 的相对大小关系可表示为

中性溶液：$[H^+] = 1.0 \times 10^{-7}$ mol/L $= [OH^-]$

酸性溶液：$[H^+] > 1.0 \times 10^{-7}$ mol/L $> [OH^-]$

碱性溶液：$[H^+] < 1.0 \times 10^{-7}$ mol/L $< [OH^-]$

溶液中 $[H^+]$ 越高，酸性越强，其 $[OH^-]$ 越低，碱性越弱；$[H^+]$ 越低，酸性越弱，其 $[OH^-]$ 越高，碱性越强。

（2）pH $= -\lg[H^+]$，25 ℃时，溶液的酸碱度与 pH 关系如下：

中性溶液　pH $= 7$

酸性溶液　pH < 7

碱性溶液　pH > 7

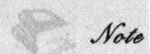

（3）盐溶液的酸碱性不同是由盐类水解造成的。强碱弱酸盐溶液显碱性，而强酸弱碱盐溶液显酸性。

三、缓冲溶液

（1）能抵抗外来少量强酸、强碱或适当稀释，而保持本身 pH 几乎不变的作用称为缓冲作用，具有缓冲作用的溶液称为缓冲溶液。

（2）缓冲溶液是由抗酸成分和抗碱成分所构成的缓冲对组成的，主要缓冲对类型：弱酸及其对应的盐、弱碱及其对应的盐、多元弱酸的酸式盐及其对应的次级盐。

→ 目标检测

参考答案

一、单项选择题

1. 下列化合物中属于非电解质的是（　　）。

A. 氢氧化钠 　　　　B. 亚硫酸 　　　　C. 酒精 　　　　D. 氯化钠

2. 下列各组物质中全都是电解质的是（　　）。

A. 硝酸铜 　　　　B. 硫酸、亚硫酸 　　　　C. 酒精、蔗糖 　　　　D. 醋酸、蔗糖

3. 下列物质中属于强电解质的是（　　）。

A. 氨水 　　　　B. 亚硫酸 　　　　C. 醋酸 　　　　D. 氯化铵

4. 下列物质属于弱电解质的是（　　）。

A. 二氧化碳 　　　　B. 醋酸 　　　　C. 氯化钠 　　　　D. 醋酸钠

5. 常温下，在纯水中加入少量酸后，水的离子积（　　）。

A. 增大 　　　　B. 减小 　　　　C. 不变 　　　　D. 无法判断

6. 关于酸性溶液下列叙述正确的是（　　）。

A. 只有氢离子存在 　　　　　　　　B. $[H^+] < 10^{-7}$ mol/L

C. $[H^+] > [OH^-]$ 　　　　　　　　D. pH＝7

7. 某溶液中 $[H^+] = 10^{-5}$ mol/L，该溶液的 pH 为（　　）。

A. 1 　　　　B. 5 　　　　C. 9 　　　　D. 10

8. pH 的取值范围为（　　）。

A. 0～7 　　　　B. 7～14 　　　　C. 0～14 　　　　D. 0～10

9. 下列溶液中酸性最强的是（　　）。

A. pH＝5 　　　　　　　　　　B. pH＝3

C. $[OH^-] = 10^{-10}$ mol/L 　　　　D. $[H^+] = 10^{-4}$ mol/L

10. 已知成人胃液的 pH＝1，婴儿胃液的 pH＝5，成人胃液中的 $[H^+]$ 是婴儿胃液 $[H^+]$ 的（　　）。

A. 4 倍 　　　　B. 5 倍 　　　　C. 10^{-4} 倍 　　　　D. 10^4 倍

11. 正常人血液的 pH（　　）。

A. 大于 7.35 　　　　　　　　B. 小于 7.45

C. 为 7.35～7.45 　　　　　　D. 不能确定

12. 临床上纠正酸中毒，可以选择（　　）。

A. NaCl 　　　　B. $NaHCO_3$ 　　　　C. NH_4Cl 　　　　D. K_2CO_3

13. 下列盐溶液中，水解显酸性的是（　　）。

A. NaOH 　　　　B. $NaHCO_3$ 　　　　C. NaCl 　　　　D. NH_4Cl

14. 下列物质加入醋酸溶液中，会产生同离子效应的是（　　）。

A. H_2O　　　　　　　B. NaCl　　　　　　　C. CH_3COONa　　　　D. NaOH

15. 向 CH_3COOH-CH_3COONa 混合溶液中加入少量稀盐酸,则溶液的 pH（　　　）。

A. 不变　　　　　　　B. 减少　　　　　　　C. 增加　　　　　　　D. 几乎不变

16. 血液中的主要缓冲对是（　　　）。

A. H_2CO_3-$NaHCO_3$　　　　　　　　　B. $H_2PO_4^-$-HPO_4^{2-}

C. CH_3COOH-CH_3COONa　　　　　　　D. $NaHCO_3$-Na_2CO_3

17. 下列各组物质可作为缓冲对的是（　　　）。

A. CH_3COOH-$NaHCO_3$　　　　　　　　B. CH_3COOH-CH_3COONa

C. $NH_3 \cdot H_2O$-NaOH　　　　　　　　　D. Na_2CO_3-H_2CO_3

二、填空题

1. 强电解质在水溶液中＿＿＿＿＿＿＿＿＿＿＿＿＿＿＿＿＿＿＿＿＿＿＿＿＿＿＿；弱电解质在水溶液中＿＿＿＿＿＿。从化合物的类别来看,＿＿＿＿、＿＿＿＿＿及＿＿＿＿属于强电解质;＿＿＿＿、＿＿＿＿＿及＿＿＿＿＿属于弱电解质。

2. 所谓 pH 是指＿＿＿＿＿＿＿＿＿＿＿＿,数学表达式为＿＿＿＿＿＿＿＿＿＿。

3. 正常人体血液的 pH 总维持在＿＿＿＿＿＿之间。临床上,把血液的 pH ＿＿＿＿＿＿称为酸中毒,酸中毒用＿＿＿＿＿＿纠正;把血液的 pH ＿＿＿＿＿＿称为碱中毒,碱中毒用＿＿＿＿＿＿纠正。

4. 人体血液中存在的主要缓冲对中浓度最大,缓冲能力最强的缓冲对是 H_2CO_3-HCO_3^-,其中抗酸成分是＿＿＿＿＿＿,抗碱成分是＿＿＿＿＿＿。

5. 常温下,$[H^+]=1.0\times10^{-5}$ mol/L 的溶液,pH＝＿＿＿＿＿＿,呈＿＿＿＿＿＿性;$[H^+]=1.0\times10^{-12}$ mol/L 的溶液,pH＝＿＿＿＿＿＿,呈＿＿＿＿＿＿性。

三、简答题

1. 写出下列物质的电离方程式。

H_2SO_4　　$Ba(OH)_2$　　$NaNO_3$　　NH_4Cl　　CH_3COONa　　CH_3COOH　　H_2CO_3　　$NH_3 \cdot H_2O$

2. 室温时,试比较相同浓度的醋酸溶液和盐酸的 pH 的大小。

3. 为什么正常人体血液的 pH 总能保持在一定范围内而几乎不变? 简要说明原理。

4. 将下列溶液按酸性由强到弱的顺序排列起来。

(1) $[H^+]=10^{-5}$ mol/L　　　　　　　(2) $[OH^-]=10^{-3}$ mol/L

(3) pH＝8　　　　　　　　　　　　　(4) pH＝2

(5) $[OH^-]=10^{-1}$ mol/L

（蒋广敏　王绍才）

常见元素及其化合物

学习目标

▲ **知识目标**

1. 了解常见元素(氯、硫、氮、钠、镁、钙、铝、铁等)及其化合物的性质。
2. 知道氯化物、硫酸盐、铵盐和铁盐的检验方法。
3. 熟悉常见元素单质及其化合物在医学领域的应用。

▲ **能力目标**

1. 会根据元素和化合物的性质进行氯化物、硫酸盐、铵盐和铁盐等的检验。
2. 能自主查阅资料获取元素单质及化合物在生产、生活及医学领域的应用。

▲ **素质目标**

1. 认识常见单质及化合物在生产、生活中的应用和对生态环境的影响;建立生态文明理念,培养科学态度和社会责任等化学学科核心素养。
2. 树立细心观察、主动探索的学习态度,培养实验探究与创新意识等化学学科核心素养。
3. 培养爱国主义与科学精神,建立生态文明理念。

> **主题导言**

物质都是由元素组成的,元素是物质的基本组成部分。每一种元素都能单独组成物质,这种由同种元素组成的纯净物称为单质,如氧气(O_2)、金属铁(Fe)等。一种元素也可以与其他种类元素组成纯净物,这种物质称为化合物,如水(H_2O)、氯化钠($NaCl$)、硫酸(H_2SO_4)、碳酸氢铵(NH_4HCO_3)等;而且相同的元素可以组成不同的化合物,如铁元素和氧元素可以组成三氧化二铁(Fe_2O_3)、四氧化三铁(Fe_3O_4)、氧化亚铁(FeO)等。由此可知,元素以两种形式存在于物质中,一种是游离态,另一种是化合态。例如,氧元素在氧气和臭氧中呈游离态,在水中呈化合态。绝大多数元素有自己的单质和化合物,这些物质构成了这种元素的家族。由于可以按照一定的规律以不同的种类和不同的方式进行组合,所以为数不多的元素能够组成种类繁多的物质。

第一节　常见金属元素及其化合物

 导学情景

人类文明发展史经历了由石器时代到金属时代的过渡。金属时代的到来为人类文明

案例分析

带来了新的曙光。人类最早使用的金属是铜。纯铜的硬度较低,不适合用于制作工具和武器。公元前2000年前,人类开始使用青铜制作武器、工具、礼器、乐器等,人类进入青铜时代。青铜是一种铜锡合金,具有较高的硬度和强度。

最早的铁制品主要是陨铁,即来自太空的铁陨石。由于陨铁数量稀少且难以获取,因此铁器的普及程度并不高。随着冶炼技术的不断进步,人类逐渐掌握了从矿石中提炼铁的方法。从公元前1400年左右开始,铁器开始逐渐取代青铜器,成为人类生产和生活的主要工具。铁器的普及极大地推动了农业、手工业和商业的发展,也促进了社会的变革和进步。

铝是地壳中含量最丰富的金属元素,19世纪末开始广泛应用于各个领域。铝及其合金广泛应用于航空航天、汽车制造、电子工业等领域。

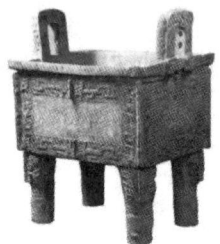
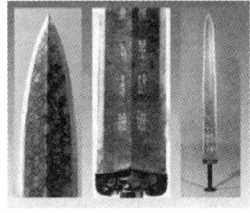
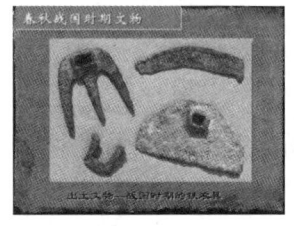
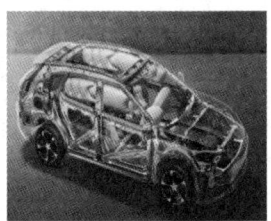

| 后母戊鼎 | 越王勾践剑 | 战国时期的铁农具 | 铝合金在汽车制造中的应用 |

问题:

1. 铝是地壳中含量最丰富的金属元素,为什么铝的使用却只有100多年的历史?

2. 生活中,你还知道哪些金属的应用?

一、碱金属元素

元素周期表的第ⅠA族中,除氢(H)以外的6种元素[锂(Li)、钠(Na)、钾(K)、铷(Rb)、铯(Cs)、钫(Fr)]都是金属元素。因为它们的氢氧化物都是易溶于水的强碱,所以称它们为碱金属元素。

(一) 碱金属单质

1. 锂　锂是银白色金属,是所有金属中最轻的一种。常温常压下密度为 $0.534\ g/cm^3$,质软,但比钠、钾硬。锂化学性质活泼,在空气中易被氧化而颜色变暗,需储藏于煤油或惰性气体中。

2. 钠　钠是银白色金属,质轻且软并富有延展性,常温时呈蜡状,低温时变脆。液体钠是液体中传热本领最高的一种,有些核电站用它作为冷却剂。钠的化学性质非常活泼,需存放在煤油中。钠能与许多非金属单质直接化合,燃烧时呈现黄色火焰,遇水剧烈作用生成氢氧化钠和氢气。

$$2Na+2H_2O =\!=\!= 2NaOH+H_2\uparrow$$

钠约占人体质量的0.15%,多以钠离子(Na^+)形式存在,约60%的钠存在于细胞外液,约10%存在于细胞内液,其余约30%存在于骨骼中,骨骼可被视为 Na^+ 的体内储存库;Na^+ 和 Cl^- 是维持细胞外液渗透压的主要离子,Na^+ 对维持神经肌肉系统的应激性有重要作用。成人每日需约2 g钠,即需摄入食盐约5 g,摄入量过多易引发高血压。

3. 钾　钾是银白色蜡状金属,质软,比水轻。钾的化学性质极为活泼,需储存在煤油中。

钾是人体常量元素,以钾离子(K^+)形式存在,约98%存在于细胞内液。K^+ 对维持神经肌肉系统的应激性有重要作用,对神经信号的产生和传输至关重要,对心肌有抑制作用。钠和钾是人体必需元素,二者维持一定的浓度以保持心肌和神经肌肉的正常功能。天然食物中含钾丰富,正常膳食

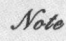

可满足机体对钾的需要。

4. 铷 铷是银白色蜡状金属,质软。化学性质极活泼,胜于钾,需储存于煤油中。铷受光照易放出电子,用于光电管以及光电池中。

5. 铯 铯是银白色金属,质轻而软,且有延展性。金属铯的熔点(28.5 ℃)仅高于汞,需储存于煤油中。铯在光照下易放出电子,用于制造光电管、摄谱仪、红外信号灯、光学仪器和检测仪器,还用于清除真空系统(如电视机显像管)中的残余气体。

知识拓展

铯原子钟

铯原子钟被人们形象地称为"喷泉钟",因为铯原子钟的工作过程是铯原子像喷泉一样"升降"。2007 年,中国计量科学研究院成功研制铯原子钟,实现 600 万年不差一秒,达到世界先进水平。中国铯原子钟研制中实现了一系列国际首创,主要有提出铯原子钟运行率的概念,对铯原子钟运行可靠性进行定量表述,并在 2003 年率先达到运行率 95%;通过单根光纤传输四束水平装载——冷却光的方式,成功优化了光功率平衡;利用选态微波功率控制原子密度,提升冷原子碰撞频移的评估精度;提出并成功实现正负交替采样,提高频率锁定稳定性。

铯原子最外层的电子绕着原子核旋转的速度,总是极其精确地在几十亿分之一秒的时间内转完一圈,稳定性比地球绕轴自转高得多。利用铯原子的这个特点,人们制成了一种新型的钟——铯原子钟,规定一秒就是铯原子"振动"9192601770 次(相当于铯原子的两个超精细电子迁跃 9192601770 次)所需要的时间。这就是"秒"的最新定义。

利用铯原子钟,人们可以十分精确地测量出十亿分之一秒的时间,精确度和稳定性远远超过世界上以前有过的任何一种表,也超过了许多年来一直以地球自转作为基准的天文时间。有了像铯原子钟这样的钟表,人类就有可能从事更为精细的科学研究和生产实践,比如对原子弹和氢弹的爆炸、火箭和导弹的发射以及宇宙航行等实行高度精确的控制,当然也可以将铯原子钟用于远程飞行和航海。用铯做成的原子钟,可以精确地测出十亿分之一秒的一刹那,它连续走上三十万年,误差也不超过 1 s,精确度相当高。另外,铯在医学、导弹、宇宙飞船及各种高科技行业中都有广泛应用。

(二)医学常见碱金属化合物

1. 氯化钠 化学式为 $NaCl$,是食盐的主要成分。氯化钠是白色固体,易溶于水,味咸。

0.9% 的氯化钠溶液也称生理盐水,其在医学中有非常广泛的用途。其可作为溶解其他药物的溶剂,溶解药物以后用于输液治疗;另外生理盐水可用来对伤口进行冲洗,因为 0.9% 氯化钠溶液的渗透压和人体内的渗透压是一致的,用它来冲洗不会对组织造成水肿或者脱水。

2. 碳酸钠 化学式为 Na_2CO_3,俗名为纯碱、苏打,为白色粉末状固体,易溶于水,水溶液呈碱性,加热条件下其碱性增强。碳酸钠热稳定性好,受热无明显变化,能与酸反应放出 CO_2 气体。碳酸钠晶体($Na_2CO_3 \cdot 2H_2O$)含有结晶水,常温下碳酸钠晶体在干燥空气中风化逐渐失去结晶水而成为白色粉末。碳酸钠易与盐酸反应放出 CO_2 气体。

$$Na_2CO_3 + 2HCl = 2NaCl + H_2O + CO_2\uparrow$$

碳酸钠是一种重要的化工原料,主要用于平板玻璃、玻璃制品和陶瓷釉的生产;在食品工业中,碳酸钠可用作中和剂、膨松剂,还可配成碱水加入面食中,增加弹性和延展性;由于碳酸钠的水溶液呈弱碱性,因此其可以用来洗涤油污;碳酸钠在医药行业也有广泛应用。

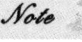

3. 碳酸氢钠　化学式为 $NaHCO_3$，俗名小苏打，为白色晶体，易溶于水，水溶液呈碱性。碳酸氢钠热稳定性差，受热易分解。

$$2NaHCO_3 \xrightarrow{\text{加热}} Na_2CO_3 + H_2O + CO_2\uparrow$$

碳酸氢钠可用于医药、饲料、食品和美容等领域。在医药方面比较常见的就是碳酸氢钠片，其可以中和胃酸，治疗胃酸过多；临床上还可以用碳酸氢钠注射液纠正代谢性和呼吸性酸中毒。

 **化学与科技**

侯氏制碱法

碳酸钠俗称纯碱，其用途非常广泛。虽然人们曾先后从盐碱地和盐湖中获得纯碱，但这样获得的纯碱的量不能满足工业生产的需要。

1862 年，比利时人索尔维（Ernest Solvay，1838—1922 年）发明了以食盐、氨、二氧化碳为原料制取碳酸钠的"索尔维制碱法"（又称氨碱法）。此后，英、法、德、美等国相继建立了大规模生产纯碱的工厂，并组织成立了索尔维公会，对会员以外的国家实行技术封锁。

第一次世界大战期间，欧亚交通阻塞。由于我国所需纯碱都是从英国进口的，一时间，纯碱非常缺乏，一些以纯碱为原料的民族工业难以生存。

1917 年，爱国实业家范旭东在天津塘沽创办了永利碱厂，决心打破洋人的垄断，生产出中国的纯碱。他聘请正在美国留学的侯德榜先生出任总工程师。

1920 年，侯德榜先生毅然回国任职。他全身心地投入制碱工艺和设备的改进，终于摸索出了索尔维制碱法的各项生产技术。1924 年 8 月，塘沽永利碱厂正式投产。1926 年，中国生产的"红三角"牌纯碱在美国费城的万国博览会上获得金质奖章。产品不但畅销国内，而且远销日本和东南亚。针对索尔维制碱法生产纯碱时食盐利用率低，制碱成本高，废液、废渣污染环境和难以处理等不足，侯德榜先生经过上千次实验，在 1943 年成功研究出了联合制碱法。这种方法把合成氨和纯碱两种产品的生产方法结合，提高了食盐利用率，缩短了生产流程，减少了对环境的污染，降低了制碱成本。联合制碱法很快被世界采用。

由于侯德榜对制碱技术做出了重大贡献，所以人们把他所发明的联合制碱法称为"侯氏制碱法"。侯德榜先生对英、法、德、美等国垄断技术十分愤慨，将自己多年来研究制碱技术的心得写成《纯碱制造》一书，于 1933 年在美国出版，将保密达 70 年之久的索尔维制碱法公之于世，为中外学者所钦佩。该书被誉为首创的制碱名著。

二、医学常见金属元素及其化合物

（一）镁及其化合物

1. 镁　镁（Mg）位于元素周期表第 3 周期第ⅡA 族，常见的化合价为 +2 价。镁为银白色金属，质轻（密度为 1.738 g/cm³），富延展性，导热导电性强。镁的化学性质活泼，具有强还原性，在潮湿空气中表面会生成氧化物膜而变暗，也可与氮、硫、卤素等化合。

镁是人体不可缺少的矿物质元素之一。镁主要以镁离子（Mg^{2+}）的形式存在于人体内，约 70% 分布于骨骼，其余分布于软组织和细胞内、外液中，镁离子是人体细胞内第二重要的阳离子。镁离子对钾离子的运输、钙离子通道的活化、神经信息的传导和心肌的作用十分重要。缺镁会导致偏头痛、心律不齐和肌肉颤抖。

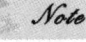

2. 医学常见镁的化合物 硫酸镁（$MgSO_4$）为泻药、利胆药，又具有降血压和抗惊厥作用。近年来发现，其具有治疗肺炎、肺心病、支气管哮喘、冠心病、心肌梗死、心律失常、高血压危象、胃十二指肠溃疡、急性腹泻、急性肾炎、偏头痛、破伤风、婴儿手足搐搦症等新用途。

（二）钙及其化合物

1. 钙 钙（Ca）位于元素周期表第 4 周期第 ⅡA 族，常见的化合价为＋2 价。钙为银白色金属，质软，新切断处呈明亮的结晶面。钙的化学性质活泼，具有强还原性，易与卤素、氮、硫等化合。

钙是人体中含量最多的金属元素，占人体总质量的 1.5%～2%。人体中 90% 以上的钙分布在骨骼及牙齿中，其余的钙分布于体液及其他组织中。血液中的钙几乎全部存在于血浆中，一般成人血钙浓度为 2.10～2.55 mmol/L。Ca^{2+} 参与体内多种生理生化过程，在肌肉收缩、腺体的分泌及细胞生长等方面起重要的作用。Ca^{2+} 能降低神经肌肉的兴奋性，血清中 Ca^{2+} 浓度降低，肌肉兴奋性增强，会导致抽搐。缺钙儿童易患佝偻病，成人缺钙易患骨质疏松。

2. 医学常见钙的化合物 含两分子结晶水的硫酸钙（$CaSO_4$）俗称石膏（$CaSO_4 \cdot 2H_2O$），石膏加热到 160～200 ℃ 时，失去大部分结晶水而变成熟石膏（$2CaSO_4 \cdot H_2O$）。

熟石膏粉与水混合成糊状后，很快凝固和硬化，重新变成石膏。利用这种性质，熟石膏可以用于铸造模型和雕像，在医疗外科上用作石膏绷带。

（三）铝及其化合物

1. 铝 铝是银色的轻金属（密度为 2.7 g/cm^3），有良好的延展性、导电性和导热性。铝是活泼金属，除能与非金属、酸、氧化物作用外，还能与强碱溶液起反应。

$$4Al + 3O_2 =\!=\!= 2Al_2O_3$$
$$2Al + 6HCl =\!=\!= 2AlCl_3 + 3H_2 \uparrow$$
$$2Al + Fe_2O_3 =\!=\!= 2Fe + Al_2O_3$$

铝与 Fe_2O_3 的反应过程中放出大量的热，能使温度达到 3000 ℃，使生成的铁熔化，与 Al_2O_3 熔渣分离，这一反应可用于钢轨的无缝焊接上。

$$2Al + 2NaOH + 2H_2O =\!=\!= 2NaAlO_2 + 3H_2 \uparrow$$

冷的浓硫酸和浓硝酸、稀硝酸都能使铝钝化产生保护膜，因此可以用铝器盛放浓硫酸和硝酸，但不能盛放稀硫酸。另外，铝可以和热的浓硫酸发生化学反应生成 SO_2。

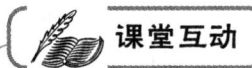 **课堂互动**

请结合铝的性质，说说铝的应用。

2. 医学常见铝的化合物

（1）氧化铝。氧化铝（Al_2O_3）是不溶于水的白色粉末，熔点为 2054 ℃，沸点为 2980 ℃。由于内部结构不同，氧化铝有多种变体，主要的两种晶型为 α-Al_2O_3 和 γ-Al_2O_3。α-Al_2O_3 在高温下化学性质极不活泼，其结构致密，硬度、熔点都高，不溶于水也不溶于酸或碱，用作磨料和耐火材料。天然刚玉为 α-Al_2O_3，其硬度仅次于金刚石；若刚玉含有微量杂质而呈鲜明的颜色，则称为宝石，例如含微量 Cr^{3+} 杂质呈红色的称为红宝石。γ-Al_2O_3 在低温下稳定，其密度较小，硬度不高，能溶于酸和强碱。有良好的吸附性和较大的表面积，被称为活性氧化铝，广泛用作色谱分析中的吸附剂和载体。

氧化铝是两性氧化物，既能与酸反应，也能与强碱反应。

$$Al_2O_3 + 6HCl =\!=\!= 2AlCl_3 + 3H_2O$$

 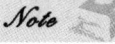

$$Al_2O_3 + 2NaOH \xlongequal{} 2NaAlO_2 + H_2O$$

（2）氢氧化铝。氢氧化铝[$Al(OH)_3$]是几乎不溶于水的白色胶状物质。它能凝聚水中悬浮物，又有吸附色素的性能。氢氧化铝凝胶在医药上也是一种良好的抗酸药（如胃舒平），它的碱性不强，不会对胃壁产生强烈的刺激或腐蚀作用，但可以与酸反应，使胃液酸度降低，起到中和过多胃酸的作用，用于治疗消化性溃疡。

氢氧化铝是两性氢氧化物，既能与强酸反应，也能与强碱反应。

$$Al(OH)_3 + 3HCl \xlongequal{} AlCl_3 + 3H_2O$$
$$Al(OH)_3 + NaOH \xlongequal{} NaAlO_2 + 2H_2O$$

（四）铁及其化合物

1. 铁　铁（Fe）位于元素周期表第 4 周期第 Ⅷ 族，是过渡金属元素，常见的化合价为 +2 价和 +3 价，+3 价的化合物较为稳定。铁是银灰色金属，质地坚韧、延展性好。在潮湿的空气中，含杂质的铁容易生锈，在有酸气或卤素蒸气的湿空气中，铁锈蚀速度加快。

$$4Fe + 6H_2O + 3O_2 \xlongequal{} 4Fe(OH)_3$$
$$2Fe(OH)_3 \xlongequal{} Fe_2O_3 + 3H_2O \quad （Fe_2O_3 \text{是铁锈的主要成分}）$$

铁是人和动植物都必需的元素。70 kg 人体内含铁量为 4.2～6.1 g。铁大部分存在于血红蛋白和肌红蛋白中，参与氧和二氧化碳的运输；铁还是各种细胞色素、过氧化酶的必要成分。世界卫生组织把缺铁性贫血列为全球四大营养问题（蛋白质-热能营养不良、维生素 A 缺乏病、碘缺乏病和缺铁性贫血）之一。

2. 医学常见铁的化合物

（1）硫酸亚铁。含水硫酸亚铁（$FeSO_4 \cdot 7H_2O$）为浅蓝绿色单斜晶体，俗称绿矾。硫酸亚铁在农业上用作农药，主治小麦黑穗病；在工业上用于染色，制造蓝黑墨水和用作木材防腐剂、除草剂和饲料添加剂；在医学上用作补血剂，用于治疗缺铁性贫血。

硫酸亚铁对呼吸道有刺激性，吸入会引起咳嗽和气短。硫酸亚铁对眼睛、皮肤和黏膜有刺激性。误服硫酸亚铁会引起虚弱、腹痛、恶心、便血、肺及肝损伤、休克、昏迷等，严重者可致死。

（2）三氯化铁。三氯化铁（$FeCl_3$）为黄棕色结晶或块状固体，无臭、有涩味，熔点为 306 ℃，沸点为 316 ℃，易溶于水，溶于乙醇、乙醚，在空气中可潮解为红棕色液体。

$$Fe^{3+} + 3H_2O \xrightleftharpoons{} Fe(OH)_3 + 3H^{3+}$$

Fe^{3+} 可水解，故其水溶液显较强酸性，可使蛋白质凝固，医药上可用作伤口的止血剂；三氯化铁的六水合物能与 β-球蛋白结合形成蛋白铁，在体内易被吸收，可作为营养增补剂；三氯化铁中 Fe^{3+} 能与许多有机化合物形成有色配合物或铁盐，且易溶于水并形成有色溶液。Fe^{3+} 与硫氰酸钾生成血红色的 $K_3[Fe(CN)_6]$（化学名称为六氰合铁（Ⅲ）酸钾，俗称铁氰化钾或赤血盐），这是检验 Fe^{3+} 的灵敏反应。

🌾 化学与健康

Na^+ 和 K^+ 的生理功能

对人体来说，Na^+ 和 K^+ 两种离子相互协调，发挥了很重要的生理功能。Na^+ 和 K^+ 的功能如下：

（1）调节机体和细胞的渗透压；

（2）参与体内蛋白质和糖类的代谢；

（3）调节体内的酸碱平衡；

Note

（4）维持正常的神经兴奋性和心肌运动。

Na^+和K^+的生理功能还有很多。如K^+能降低高Na^+引起的高血压；Na^+和K^+可参与酶的合成，维持酶的作用等。

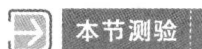

拓展延伸

查阅资料，了解稀土元素及其应用领域，并在课堂上交流，讨论我国稀土资源的储量、分布情况和稀土元素在信息、能源、军事等领域的重要地位。

 本节测验　　　在线答题

第二节　常见非金属元素及其化合物

导学情景

碘是人体必需微量元素之一，有"智力元素"之称。健康成人体内碘的总量为20～50 mg，主要存在于甲状腺，并通过甲状腺激素发挥重要的生理作用。碘可以促进生长发育，促进神经系统以及肌肉发育，还可促进脂类、糖类、蛋白质代谢，是多数酶的重要组成成分。缺碘会导致甲状腺肿大；孕妇出现碘缺乏，会影响到胎儿神经系统和肌肉的发育，出现智力下降等情况，所以碘必不可少。食盐加碘是最好的干预措施，天然含碘较高的食品主要为海带、海藻等海产品。值得注意的是，成人每日需摄取150 μg碘，人体摄入过量的碘也是有害的。因此，不能认为高碘的食物吃得越多越好，要根据个人的身体情况而定。

碘（I）位于元素周期表第5周期第ⅦA族，属于卤族元素。

一、卤族元素

元素周期表第ⅦA族包含氟（F）、氯（Cl）、溴（Br）、碘（I）、砹（At）5种元素，它们都是非金属元素，称为卤族元素，简称卤素。卤素原子核外最外层电子数都是7，易获得1个电子达到8电子的稳定结构，常见化合价为－1价。卤素表现出典型的非金属性质，具有相似的化学性质。

（一）卤素单质

1. 氟　常温下，氟气（F_2）是浅黄色有刺激性气味的气体。氟吸引电子能力极强，它是化学性质最活泼的非金属元素，在自然界只能以化合物形式存在。

人体含氟0.74～4.76 g。体内的氟约90%存在于骨骼和牙齿中，约10%存在于软组织中。人体所需的氟主要来源于饮用水，饮用水含氟量以0.5～1.0 mg/L为宜，小于0.5 mg/L时，龋齿发病率高于70%。但含氟量过高会引起氟中毒：一种是氟骨病，骨骼疼痛，易致残；另一种是氟斑牙，开始牙齿变黄出斑，严重时会导致牙齿掉渣。

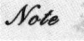

2. 氯 常温下,氯气(Cl_2)为黄绿色气体并有刺激性气味,冷却至$-34\ ℃$时,变成黄绿色油状液体。干燥的氯气在低温下不甚活泼,自然界中氯主要以氯化钠($NaCl$)的形式蕴藏在海水里,其次是氯化镁和氯化钾等。

氯是人体常量元素,主要以离子形式(Cl^-)分布于细胞外液,约20%存在于有机化合物中。Cl^-是消化食物的促进剂。人体摄入的Cl^-主要来自食盐。

3. 溴 在室温下,溴单质(Br_2)是暗红色液体,发出红棕色烟雾,是唯一在常温下呈液态的非金属元素。除贵金属外,溴能和所有的金属作用生成溴化物,用于药物、染料、烟熏剂、火焰抑制剂、阻燃剂等方面。

溴蒸气可刺激黏膜,引起流泪、咳嗽、头晕、头痛和鼻出血,浓度高时还会引起窒息和支气管炎。$NaBr$、KBr 和 NH_4Br 在医疗上用作镇静剂,对人的神经系统有镇静作用。

4. 碘 常温常压下,碘单质(I_2)为墨紫色晶体,有金属光泽,性脆,易升华,蒸气呈紫色,有毒性和腐蚀性。碘可与除贵金属外的所有金属化合生成碘化物。碘单质遇到淀粉溶液显蓝色,利用这个特性可以对碘和淀粉进行鉴别。

碘是人体必需的微量元素,集中在甲状腺中。碘缺乏病(IDD)是世界性严重公共卫生问题。放射性^{135}I广泛用于医疗检测。碘酒是含 3% 碘和 2.5% 碘化钾的乙醇溶液,常用作皮肤的消毒剂。

(二)卤素单质的主要化学性质

1. 与金属的反应 卤素单质与金属反应生成金属卤化物。氟和氯能与大多数金属直接化合,溴和碘在常温下可与活泼金属反应。

2. 与氢气的反应 卤素单质可直接与氢气反应生成卤化氢。其中氯气与水反应生成次氯酸($HClO$),次氯酸具有漂白、消毒、杀菌的作用,但次氯酸见光或受热易分解,应密封避光保存。

$$Cl_2 + H_2O \Longrightarrow HCl + HClO$$

$$2HClO \xrightarrow{\text{光照}} 2HCl + O_2 \uparrow$$

3. 与碱反应 卤素单质与碱反应生成卤化物、次卤酸盐和水。其中氯气与氢氧化钙反应生成次氯酸钙,次氯酸钙是漂白粉的有效成分。

$$2Ca(OH)_2 + 2Cl_2 \Longrightarrow CaCl_2 + \underset{\text{次氯酸钙}}{Ca(ClO)_2} + 2H_2O$$

课堂互动

84 消毒液不能和洁厕灵混用,你能说说其中的原因吗?

(三)医学常见金属卤化物

大多数金属卤化物为白色晶体,易溶于水,具有盐的通性,在自然界中广泛存在。常见金属卤化物的主要物理性质和医学作用见表 4-1。

表 4-1　常见金属卤化物的主要物理性质和医学作用

名　称	主要物理性质	医学作用
氯化钠(俗称食盐,$NaCl$)	无色或白色晶体,易溶于水	0.9%的氯化钠溶液(生理盐水)用于洗涤伤口和脱水治疗等
氯化钾(KCl)	白色结晶性粉末,易溶于水	用作利尿药,治疗水肿,防治低钾血症
氯化钙($CaCl_2$)	无色晶体,易溶于水	用于钙缺乏症和用作抗过敏药

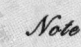

续表

名　称	主要物理性质	医学作用
溴化钠（NaBr）	无色晶体，易溶于水，有吸湿性	用作镇静剂
碘化钾（KI）	白色晶体，极易溶于水	治疗甲状腺肿大和抑制真菌活性

知识链接

　　卤素能与许多金属反应生成盐，其中大多数盐能溶于水并解离出卤素离子，如何对可溶性卤化物中的卤素离子进行检验呢？

　　在实验室检验溶液中是否含有卤素离子时，常先用硝酸酸化，以排除 SO_3^{2-}、CO_3^{2-} 等可能造成的干扰，再加入硝酸银试液，看是否有沉淀生成。氯化银、溴化银、碘化银虽颜色不同，但都不溶于水，也不溶于稀硝酸，可以利用这一特性检验卤素离子（Cl^-、Br^- 和 I^-）。

　　Ag^+ 和 Cl^- 形成 $AgCl$（白色沉淀）：

$$Ag^+ + Cl^- =\!=\!= AgCl\downarrow$$

　　$AgCl$ 能溶于氨水，生成 $[Ag(NH_3)_2]^+$（二氨合银离子）。

　　Ag^+ 和 Br^- 形成 $AgBr$（浅黄色沉淀）：

$$Ag^+ + Br^- =\!=\!= AgBr\downarrow$$

　　Ag^+ 和 I^- 形成 AgI（黄色沉淀）：

$$Ag^+ + I^- =\!=\!= AgI\downarrow$$

　　I^- 与氯水反应，生成 I_2，使淀粉溶液变蓝。

　　注意：因为 AgF 易溶，所以 F^- 不能用硝酸银试液检验。

二、医学常见非金属元素及其化合物

（一）氮及其化合物

1. 氮气　氮（N）位于元素周期表第 2 周期第 VA 族，其原子核外最外层电子数为 5，化合价有 -3 价、$+3$ 价和 $+5$ 价。氮气（N_2）无色、无臭。空气中含氮量达 78%，纯氮气主要来自空气液化。氮气由于具有化学惰性，常用作保护气以防止物品被氧化，例如易燃物隔绝空气、食品储藏、文物保护等。临床上液氮广泛用作深度制冷剂，将病区细胞迅速杀死，一般用来治疗疣、鸡眼和皮肤病等。

　　氮是构成动植物体内蛋白质和核酸的主要元素之一，约占人体质量的 3%，是生命的基础元素。

2. 医学常见氮的化合物

　　（1）氨。氨（NH_3）是无色、具有刺激性气味的气体，极易溶于水。$20\ ℃$ 时，1 体积水能溶解 700 体积氨。氨溶于水生成 $NH_3 \cdot H_2O$，其水溶液称为氨水。$NH_3 \cdot H_2O$ 为弱电解质，能解离出 OH^-，故氨水呈弱碱性，可使红色石蕊试纸变蓝。

$$NH_3 \cdot H_2O \rightleftharpoons NH_4^+ + OH^-$$

　　（2）铵盐。铵盐一般为无色晶体，易溶于水，属于强电解质。铵盐与氢氧化钠反应可产生有刺激性气味的气体，该气体可使湿润的红色石蕊试纸变蓝，利用此性质可以检验 NH_4^+ 的存在与否。

$$NH_4Cl + NaOH \xrightarrow{\text{加热}} NaCl + NH_3\uparrow + H_2O$$

69

"笑气"

"笑气"即一氧化二氮（N_2O），是由英国化学家约瑟夫·普利斯特里在 1772 年发现的。1798 年，普利斯特里的雇员戴维在无意中吸了这种气体后，不由自主地大声发笑并手舞足蹈，所以该气体被称为"笑气"。

1844 年，美国牙科医生韦尔斯吸入"笑气"后让助手给他拔牙，牙拔下了却并不感到疼痛。从此，"笑气"作为麻醉剂进入医院。在手术麻醉时，"笑气"被用于全身麻醉中，"笑气"被人体吸入后，进入肺内吸收，此时由于肺泡内"笑气"的浓度高于血液，肺泡会与肺部表面的细胞进行气体交换，"笑气"从而进入血液，随后血液中的"笑气"会输送到身体各部位，从而进入大脑，起到让人放松的作用——主要是镇痛，其次是镇静。

吸入"笑气"是一种较为传统的麻醉形式，在牙科医院拔牙、基层医院产妇分娩时还会用到，它属于一种全身麻醉的麻醉形式。但是近年来"笑气"在大型医院已很少用到，这是因为使用"笑气"最主要的风险就是缺氧，若不搭配氧气，或麻醉过程中没控制好，"笑气"浓度过高而氧气浓度过低，就会引起缺氧。如果缺氧，轻者可致昏迷，重者可致死亡。现在医院临床中有更安全、更有效的麻醉方式。

然而，在医学领域慢慢被淘汰的"笑气"近年来却成了追求刺激的年轻人的新宠，一些娱乐场所里吸"笑气"成为新的时尚，有些是从容器里吸"笑气"，还有些是把"笑气"灌进气球里吸，一个小气球，用拇指、食指捏住，想吸的时候吸一口，像吸烟一样，这就是所谓的"嗨气球"。据报道，福州一名 25 岁的小伙，在美国读研究生期间，吸食了两个多月的"笑气"后，双脚无法动弹，被送回福州后还一度昏迷。经抢救，虽已脱离生命危险，但神经系统的损害并未完全恢复。

"笑气"本身并不会对人体产生危害，一些戒毒所中，吸毒人员在戒毒过程中会用"笑气"作为替代药物。目前"笑气"还未被列入新型毒品目录，也不在公安部公布的麻醉药品及精神药品品种目录中。但是"笑气"进入血液后会导致人体缺氧，长期吸食可能引起高血压、晕厥，甚至心脏病发作。长期接触此类气体还可引起贫血及中枢神经系统损害等。如果超量摄入，甚至会导致昏迷、神经损伤、脑卒中、癫痫和慢性抑郁症，严重者会因窒息缺氧而当场死亡。如果发生这样的状况，应该迅速脱离现场至空气新鲜处，保持呼吸道通畅，尽快送到医院就医。

（二）氧及其化合物

1. 氧气 氧（O）位于元素周期表第 2 周期第ⅥA 族，其原子核外最外层电子数为 6，常见的化合价为 -2 价。氧的单质有氧气（O_2）和臭氧（O_3）。氧气是无色无味的气体。臭氧因其具有一种特殊的腥臭味而得名，在常温下是浅蓝色气体。臭氧具有较强的氧化性，可用作消毒剂、漂白剂和氧化剂。

氧是动植物体的主要组成元素之一。人在进行呼吸时，O_2 分子与血液中血红蛋白的铁原子相结合，从肺部被输送到细胞中，参与生命过程，氧化糖类等为生命活动提供能量。如果隔绝空气（或氧气）数分钟，生命便难以维持。

2. 医学常见氧的化合物 医学上常见的氧的化合物为过氧化氢。纯过氧化氢（H_2O_2）是一种淡蓝色的黏稠液体，可与水以任何比例互溶，其水溶液称为双氧水。

过氧化氢中氧的化合价为 -1 价，处于氧的中间价态，因此，过氧化氢既有氧化性又有还原性。过氧化氢常温下分解缓慢，加热或处于更高温度时，纯的过氧化氢激烈分解而爆炸，遇热、遇光和遇酸、碱、重金属等可加快分解。因此，过氧化氢应保存在避光、低温的棕色瓶中。

$$2H_2O_2 \Longrightarrow 2H_2O + O_2 \uparrow$$

医疗上常用 3% 的双氧水清洗疮口,治疗口腔炎;1% 的双氧水可用于含漱。双氧水擦拭到创伤面时,会有灼烧感,表面被氧化成白色并冒气泡,用清水清洗后 3~5 min 就恢复原来的肤色。双氧水还具有防腐和漂白作用。

(三) 硫及其化合物

1. 硫　硫(S)位于元素周期表第 3 周期第ⅥA族,其原子核外最外层电子数为 6,常见的化合价为 -2 价、+4 价和 +6 价。硫在自然界中以两种形态出现——单质硫和化合态硫。纯粹的单质硫是黄色结晶状固体,熔点为 112.8 ℃,沸点为 444.6 ℃。它的导热性和导电性都很差,质松脆,不溶于水,能溶于二硫化碳(CS_2)中。

硫是人体常量元素,存在于软组织的蛋白质或体液中。蛋氨酸、牛磺酸、胰岛素、肝素及组成毛发、指甲、皮肤的角蛋白中都有硫。人体所需硫从食物蛋白质的氨基酸中获得,元素状态的硫和硫酸盐等无机物中的硫不能被人体吸收。

2. 医学常见硫的化合物

(1) 硫酸。纯硫酸(H_2SO_4)是无色油状液体,凝固点为 10.36 ℃,沸点为 338 ℃,密度为 1.854 g/cm³。浓硫酸溶于水产生大量的热,若不小心将水倾入浓硫酸中,将会因为产生剧热而导致爆炸。因此在稀释浓硫酸时,只能将浓硫酸在搅拌下缓慢地倾入水中。

由于硫酸具有强氧化性和脱水性,它对于动植物组织有很强的腐蚀性,如果在工作中不小心将浓硫酸滴落在皮肤上,应该立即用大量水冲洗(勿用力摩擦),然后用稀氨水浸润伤处,最后用水冲洗,这样才不至于造成严重的灼伤。

浓硫酸是工业上和实验室中最常用的干燥剂,用于干燥氯气、氢气和二氧化碳等气体。浓硫酸不但能吸水,而且能从一些有机化合物(如蔗糖、布、纸等)中夺取与水分子组成相当的氢和氧,使这些有机化合物碳化。例如:

$$C_{12}H_{22}O_{11} \xrightarrow{\text{浓硫酸}} 12C + 11H_2O$$
$$\text{蔗糖}$$

(2) 硫化氢。硫化氢(H_2S)是无色、具有臭鸡蛋气味的气体,比空气略重,能溶于水,常温下 1 体积水约能溶解 2.6 体积硫化氢。硫化氢的水溶液称为氢硫酸,酸性较弱。

硫化氢有毒,能刺激人的眼睛和呼吸道,还能与血红蛋白中的铁结合,抑制血红蛋白的活性。含有体积分数为 0.1% 的硫化氢的空气被吸入人体会迅速引起头痛、晕眩等症状,吸入大量硫化氢会造成昏迷或死亡。经常与硫化氢接触能引起嗅觉变迟钝、消瘦、头痛等慢性中毒症状。

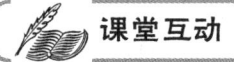 **课堂互动**

使用硫化氢时需要注意什么?若发生硫化氢中毒,如何采取正确的抢救方法对中毒者实施抢救?

(3) 二氧化硫。二氧化硫(SO_2)是最常见的硫的氧化物,常温下为无色、酸性氧化物气体,有强烈刺激性气味,易溶于水,溶于水时生成亚硫酸(H_2SO_3),亚硫酸溶液显酸性。亚硫酸不稳定,容易分解成水和二氧化硫,因此二氧化硫与水生成亚硫酸的反应是一个可逆反应,即

$$SO_2 + H_2O \Longrightarrow H_2SO_3$$

二氧化硫具有漂白性,它能漂白某些有色物质。工业上常用其来漂白纸浆、毛、丝、草帽等。二氧化硫的漂白作用是由于它与某些有色物质反应生成不稳定的无色物质。这种无色物质容易分解

 Note

而使有色物质恢复原来的颜色,因此用二氧化硫漂白过的物质时间一久又变成原来的颜色。此外,二氧化硫还可用于杀菌、消毒等。

二氧化硫是大气主要污染物之一。火山爆发时会喷出二氧化硫,许多工业生产过程中也会产生二氧化硫。煤和石油通常含有硫化物,因此燃烧时会生成二氧化硫。二氧化硫在空气中进一步氧化并溶于水,便会生成硫酸(H_2SO_4)——酸雨的成分之一。因此,使用这些燃料作为能源将对环境产生不利的影响。

(4)硫酸钡。硫酸钡($BaSO_4$)不溶于水,也不溶于酸,故不被人体所吸收,且不易使 X 射线透过。根据这些性质,医疗上用它作为 X 射线透视肠镜的内服药剂,俗称"钡餐"。此外,硫酸钡还可用作白色颜料。

(5)硫酸锌。带 7 分子结晶水的硫酸锌($ZnSO_4 \cdot 7H_2O$)是无色的晶体,俗称皓矾。锌离子能沉淀蛋白质,外用有收敛、防腐作用;药用硫酸锌适用于治疗由于锌缺乏引起的肠病性肢端皮炎、口疮、慢性溃疡、结膜炎等。

知识链接

硫酸和硫酸盐溶于水时都会产生硫酸根,如何检验溶液中硫酸根的存在?

在实验室检验溶液中是否含有硫酸根时,常常先用盐酸酸化,以排除 SO_3^{2-}、CO_3^{2-}、Ag^+ 等可能造成的干扰,再加入可溶性的钡盐,如果有白色沉淀产生,说明原溶液中有硫酸根存在。反应原理如下:

$$Ba^{2+} + SO_4^{2-} = BaSO_4 \downarrow$$

(6)硫代硫酸钠。市售硫代硫酸钠俗名为海波或大苏打,化学式为 $Na_2S_2O_3$。它是无色透明的晶体,易溶于水,溶于水后呈碱性,遇酸立即分解,生成单质硫,放出二氧化硫气体。

$$Na_2S_2O_3 + 2HCl = 2NaCl + S \downarrow + H_2O + SO_2 \uparrow$$

用此反应可检验 $S_2O_3^{2-}$ 的存在与否。

硫代硫酸钠因其中 1 个硫原子的化合价为 0 而具有较强的还原性,常用作药物制剂的抗氧化剂。$S_2O_3^{2-}$ 能与许多重金属离子形成稳定的配合物,并能将 CN^- 转化为 SCN^-,医药上常用作卤素、氰化物和重金属中毒时的解毒剂。

 化学与环境

解读空气质量报告

目前,空气质量报告中涉及的污染物主要是二氧化硫、二氧化氮和可吸入颗粒物(PM_{10})。污染指数是将某种污染物浓度进行简化处理而得出的简单数值形式。每天分别测定各种污染物的浓度,计算出它们的污染指数,其中污染指数最大的污染物就是当日的首要污染物,并将其污染指数作为当日的空气污染指数(air pollution index,API)。空气污染指数作为衡量空气质量好坏的指标,其数值越小,表示空气质量越好。API 在空气污染指数分级标准中所对应的级别就是当日的空气质量级别(表 4-2)。

影响空气质量的主要因素有两个:一个是污染物的排放量,另一个是气象条件。在同等污染排放情况下,天气晴好、日照充足有利于空气对流,能加速污染物的扩散;下雨则可使二

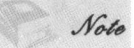

氧化硫和颗粒物的浓度降低。而当对流层中某层空气的温度随高度的增加而上升时,将抑制大气对流,影响污染物的稀释和扩散,造成污染物的聚集,增加污染物的危害。这也是相邻两天的空气质量有时差别很大的主要原因。

表 4-2　我国空气污染指数分级标准

空气污染指数	空气质量级别	空气质量状况	对健康的影响	建议采取的措施
0～50	1	优	可正常活动	—
51～100	2	良		
101～150	3(1)	轻微污染	易感人群症状有轻度加剧,健康人群出现刺激症状	心脏病和呼吸系统疾病患者应减少体力消耗和户外活动
151～200	3(2)	轻度污染		
201～250	4(1)	中度污染	心脏病和肺病患者症状显著加剧,运动耐受力降低,健康人群中普遍出现症状	老年人和心脏病、肺病患者应留在室内,并减少体力活动
251～300	4(2)	中重度污染		
>300	5	重度污染	健康人运动耐受力降低,有明显强烈症状,提前出现某些疾病	老年人和心脏病、肺病患者应当留在室内,避免体力消耗,一般人群应避免户外活动

 本节测验　　在线答题

 **点滴积累**

1. 医学常见金属元素及其化合物

(1) 碱金属元素包括锂(Li)、钠(Na)、钾(K)、铷(Rb)、铯(Cs)、钫(Fr)6 种金属元素,它们具有典型的金属性。

(2) 碳酸钠化学式为 Na_2CO_3,其易与盐酸反应放出二氧化碳气体。

$$Na_2CO_3 + 2HCl = 2NaCl + H_2O + CO_2\uparrow$$

(3) 碳酸氢钠化学式为 $NaHCO_3$,其稳定性差,受热易分解。碳酸氢钠片可以中和胃酸,治疗胃酸过多。

$$2NaHCO_3 \xrightarrow{\text{加热}} Na_2CO_3 + H_2O + CO_2\uparrow$$

(4) 硫酸钙:二水硫酸钙($CaSO_4 \cdot 2H_2O$)俗称石膏,加热到 160～200 ℃时,失去大部分结晶水而变成熟石膏。熟石膏可以用于铸造模型和雕像,在医疗外科上用作石膏绷带。

$$2CaSO_4 \cdot 2H_2O \xrightarrow{\text{加热}} (CaSO_4)_2 \cdot H_2O + 3H_2O$$

(5) 三氯化铁化学式为 $FeCl_3$,在空气中可潮解为红棕色液体。三氯化铁在医药上可用作伤口的止血剂。

$$Fe^{3+} + 3H_2O \Longrightarrow Fe(OH)_3 + 3H^+$$

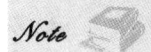

2. 医学常见非金属元素及其化合物

(1) 卤素包括氟（F）、氯（Cl）、溴（Br）、碘（I）、砹（At）5 种元素，卤素具有典型的非金属性。

(2) 铵盐与氢氧化钠反应可产生有刺激性气味的气体。

$$NH_4Cl + NaOH \xrightarrow{\text{加热}} NaCl + NH_3\uparrow + H_2O$$

(3) 过氧化氢化学式为 H_2O_2，常温下分解缓慢，加热或处于更高温度时，纯的过氧化氢激烈分解而爆炸。

$$2H_2O_2 = 2H_2O + O_2\uparrow$$

(4) 硫代硫酸钠化学式为 $Na_2S_2O_3$，遇酸立即分解，生成单质硫，放出 SO_2 气体。

$$Na_2S_2O_3 + 2HCl = 2NaCl + S\downarrow + H_2O + SO_2\uparrow$$

→ 目标检测

参考答案

一、单项选择题

1. 许多人喜欢吃面食，制作馒头等面食时需要用到小苏打，下列哪个是小苏打的学名？（   ）

A. 碳酸氢钠　　　　B. 碳酸钠　　　　C. 氢氧化钠　　　　D. 硫代硫酸钠

2. 在放置时间较久的碘化钾溶液中加入淀粉溶液，溶液呈什么颜色？（   ）

A. 红色　　　　B. 蓝色　　　　C. 黄色　　　　D. 粉红色

3. 可鉴别 NaCl 溶液、NaBr 溶液、KI 溶液、KNO_3 溶液四种溶液的试剂或试纸是（   ）。

A. Cl_2　　　　B. $AgNO_3$　　　　C. Br_2　　　　D. 碘化钾淀粉试纸

4. 下列物质的溶液中先加入 $BaCl_2$ 溶液产生白色沉淀，再加入盐酸沉淀消失的是（   ）。

A. Na_2SO_4　　　　B. H_2SO_4　　　　C. HNO_3　　　　D. Na_2CO_3

5. 在 $FeSO_4$ 溶液中混有 $Fe_2(SO_4)_3$ 和 $CuSO_4$ 杂质，除去这些杂质的简便方法是加入（   ）。

A. 铁粉　　　　B. $BaCl_2$　　　　C. NaOH　　　　D. 锌粒

6. 最适合大量储运浓硫酸和浓硝酸的容器是（   ）。

A. 玻璃或陶瓷　　　B. 铁和铝　　　C. 铜和铁　　　D. 玻璃和塑料

7. 金属钠应保存在（   ）中。

A. 空气　　　　B. 煤油　　　　C. 乙醇　　　　D. 液氮

8. 下列哪种气体无色、具有刺激性气味并且极易溶于水？（   ）

A. NH_3　　　　B. N_2　　　　C. O_3　　　　D. H_2S

9. 下列物质既有氧化性又有还原性的是（   ）。

A. H_2S　　　　B. H_2O_2　　　　C. H_2SO_4　　　　D. H_2O

10. 下列关于浓硫酸的说法错误的是（   ）。

A. 纯硫酸是无色油状液体，浓硫酸溶于水产生大量的热

B. 浓硫酸是工业上和实验室中最常用的干燥剂，用来干燥氯气、氢气和二氧化碳等气体

C. 浓硫酸不但能吸水，还能使某些有机化合物碳化

D. 稀释浓硫酸时，需把水缓慢地加入浓硫酸中

二、填空题

1. 碳酸钠，化学式为_____，俗名为_____，易溶于水，水溶液呈_____；碳酸氢钠，化学式为_____，俗名为_____，易溶于水，水溶液呈_____。碳酸氢钠热稳定性差，受热易_____。

2. 卤素包括_____、_____、_____、_____和砹（At）5 种元素，都是非金属元素。

3. 医学上用途非常广泛的 0.9％氯化钠溶液也称_____。

4. 氯气与水反应生成的次氯酸（HClO）具有_____的作用,但 HClO 见光或受热易分解,应该_____保存。

5. 铵盐与氢氧化钠反应可产生具有刺激性气味的氨气,该气体可使湿润的红色石蕊试纸_____,利用此性质可以检验_____的存在。

三、简答题

1. 简单介绍钠和钙的医学用途。

2. 将下列化学名称或其对应医学作用填写完整。

名　　称	医　学　作　用
H_2O_2	
	用作利尿药,治疗水肿,防治低钾血症
$NaHCO_3$	
	泻药、利胆药,降血压和抗惊厥
$CaSO_4 \cdot 2H_2O$	
$FeSO_4$	
	用作伤口止血剂

3. 完成下列化学方程式

(1) $NaHCO_3 \xrightarrow{\text{加热}}$

(2) $Cl_2 + H_2O ==$

(3) $Ca(OH)_2 + Cl_2 ==$

(4) $NH_4Cl + NaOH \xrightarrow{\text{加热}}$

(5) $Na_2S_2O_3 + HCl ==$

（陈海霞　舒雷）

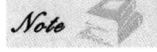

烃

导学
PPT

学习目标

▲ **知识目标**

1. 认识有机化合物的概念、特性和碳原子的成键特点,理解官能团与有机化合物性质的关系。

2. 了解有机化合物的分类,知道有机化合物存在同分异构现象。

3. 认识各类烃的结构特征、同系物的通式、命名方法及烃的性质。理解苯分子结构的特殊性以及烃类化合物在医学、生产、生活中的重要应用。

▲ **能力目标**

1. 学会辨认各类烃,用系统命名法对烃类化合物进行命名,会书写反应方程式。

2. 能根据烃的化学性质,自主设计实验,验证烃的性质,完成实验报告。

3. 能将烃的性质用于实践中,解决生活中的问题。

▲ **素质目标**

1. 形成"结构决定性质,性质决定应用"的观念。

2. 养成规范操作、细心观察的习惯,树立环保意识、安全意识。

3. 认识苯及其他有害物质对人类健康的危害与防护措施,自觉践行绿色发展理念。

4. 发展宏观辨识与微观探析、现象观察与规律认知、实验探究与创新意识、科学态度与社会责任等化学学科核心素养。

主题导言

烃是由碳和氢两种元素组成的有机化合物。人体的组成物质除水和一些无机盐以外,绝大部分是有机化合物。有机化合物是生命产生的物质基础,生物体内的新陈代谢和生物的遗传现象都涉及有机化合物的转变。此外,许多与人类生产、生活及医药领域密切相关的物质,如石油、天然气、化学纤维、塑料、乙烯等,均属于烃类有机化合物。

本章主要介绍烷烃、烯烃、炔烃、脂环烃和芳香烃等烃类有机化合物的结构与性质。

第一节　有机化合物概述

导学情景

近年来,我国年平均因疾病死亡约 600 万人,其中因癌症死亡约 312 万人,因脑卒中死

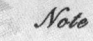
Note

亡约 165 万人,因糖尿病死亡人数也在增加。面对如此严峻的形势,政府不断加大医疗改革和医学研究资金投入,力求提高人民的健康水平。

人们研究医学的主要目的是防病、治病,研究的对象是组成成分复杂的人体。组成人体的物质除水和一些无机盐以外,绝大部分是有机化合物。例如构成人体组织的蛋白质,与体内代谢有密切关系的酶、激素和维生素,人体储藏的养分——糖原、脂肪等。这些有机化合物在体内进行着一系列复杂的变化,以维持体内新陈代谢的平衡。

为了防治疾病,除了研究病因以外,还要了解药物在体内的变化,以及其结构与药效、毒性的关系。而药物在体内的变化与药物的生物活性有关,药物的生物活性又与有机化合物的结构有关。本节就带领大家走进有机化合物的世界。

自然界中存在的物质种类繁多,根据它们的组成、结构和性质,可将自然界的物质分为无机化合物和有机化合物两大类。19 世纪以前,人类只能从动植物体内获取一些蛋白质、油脂、糖类、染料等有机化合物。当时认为有机化合物是"有生机之物",是在"生命力"的作用下产生的。因此,人们将从动植物体内得到的物质称为有机化合物。1828 年,人类首次使用无机化合物合成了有机化合物——尿素,打破了有机化合物只能从生物体内取得的观念。现在大多数有机化合物可由人工合成的方法制得,因此"有机化合物"的名称也失去了原来的意义,人们只是因为习惯而沿用至今。

一、有机化合物的概念

在大量有机化合物中,除了含碳元素以外,绝大多数含有氢元素,有的也含有氧、氮、硫、磷等元素。碳氢化合物分子中的氢原子往往可被其他原子或原子团所取代,从而衍生出来许多其他的有机化合物,这些有机化合物又称为**衍生物**。因此,我们将**碳氢化合物及其衍生物统称为有机化合物,简称有机物。**

此外,一些简单的含碳化合物,如一氧化碳、二氧化碳、碳酸及其盐、氢氰酸及其盐等,由于它们的性质和无机化合物相似,通常把它们划为无机化合物。因此,有机化合物一定含有碳元素,但是含碳元素的化合物并不一定就是有机化合物。

 **课堂互动**

日常生活中的有机化合物随处可见,如美味的食物、身上穿的织物、日常生活用品、交通工具用的燃料等。你能说出几种生活中常见的有机化合物吗?

二、有机化合物的特性

与无机化合物相比,大多数有机化合物具有以下特性。

(一)难溶于水,易溶于有机溶剂

多数有机化合物难溶于水,易溶于汽油、乙醇等有机溶剂。无机化合物一般易溶于水,难溶于有机溶剂。

(二)熔点、沸点较低

有机化合物的熔点都较低,一般不超过 400 ℃。常温下多数有机化合物为气体、易挥发的液体或低熔点的固体,如乙醇的熔点为 −115 ℃、沸点为 78.5 ℃。而绝大多数无机化合物的熔点和沸点较高,如氯化钙的熔点为 782 ℃、沸点为 1600 ℃。

（三）易燃烧，稳定性差

绝大多数有机化合物可以燃烧，如甲烷、乙醇、汽油、塑料和油脂等。而多数无机化合物不能燃烧。

多数有机化合物不如无机化合物稳定，常因温度、空气、光照或微生物的影响而分解变质。绝大多数食品和药物要注明有效期，就是因为这些物质的稳定性差，经过一段时间会发生变质。例如：糖浆和眼药水遇到高热或强光会发生变质，如产生沉淀、变色、结晶等；栓剂由于特殊的用药方式，在人体 37 ℃ 的体温下会逐渐融化被吸收，而在高温下也容易发生变质，如出现酸败、变色、发霉等。

（四）反应速度慢，常有副反应发生

多数有机化合物之间的化学反应速度缓慢，往往需要加热、光照或使用催化剂等。除主反应外，常伴有副反应发生，产物常为复杂的混合物。

（五）不易导电

绝大多数有机化合物是非电解质，不易导电，如乙醇、葡萄糖、油脂等。而大多数无机化合物在溶液或熔融状态下以离子形式存在，具有导电性。

有机化合物的这些特性是由其分子结构决定的。

三、有机化合物的结构特点

有机化合物的结构特点主要是由碳原子的结构特点决定的。

（一）碳原子的结构特点

碳原子最外电子层有 4 个电子，既不易失去电子，也不易获得电子，因此碳原子易与其他原子以共用电子对的方式达到 8 电子稳定结构。我们把**原子间通过共用电子对形成的化学键称为共价键**，用短线（"—"）表示。有机化合物中碳原子与其他原子成键时易形成 4 个共价键。例如甲烷分子的电子式和结构式可表示如下：

$$
\begin{array}{ccc}
& H & \\
H\!:\!\overset{..}{\underset{..}{C}}\!:\!H & & H-\overset{\displaystyle |}{\underset{\displaystyle |}{C}}-H \\
& H &
\end{array}
$$

这种用短横线表示分子中原子间连接顺序和方式的式子称为结构式。

（二）碳原子成键方式

有机化合物中，由于碳原子最外电子层有 4 个电子，碳原子不仅可以通过共价键与其他原子结合形成分子，还可以彼此间以共价键构成碳链或碳环，再结合其他原子形成分子。碳原子间以 1 对共用电子形成的共价键称为**碳碳单键**；碳原子间以 2 对共用电子形成的共价键称为**碳碳双键**；碳原子间以 3 对共用电子形成的共价键称为**碳碳三键**。碳原子间的单键、双键、三键可分别表示如下：

$$
-\overset{\displaystyle |}{\underset{\displaystyle |}{C}}-\overset{\displaystyle |}{\underset{\displaystyle |}{C}}- \qquad -\overset{\displaystyle |}{C}=\overset{\displaystyle |}{C}- \qquad -C\equiv C-
$$

这些是有机化合物结构多样性的一种表现。

（三）碳原子的种类

在只含有碳碳单键的碳架中，通过观察可以发现碳原子在碳链中连接的情况并不相同，有的碳原子只与一个碳原子相连，有的则与多个碳原子（最多四个）相连，为了加以区分，通常把碳原子分为四类。

(1)伯碳原子：只与 1 个碳原子直接相连的碳原子，又称一级碳原子，用 1° 表示。

(2)仲碳原子:与 2 个碳原子直接相连的碳原子,又称二级碳原子,用 2°表示。

(3)叔碳原子:与 3 个碳原子直接相连的碳原子,又称三级碳原子,用 3°表示。

(4)季碳原子:与 4 个碳原子直接相连的碳原子,又称四级碳原子,用 4°表示。

连接在伯、仲、叔碳上的氢原子分别称为伯(1°)、仲(2°)、叔(3°)氢原子。四种碳原子和三种氢原子所处的环境不同,反应性能也有差异。

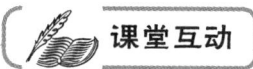

(四)同分异构现象

在研究有机化合物分子组成和性质的过程中,人们发现许多有机化合物的分子组成和相对分子质量完全相同,但性质却有差异,进一步研究发现是由它们的结构不同而引起的。例如:分子组成为 C_2H_6O 的化合物,可以有两种不同的连接顺序,构成两种不同的物质。一种是我们熟悉的乙醇,常温下是液体,能与金属钠反应;另一种是甲醚,常温下是气体,不能与金属钠反应。乙醇和甲醚的结构可分别表示如下:

$$CH_3-CH_2-OH \qquad CH_3-O-CH_3$$
乙醇 甲醚

这种**分子组成(分子式)相同,而结构(结构式)不同的现象称为同分异构现象。分子组成(分子式)相同,而结构(结构式)不同的化合物互称为同分异构体。**同分异构现象在有机化合物中普遍存在,这是有机化合物种类繁多的又一个重要原因。

> **课堂互动**
>
> 用球棍模型拼插正戊烷及其同分异构体,看有几种不同结构。

四、有机化合物的分类

有机化合物种类繁多、数量巨大。为了便于认识和研究,有必要对有机化合物进行科学的分类。对于有机化合物,可以从不同的角度进行分类。

(一)按碳链分类

根据分子中碳骨架的形状,有机化合物可分类如下:

$$\text{有机化合物}\begin{cases}\text{链状化合物(脂肪族化合物)} \\ \text{环状化合物}\begin{cases}\text{碳环化合物}\begin{cases}\text{脂环族化合物} \\ \text{芳香族化合物}\end{cases} \\ \text{杂环化合物}\end{cases}\end{cases}$$

因为链状化合物最初是从油脂中发现的,故链状化合物又称脂肪族化合物。

根据碳环的结构不同,环状化合物可分为碳环化合物和杂环化合物。碳环化合物是指完全由碳原子组成的环状化合物,杂环化合物是指由碳原子和其他原子(如氧、硫、氮等)共同组成的化合物。

(二)按官能团分类

有机化合物的化学性质主要取决于分子中某些特殊的原子或原子团。这些**能决定化合物化学**

特性的原子或原子团叫**官能团**。含有相同官能团的有机化合物的化学性质基本相似,故根据官能团的不同,也可对有机化合物进行分类。表 5-1 列举了一些常见有机化合物的类别及其官能团。

表 5-1　常见有机化合物的类别及其官能团

化合物类型	官能团名称	官能团结构	化合物类型	官能团名称	官能团结构
烯烃	碳碳双键	$-\overset{\mid}{C}=\overset{\mid}{C}-$	醛	醛基	$-CHO$
炔烃	碳碳三键	$-C\equiv C-$	酮	酮基	$-\overset{\mid}{C}=O$
醇和酚	羟基	$-OH$	羧酸	羧基	$-COOH$
醚	醚键	$-O-$	胺	氨基	$-NH_2$

 课堂互动

指出下列化合物所含官能团的名称和该化合物所属的类别。

(1) $CH_3CH=CHCH_2CH_3$　　　　(2) $CH_3CH_2CH_2CH_2OH$

(3) $CH_3CH_2CH_2CHO$　　　　　　(4) CH_3COCH_3

(5) $CH_3CH_2OCH_2CH_3$　　　　　(6)

 本节测验　　在线答题

第二节　饱和链烃(烷烃)

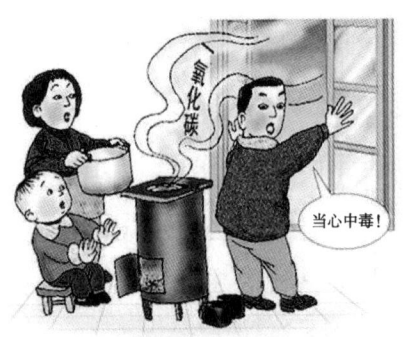 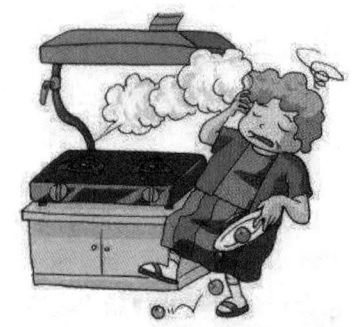

导学情景

近年来居民家中使用的燃气已由煤气换成了天然气。因为煤气中含一氧化碳,容易引发煤气中毒。天然气纯度高,燃烧完全,不含一氧化碳,更为安全。而且,天然气燃烧时的热值要比煤气高得多(即单位体积天然气燃烧时放出的热量要比煤气多),居民用天然气烧水做饭的耗时可比用煤气时缩短一半。

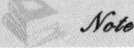

问题：

    1. 天然气的主要成分是什么？

    2. 天然气的主要来源是什么？

分子中只含有碳和氢两种元素的有机化合物称为碳氢化合物，简称烃。烃是有机化合物的母体，其他含有氧、硫、氮等原子的有机化合物可以看作烃的衍生物。

烃的种类很多，根据烃分子中碳原子互相连接的方式不同，可将烃分为两大类：开链烃（简称链烃）和闭链烃。链烃的结构特征是分子中碳原子互相连接成不闭合的链。链烃根据分子中是否含有碳碳双键和碳碳三键又可分为饱和链烃和不饱和链烃。**饱和链烃又称烷烃，分子中碳原子间都以单键相连，碳原子的其余价键都与氢原子结合**。不饱和链烃包括烯烃和炔烃。闭链烃分子中的碳原子连接成闭合的环，所以又称为环烃。环烃可分为脂环烃和芳香烃两类。烃的分类表示如下：

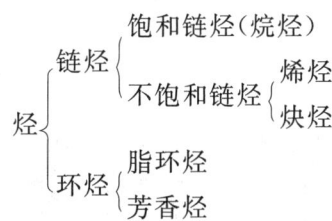

一、烷烃的结构

烷烃的结构特点是所有碳原子之间都以共价单键相连，碳原子剩余的价键全部与氢原子以共价键相连。

最简单的烷烃是甲烷，其分子式为 CH_4。甲烷分子的空间结构为正四面体，碳原子位于正四面体的中心，四个氢原子分别位于正四面体的四个顶点，四个碳氢键之间的夹角都是 $109°28'$。甲烷分子的结构如图 5-1 所示。

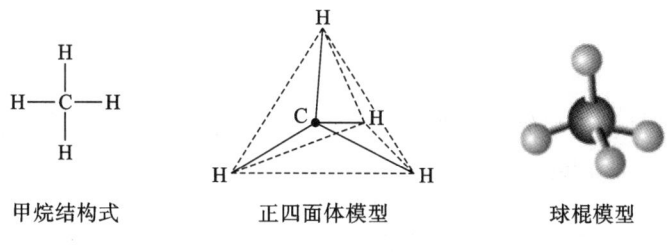

甲烷结构式   正四面体模型   球棍模型

图 5-1　甲烷分子的结构

其他烷烃的分子结构与甲烷相似，碳原子与碳原子之间都以单键相结合，其余价键都和氢原子相连。

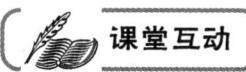

课堂互动

    使用球棍模型拼插乙烷、丙烷、丁烷的结构，比较甲烷和它们的异同点，观察碳氢键、碳碳键的长度及分子空间结构。

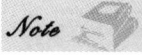

化学与能源

可燃冰

20 世纪 30 年代,天然气作为一种燃料开始被广泛使用,人们铺设了输气管道,但管道经常被奇怪的"冰块"堵塞,科学家为了解决这一难题,对这些"冰块"的结构和成分进行了分析。1934 年,苏联科学家发现这些冰块是由天然气和水混合而成的,故称为天然气水合物,其多为白色、淡黄色、琥珀色和暗褐色。纯净的天然气水合物呈白色,形似冰雪,能被直接点燃,故人们形象地称之为"可燃冰"。

比起煤和石油这样的化石燃料,可燃冰就像天然气一样,是一种清洁能源。可燃冰的主要成分是甲烷和水,燃烧后只会产生水和二氧化碳,几乎不会留下固体残渣,也不会产生其他有害气体。此外,可燃冰的储量非常丰富,除了海洋中存在可燃冰外,一些冻土带中也有可燃冰,其储量达天然气的两倍以上。不过,可燃冰很难以固态形式从海洋中被开采出来,因为大气的温度远高于海底、压力远低于海底,所以开采海洋中的可燃冰十分有难度。

2017 年,中国在南海北部神狐海域进行的可燃冰试采获得成功,此次试采成功使我国勘察和开采的核心技术得到验证,也标志着我国在这一领域的综合实力达到世界顶尖水平。

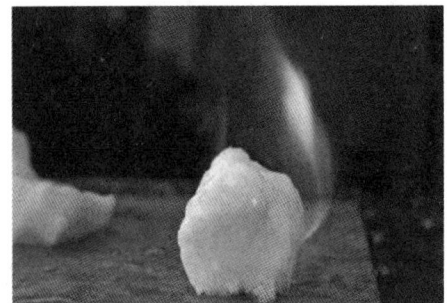
可燃冰

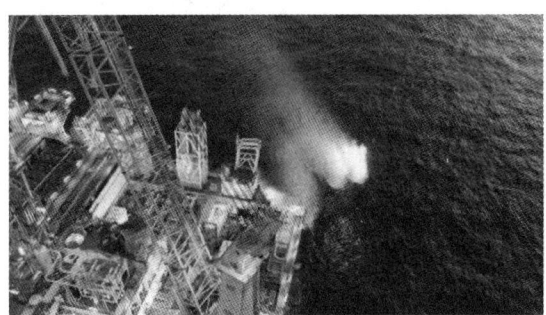
我国可燃冰开采现场

二、烷烃的同系物

烷烃中与甲烷结构和性质相似的有机化合物有乙烷(C_2H_6)、丙烷(C_3H_8)、丁烷(C_4H_{10})和戊烷(C_5H_{12})等。表 5-2 列出了一些烷烃的名称和分子式。

表 5-2　烷烃的名称和分子式

碳原子数	名　称	分　子　式	碳原子数	名　称	分　子　式
1	甲烷	CH_4	8	辛烷	C_8H_{18}
2	乙烷	C_2H_6	9	壬烷	C_9H_{20}
3	丙烷	C_3H_8	10	癸烷	$C_{10}H_{22}$
4	丁烷	C_4H_{10}	11	十一烷	$C_{11}H_{24}$
5	戊烷	C_5H_{12}	12	十二烷	$C_{12}H_{26}$
6	己烷	C_6H_{14}	……	……	……
7	庚烷	C_7H_{16}	n	烷烃通式	C_nH_{2n+2}

从表 5-2 中可以看出,烷烃的通式为 C_nH_{2n+2},n 表示碳原子的数目。相邻的两个烷烃在组成上都是相差一个 CH_2,不相邻的则是相差多个 CH_2。这种结构相似、具有同一通式、组成上相差一个或

者多个 CH_2 的一系列化合物称为同系列。同系列中的化合物互称同系物。

同系物的化学性质相似,物理性质随着碳原子数目的增加而呈现规律性的变化。同系列是有机化学的普遍现象,为我们研究有机化学带来了方便,只要研究几个代表性的化合物,就可以推测出其他同系物的基本性质。但在运用同系物的概念时,既要考虑到它们的共性,也要注意其个性。

三、烷烃的命名

有机化合物种类繁多、结构复杂、数目庞大,为了识别它们,人们总结出了合理的命名方法。烷烃的常用命名法有两种,即普通命名法和系统命名法。

(一)普通命名法

普通命名法简单方便,但只适用于结构比较简单的烷烃。其基本规则如下。

(1)按分子中碳原子数目称为"某烷",对含有十个及以下碳原子的直链烷烃用天干(甲、乙、丙、丁、戊、己、庚、辛、壬、癸)命名,对含有十个以上碳原子的直链烷烃,用中文数字命名。例如: CH_4 命名为甲烷、C_4H_{10} 命名为丁烷、C_7H_{16} 命名为庚烷、$C_{12}H_{26}$ 命名为十二烷。

(2)烷烃中存在同分异构现象,为了加以区分,采用"正""异""新"来表示。直链烷烃称为"正某烷";在含有支链的烷烃分子中,把链端第二个碳原子上有一个甲基的烷烃称为"异某烷";把链端第二个碳原子上有两个甲基而无其他支链的烷烃称为"新某烷"。例如:

$$CH_3-CH_2-CH_2-CH_2-CH_3 \qquad CH_3-\underset{\underset{CH_3}{|}}{CH}-CH_2-CH_3 \qquad CH_3-\underset{\underset{CH_3}{|}}{\overset{\overset{CH_3}{|}}{C}}-CH_3$$

正戊烷   异戊烷   新戊烷

(二)系统命名法

对于复杂的含有多个支链的烷烃,普通命名法显然不能满足要求,为此国际纯粹与应用化学联合会(IUPAC)制定了 IUPAC 命名法。中国化学会参考这个命名原则结合汉字的特点制定了我国的系统命名法。

1. 烷基 要学习系统命名法,先要学习烷基的概念。烷烃分子去掉一个氢原子后剩余的部分称为烷基,通式为 $C_nH_{2n+1}-$,常用 R— 表示。常见的烷基如表 5-3 所示。

表 5-3 常见的烷基

烷 基	中 文 名	烷 基	中 文 名
CH_3-	甲基	$CH_3CH_2CH_2CH_2-$	丁基
CH_3CH_2-	乙基	CH_3CHCH_2- $\underset{CH_3}{\vert}$	异丁基
$CH_3CH_2CH_2-$	丙基	$CH_3CHCH_2CH_3$	仲丁基
CH_3CH- $\underset{CH_3}{\vert}$	异丙基	$CH_3-\overset{\overset{CH_3}{\vert}}{\underset{\underset{CH_3}{\vert}}{C}}-$	叔丁基

2. 系统命名法的具体步骤

(1)选主链(母体):选择含碳原子数目最多的碳链为主链,作为母体,根据主链碳原子数称为"某烷"。较短的链为支链,作为取代基。

(2)主链碳原子编号:从靠近支链的一端开始用阿拉伯数字 1、2、3……依次给主链碳原子编号,

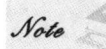

位次号数用1、2、3……表示。如有多条支链,按照先简单后复杂的原则,从距离简单基团最近的一端编号。

(3) 定名称:把取代基位次和取代基名称依次写在主链"某烷"前面,取代基位次和取代基名称中间用半字线相连。

若有相同的取代基则要合并,取代基的数目用二、三、四……表示,写在取代基的前面;用阿拉伯数字逐一表示取代基的位次,位次之间用","隔开。若有几种不同的取代基,把简单的(小的)写在前面,复杂的(大的)写在后面,中间再用半字线相连。

例如:

$$CH_3—CH—CH—CH_2—CH_3 \qquad\qquad CH_3—CH—CH—CH_2—CH_2—CH_3$$
$$\quad\ |\quad\ |\qquad\qquad\qquad\qquad\qquad\quad\ |\qquad |$$
$$\quad CH_3\ CH_3\qquad\qquad\qquad\qquad\qquad CH_3\ CH_2CH_3$$

2,3-二甲基戊烷   2-甲基-3-乙基己烷

 课堂互动

请写出下列有机化合物的结构简式或命名。

(1) 2,4-二甲基己烷   (2) 2,5-二甲基-3-乙基庚烷

(3) $CH_3—CH—CH—CH_3$
              | |
            $CH_3\ CH_3$

(4) $CH_3—CH—CH_2—CH—CH_2—CH_3$
                | |
             CH_3 CH_2CH_3

四、烷烃的性质

(一) 物理性质

常温常压下,含1～4个碳原子的直链烷烃是气体,含5～16个碳原子的烷烃是液体,含17个及以上碳原子的烷烃是固体。随着碳原子数的增加,烷烃的熔点、沸点升高。烷烃不溶于水,能溶于某些有机溶剂。

(二) 化学性质

1. 稳定性 常温下,烷烃很不活泼,与强酸、强碱、强氧化剂和还原剂等都不发生反应,只有在特定条件(如光照、高温或者加入催化剂)下才发生某些化学反应,这与构成烷烃分子的碳氢键和碳碳单键的键能较高有关。

2. 氧化反应 烷烃在空气中燃烧,生成二氧化碳和水,并放出大量的热。

$$CH_4+2O_2 \xrightarrow{\text{点燃}} CO_2+2H_2O+891.2\ kJ/mol$$

随着碳原子数目的增加,烷烃的燃烧热也增大。汽油、天然气、柴油的主要成分是烷烃的混合物,燃烧时放出大量热,因此烷烃常用作内燃机的燃料。

常温下,烷烃一般不与氧化剂发生化学反应。但在高温高压或者催化剂作用下烷烃可以发生部分氧化,生成各种含氧衍生物,如醇、酸、醛等。

3. 取代反应 烷烃在常温和黑暗环境中不能与卤素单质发生反应,但在高温、催化剂或光照的作用下能与卤素单质发生反应。例如甲烷与氯气在光照或者加热的情况下逐步发生反应生成一氯甲烷、二氯甲烷、三氯甲烷和四氯化碳。

$$CH_4+Cl_2 \xrightarrow{\text{光照}} CH_3Cl(\text{一氯甲烷})+HCl$$

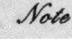

$$CH_3Cl + Cl_2 \xrightarrow{\text{光照}} CH_2Cl_2(\text{二氯甲烷}) + HCl$$

$$CH_2Cl_2 + Cl_2 \xrightarrow{\text{光照}} CHCl_3(\text{三氯甲烷或氯仿}) + HCl$$

$$CHCl_3 + Cl_2 \xrightarrow{\text{光照}} CCl_4(\text{四氯甲烷或四氯化碳}) + HCl$$

有机化合物分子中的某些原子或原子团被其他原子或原子团所取代的反应,称为取代反应。有机化合物分子中的氢原子被卤素原子取代的反应称为**卤代反应**。烷烃是生成卤代烷的重要原料。

五、医药上常用的烷烃

烷烃广泛存在于自然界中,有些烷烃的混合物是制药工业及医药中常用的有机溶液或药物中软膏基质等。

(一)石油醚

石油醚是低级烷烃混合物,常温下为无色澄清的液体,主要用作有机溶剂。由于石油醚极易燃烧并具有毒性,可引起周围神经炎,使用及储存石油醚时要特别注意安全。

(二)液体石蜡

液体石蜡的主要成分是含 18～24 个碳原子的液体烷烃混合物,为透明状液体,不溶于水和醇,能溶于醚和氯仿中。因为在体内不被吸收,可用作肠道润滑的缓泻剂;也可用作配制滴鼻剂和喷雾剂的基质。

(三)凡士林

凡士林是含 18～22 个碳原子的烷烃的混合物,是液体石蜡和固体石蜡的混合物,为软膏状半固体,不溶于水,溶于醚和石油醚。因为化学性质稳定,而且不能被皮肤吸收,凡士林不易与软膏中的药物起反应,所以在医药上常用作软膏基质。

(四)石蜡

石蜡是含 25～34 个碳原子的固体烃的混合物,为白色蜡状固体,在医药上用于蜡疗和调节软膏的硬度,在工业上是制造蜡烛的原料。

🌾 化学与环境

"双碳"是碳达峰与碳中和的简称。碳中和是指国家、企业或个人在一定时间内直接或间接产生的 CO_2 或温室气体排放总量,通过植树造林、节能减排等形式抵消,实现正负抵消,达到相对"零排放"。碳达峰则是指达峰目标(包括达峰年份和峰值)完成,CO_2 排放量由增转降的历史拐点,也标志着碳排放与经济发展实现真正意义上的脱钩。

"双碳"战略倡导绿色、环保、低碳的生活方式。加快降低碳排放步伐,有利于引导绿色技术创新,提高产业和经济的全球竞争力。中国持续推进产业结构和能源结构调整,大力发展可再生能源,在沙漠、戈壁、荒漠地区加快规划建设大型风电光伏基地项目,努力兼顾经济发展和绿色转型同步进行。2020 年 9 月 22 日,国家主席习近平在第七十五届联合国大会上宣布,中国力争于 2030 年前 CO_2 排放达到峰值,努力争取于 2060 年前实现碳中和目标。

 本节测验

 在线答题

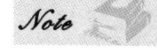

第三节　不饱和链烃(烯烃与炔烃)

导学情景

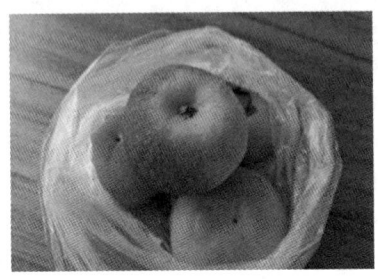 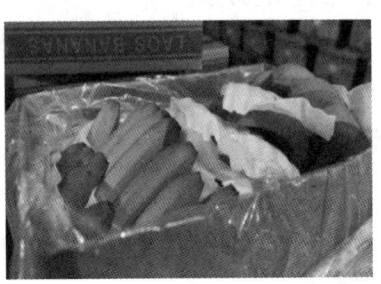

生活中,刚采摘下来的柿子往往发涩不可食用,我们将它和熟透的苹果或香蕉放在一起,一段时间后,柿子就香甜可口了。

香蕉作为南方产的水果,为方便远距离运输,多数在未成熟时采摘下来,或在装有香蕉的密闭容器中放入浸泡过高锰酸钾溶液的硅土,运到北方。销售前再向存放未成熟香蕉的库房中充入少量乙烯。

问题:

1. 为什么柿子和熟透的苹果或香蕉放在一起一段时间就可以食用?

2. 在运输过程中香蕉为什么要放入浸泡过高锰酸钾溶液的硅土中?

分子中含有碳碳双键($-\overset{|}{C}=\overset{|}{C}-$)或碳碳三键($-C\equiv C-$)的烃称为**不饱和烃**。不饱和烃包括烯烃和炔烃,其中含碳碳双键的烃称烯烃,含碳碳三键的烃称炔烃,它们所含的氢原子数目比相应的烷烃少。

一、烯烃与炔烃的结构

分子中含有碳碳双键($-\overset{|}{C}=\overset{|}{C}-$)的不饱和烃称烯烃。烯烃比含相同碳原子数的烷烃少两个氢原子,其组成通式为 C_nH_{2n},碳碳双键是烯烃的官能团。烯烃的碳碳双键并不是两个单键的加和,而是一个 σ 键和一个 π 键(单键又称 σ 键,其特点是牢固、不易断裂;π 键的特点是不牢固、易断裂)。最简单的烯烃是乙烯,分子式为 C_2H_4,结构简式为 $CH_2=CH_2$。

分子中含有碳碳三键($-C\equiv C-$)的不饱和烃称炔烃。炔烃比含相同碳原子数的烯烃少两个氢原子,其组成通式为 C_nH_{2n-2},碳碳三键是炔烃的官能团。最简单的炔烃是乙炔,分子式为 C_2H_2,结构简式为 $CH\equiv CH$。乙炔分子中的碳碳三键由一个 σ 键和两个 π 键构成。

 课堂互动

用球棍模型拼出乙烯和乙炔的结构,观察分子的组成和结构,比较乙烯和乙炔成键方式和空间构型的不同。

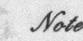

二、烯烃与炔烃的命名

（一）烯烃的命名

烯烃的系统命名法与烷烃相似，具体步骤如下。

1. 选主链（母体） 选择含有碳碳双键的最长碳链为主链，依主链碳原子数目命名为"某烯"。支链作为取代基。

2. 主链碳原子编号 从靠近碳碳双键的一端开始用阿拉伯数字1、2、3……依次给主链碳原子编号。碳碳双键的位次用碳碳双键碳原子中编号较小的数字来表示，将碳碳双键的位次写在烯烃名称前面，中间用半字线相连。若碳碳双键正好在中间，则主链编号从靠近取代基的一端开始。

3. 定名称 将取代基的位次、数目和名称写在烯烃名称前面，并用半字线与主链名称相连。

例如：

$$CH_3—CH\!=\!CH—CH_2—CH_3$$

2-戊烯

$$CH_3—C\!=\!CH—CH_3$$
$$|$$
$$CH_3$$

2-甲基-2-丁烯

$$CH_3—CH—C\!=\!CH_2$$
$$|\quad\quad|$$
$$CH_3\ CH_2CH_3$$

3-甲基-2-乙基-1-丁烯

$$CH_3—CH—CH\!=\!C—CH_2—CH_3$$
$$|\quad\quad\quad|$$
$$CH_3\quad\quad CH_3$$

2，4-二甲基-3-己烯

（二）炔烃的命名

炔烃的系统命名法与烯烃相似，只需将烯烃母体名称中的"烯"字换为"炔"字即可。例如：

$$CH_3—C\!\equiv\!C—CH_2—CH_3$$

2-戊炔

$$CH_3—C\!\equiv\!C—CH—CH_3$$
$$|$$
$$CH_3$$

4-甲基-2-戊炔

课堂互动

给下列结构式命名。

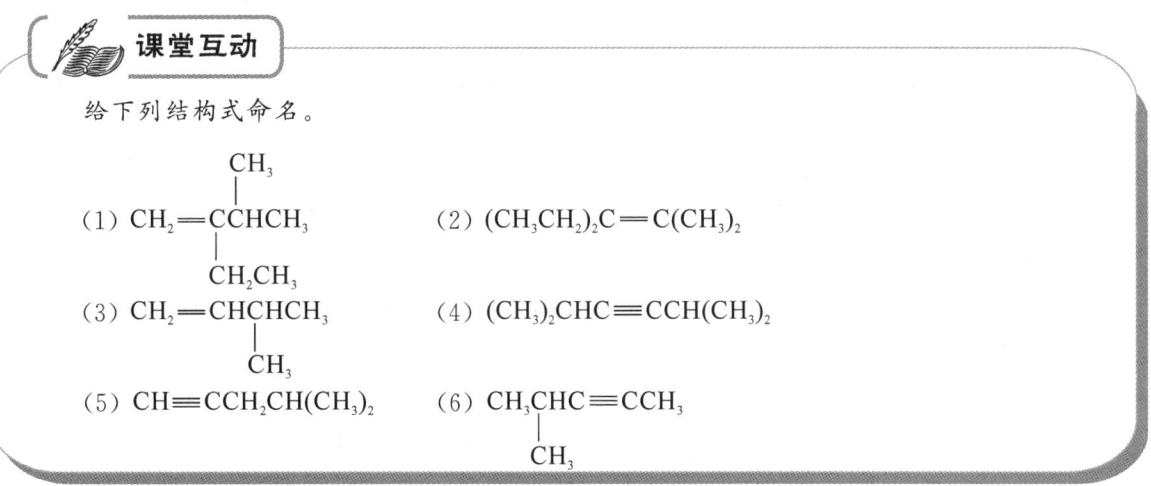

(1) $CH_2\!=\!\overset{\displaystyle CH_3}{\underset{\displaystyle CH_2CH_3}{|\atop CCHCH_3}}$

(2) $(CH_3CH_2)_2C\!=\!C(CH_3)_2$

(3) $CH_2\!=\!CHCH\underset{\displaystyle CH_3}{\overset{|}{CH_3}}$

(4) $(CH_3)_2CHC\!\equiv\!CCH(CH_3)_2$

(5) $CH\!\equiv\!CCH_2CH(CH_3)_2$

(6) $CH_3\underset{\displaystyle CH_3}{\overset{|}{CHC}}\!\equiv\!CCH_3$

三、烯烃与炔烃的性质

（一）物理性质

与烷烃相似，烯烃的物理性质也随着碳原子数的增加而递变。烯烃是无色物质，常温常压下，含2～4个碳原子的烯烃是气体，含5～18个碳原子的烯烃是液体，含19个及以上碳原子的烯烃是固体。烯烃的相对密度都小于1，比水轻，熔点、沸点随碳原子数增加而升高。烯烃都难溶于水，易溶于有机溶剂。

炔烃的物理性质与烯烃相似,随着碳原子数的增加而呈现有规律的变化。

(二)化学性质

【演示实验】 按图 5-3 所示安装仪器,将乙醇和浓硫酸的混合物加热至 170 ℃,制取乙烯,依次通入盛有 2 mL 溴的四氯化碳溶液的试管、盛有 2 mL 酸性高锰酸钾溶液的试管中,并在导管口点燃乙烯,观察现象。同时按图 5-4 所示安装仪器,通过饱和食盐水和电石(CaC₂)作用制取乙炔,同上操作,观察现象。完成表 5-3。

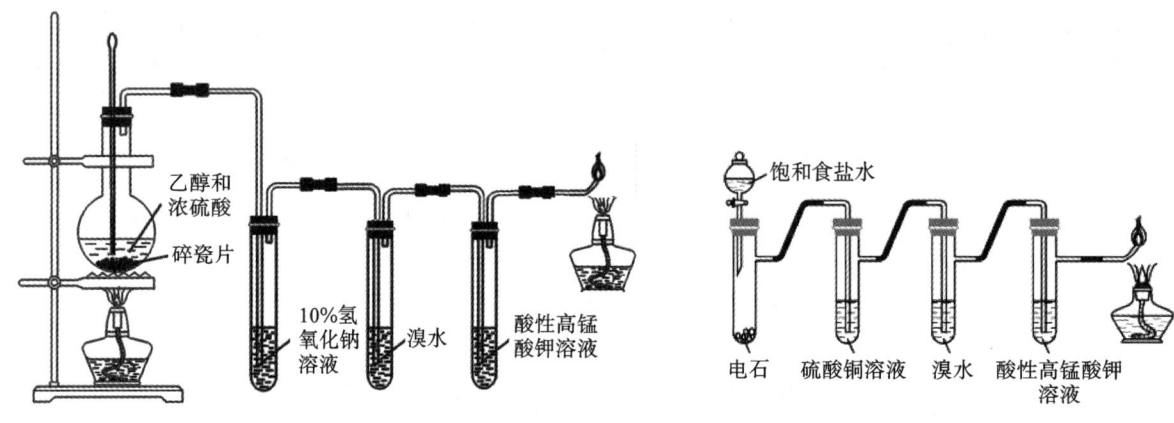

图 5-3　乙烯性质探究实验装置图　　　　图 5-4　乙炔性质探究实验装置图

表 5-3　实验表象

待 检 气 体	Br_2/CCl_4	$KMnO_4/H^+$	点　　燃
乙烯			
乙炔			

烯烃和炔烃分子中均含有易断裂的 π 键,所以它们的化学性质相似且比烷烃活泼,容易发生加成、氧化和聚合等反应。

1. 加成反应　有机化合物分子中碳碳双键或碳碳三键上的 π 键断裂,加入其他原子或原子团的反应,称为**加成反应**。

(1)催化加氢。在催化剂的作用下,有机化合物与氢分子发生的反应称为催化加氢反应,又称催化氢化反应。常用的催化剂有铂(Pt)、钯(Pd)、镍(Ni)等金属细粉。烯烃与氢气发生加成反应生成相应的烷烃。例如:

$$CH_2=CH_2+H_2 \xrightarrow{\text{催化剂}} CH_3-CH_3$$

炔烃的催化氢化反应分两步进行,首先与一个氢分子反应生成烯烃,然后与另一个氢分子反应生成烷烃。

$$R-C\equiv CH \xrightarrow[\text{催化剂}]{H_2} R-CH=CH_2 \xrightarrow[\text{催化剂}]{H_2} RCH_2CH_3$$

(2)与卤素单质加成。烯烃易与氯、溴发生加成反应,常温下就能顺利进行。例如:

$$R-CH=CH_2+Br_2 \longrightarrow R-CHBrCH_2Br$$

炔烃也能与氯、溴发生加成反应,反应分两步进行,但反应活性较烯烃弱,需要在加热或加入催化剂的条件下进行。

烯烃、炔烃与溴水或溴的四氯化碳溶液发生加成反应后,溴的红棕色消失,现象明显,操作简便,所以常用此方法鉴定碳碳双键或碳碳三键的存在。

(3)与卤化氢加成。烯烃与卤化氢发生加成反应,生成卤代烷。例如:

$$CH_2{=}CH_2 + HX \longrightarrow \begin{array}{c} CH_2{-}CH_2 \\ | \quad\quad | \\ H \quad\quad X \end{array}$$

知识拓展

像乙烯这样的对称烯烃，与卤化氢发生加成反应，产物只有一种。但不对称烯烃与卤化氢加成后，产物会有两种。例如：

$$CH_3{-}CH{=}CH_2 + HCl \longrightarrow \begin{array}{c} CH_3{-}CH{-}CH_2 \\ | \quad\quad | \\ H \quad\quad Cl \end{array} + \begin{array}{c} CH_3{-}CH{-}CH_2 \\ | \quad\quad | \\ Cl \quad\quad H \end{array}$$
主要产物

当不对称烯烃和不对称试剂发生加成反应时，不对称试剂中的氢原子主要加到含氢较多的碳碳双键碳原子上，这个经验规律称为马尔科夫尼科夫规则，简称**马氏规则**。炔烃与卤化氢的加成反应分两步进行，反应也遵循马氏规则。

不对称烯烃是指碳碳双键的两个碳原子上连接的原子或者基团不同的烯烃，都相同的为对称烯烃。

不对称试剂，如 HX，能解离出不相同的两个部分，如 H_2O、HCl 等；H_2 和 X_2 等属于对称试剂。

2. 氧化反应 烯烃和炔烃由于其结构中包含易断裂的 π 键，容易被氧化。氧化剂和氧化条件不同时，氧化产物也会不同。

用酸性高锰酸钾溶液作氧化剂时，可以很容易地使碳碳双键或碳碳三键断开，发生氧化反应，且高锰酸钾溶液的紫红色立即褪去，这是鉴定不饱和键的一种方法。

$$烯烃或炔烃 \xrightarrow[H^+]{KMnO_4} 高锰酸钾溶液褪色$$

另外，烯烃、炔烃和烷烃一样，在空气中燃烧生成二氧化碳和水，同时放出大量的热。

3. 聚合反应 由小分子化合物聚合成大分子化合物的反应，称为**聚合反应**。聚合生成的大分子称为聚合物。在一定条件下，烯烃能发生自身聚合反应，生成聚合物。

$$nCH_2{=}CH_2 \xrightarrow[75\,℃,\ 0.1\sim1\,MPa]{催化剂} {\left[\!\!\begin{array}{c} CH_2{-}CH_2 \end{array}\!\!\right]}_n$$
聚乙烯

式中 n 表示乙烯分子的个数，可达 500～2000。聚乙烯（PE）无色、无味、无毒，是一种透明柔韧的塑料，医药上可用作输液容器、医用导管、整形材料等。

炔烃在不同的催化剂和反应条件下，发生不同的聚合反应，生成链状或环状的化合物。

4. 金属炔化物的生成 炔烃中连接在碳碳三键碳原子上的氢原子相当活泼，容易被金属原子取代生成金属炔化物。

例如，将乙炔通入硝酸银氨溶液或氯化亚铜氨溶液中，分别生成白色的乙炔银和砖红色的乙炔亚铜沉淀。

$$CH{\equiv}CH + 2[Ag(NH_3)_2]NO_3 \longrightarrow AgC{\equiv}CAg\downarrow + 2NH_3 + 2NH_4NO_3$$
乙炔银（白色）
$$CH{\equiv}CH + 2[Cu(NH_3)_2]Cl \longrightarrow CuC{\equiv}CCu\downarrow + 2NH_3 + 2NH_4Cl$$
乙炔亚铜（砖红色）

上述反应极为灵敏，常用来鉴定具有 —C≡C—H 结构特征的炔烃，并可利用这一反应从混合物中将其分离出来。

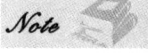

课堂互动

用化学方法鉴别下列化合物：丙烷、丙烯、丙炔。

知识链接

乙烯、乙炔的用途

乙烯是重要的化工原料，它的产量可以用来衡量一个国家的石油化工水平，从石油中获得乙烯已成为生产乙烯的主要途径。乙烯主要用于生产聚乙烯、乙丙橡胶、聚氯乙烯等。乙烯是一种气体激素，可促进 RNA 和蛋白质的合成，加速水果成熟。常用乙烯利溶液浸泡未完全成熟的番茄、苹果、梨、香蕉、柿子等，以促进成熟。乙烯还可用于医药高新材料的合成等。

乙炔是重要的化工基本原料，在日常生活、工农业生产、交通运输及国防安全中应用广泛，聚氯乙烯、腈纶、橡胶、黏合剂等都是以乙炔为原料制得的。乙炔易燃易爆，空气中含乙炔 3％～65％时，遇火易爆炸。乙炔在液态和固态下或在气态和一定压力下有猛烈爆炸的危险，受热、震动、电火花等因素都可以引发爆炸，因此不能在加压液化后储存或运输。但乙炔在丙酮溶液中很稳定。因此，工业上是在装满石棉等多孔性物质的钢瓶中，让多孔性物质吸收丙酮后再将乙炔压入，以便于储存和运输。

 化学与环境

塑料多由聚乙烯、聚丙烯、聚氯乙烯等组成。塑料作为一种重要的基础材料，已经广泛应用于经济社会生产生活的方方面面，给人们生产生活带来诸多便利。但同时，其也给环境带来了巨大的挑战。塑料本身并不是污染物，塑料污染的本质是塑料垃圾泄漏到土壤、水体等自然环境中且难以降解，带来视觉污染、土壤破坏、微塑料等环境危害。塑料污染治理是世界性难题，近年来已上升为全球焦点话题。

使用可降解塑料是一项强有力的措施。可降解塑料是指在生产过程中加入一定量的添加剂（如淀粉、改性淀粉或其他纤维素、光敏剂、生物降解剂等），使其稳定性下降，且较容易在自然环境中降解的塑料。可降解塑料一般分为四大类：光降解塑料、生物降解塑料、光和生物降解塑料、水降解塑料。减少塑料垃圾向自然环境的泄漏是减少塑料污染的核心，应做好塑料废弃物回收处置，重视垃圾分类。

我国坚持走绿色可持续发展道路，推进中国生态文明建设。绿水青山就是金山银山。良好生态环境既是自然财富，也是经济财富，关系到经济社会的发展潜力和后劲。我们要加快形成绿色发展方式，促进经济发展和环境保护双赢，构建经济与环境协同共进的地球家园。

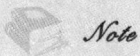 本节测验      在线答题

第四节　芳香烃(苯及其同系物)

导学情景

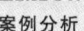

2023年7月26日,河南省许昌市禹州市,一辆危化品运输车发生侧翻,车内载有33吨纯苯,侧翻后已经开始泄漏,险情一触即发。

当地消防救援部门立即调派6辆消防车和37名消防救援人员前往现场进行处置。同时提请当地政府启动危化品处置预案,并调集医疗、应急、公路、交通、环保等部门及相关技术人员到场协助救援。

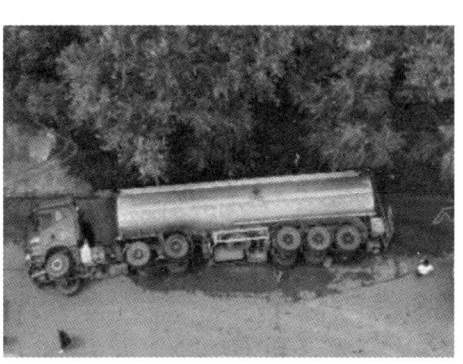

问题:

1. 苯为什么属于危化品?具有什么性质?
2. 苯对人体会造成哪些危害?

由碳、氢两种元素组成的环状化合物称为**环烃**,又称**闭链烃**。环烃又分为脂环烃和芳香烃两大类。

脂环烃是指性质与脂肪烃相似的一类碳环化合物。本节介绍的芳香烃是指分子中含有苯环的烃类。芳香烃具有芳香性。"芳香性"是指一般情况下难以加成、难以氧化、易于发生取代反应的性质。

根据分子中所含苯环数目的不同,芳香烃可以分为单环芳香烃和多环芳香烃。苯是最简单也是最重要的芳香烃。

一、苯的结构

苯是芳香烃中最典型的代表物,分子式为 C_6H_6。

1865年凯库勒首先提出了苯的环状结构,他认为苯分子是由6个碳原子组成的六边形结构,每个碳原子上连接1个氢原子。六边形内存在3个单键和3个双键交替连接的特殊结构,这种结构式称为凯库勒式。表示如下:

$$\text{凯库勒式} \qquad 简写为 \qquad \bigcirc\!\!\!\!\!\!\hexagon$$

现代物理方法研究证明,苯环是正六边形结构,苯分子中6个碳碳键都是相同的,无单、双键之分。6个碳之间形成环状大 π 键,此环状大 π 键不同于一般的 π 键,它因受到6个碳原子的限制,比较牢固,不易断裂。故用带有圆圈的正六边形表示苯的结构式,圆圈表示环状大 π 键。表示如下:

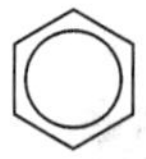

由于历史的原因,凯库勒式一直沿用至今。本教材采用凯库勒式表示苯的结构,但不能认为苯分子有单、双键之分。

趣味阅读

凯库勒发现苯结构的故事

凯库勒是一位极富想象力的化学家,长期被苯的结构所困扰。1865 年的一个冬夜里,凯库勒坐在桌边想着怎样在教材中写苯的结构这一难题,然而百思不得其解,只好停笔偎炉休息,面对炉中飘忽不定的火苗陷入了沉思,不知不觉进入梦乡。睡梦中他的眼前出现了旋转的碳原子,碳原子的长链像蛇一样盘绕卷曲,忽然一条蛇咬住了自己的尾巴,形成一个环状,并不停地旋转。他像触电般地猛然醒来,迅速拿起笔画出苯的封闭式结构,经过若干次的修正,最后他决定用六角环状结构来描述苯的结构。这也就是现在我们所说的苯的凯库勒式。

对此,凯库勒说:让我们学会做梦吧! 那么,我们就可以发现真理。但凯库勒梦中的发现并不是偶然的,这跟他渊博的学识、丰富的想象、对问题的执着追求是分不开的。同学们现在只有掌握扎实的科学文化知识,今后才能有所发明创造。

二、苯的同系物与命名

苯是单环芳烃的母体。苯的同系物(也称烷基苯)指的是苯环上的氢原子被烷基(R—)取代的化合物。苯及苯的同系物的组成通式为 $C_nH_{2n-6}(n \geqslant 6)$。

1. 一元烷基苯　苯环上的 1 个氢原子被烷基取代而形成的化合物称为一元烷基苯。命名时,以苯为母体,烷基作为取代基,称为某基苯,简称某苯。例如:

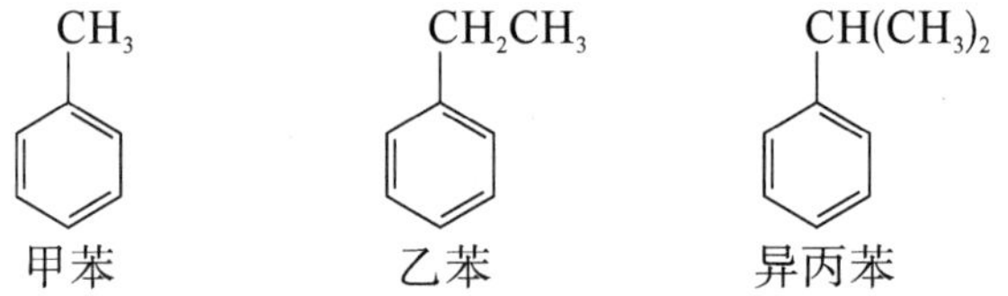

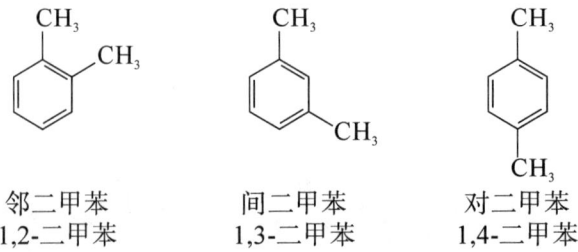

2. 二元烷基苯　苯环上的 2 个氢原子被烷基取代而形成的化合物称为二元烷基苯。根据 2 个烷基的相对位置不同,可用邻、间、对或用阿拉伯数字(注意应使它们的位次总和最小)来命名。例如:

邻二甲苯	间二甲苯	对二甲苯
1,2-二甲苯	1,3-二甲苯	1,4-二甲苯

3. 三元烷基苯　苯环上的 3 个氢原子被烷基取代而形成的化合物称为三元烷基苯。三元烷基苯有 3 种位置异构体。3 个烷基相同的可用连、偏、均或用阿拉伯数字来命名。3 个烷基不同的只能用阿拉伯数字来命名。例如:

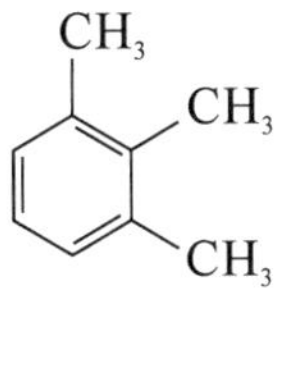

CH₃

（连三甲苯 / 偏三甲苯 / 均三甲苯的结构式）

连三甲苯
1,2,3-三甲苯

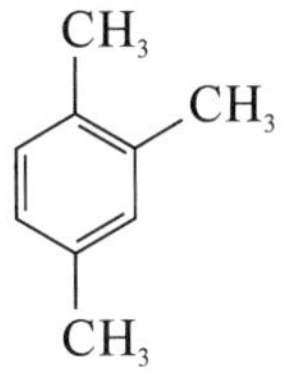

偏三甲苯
1,2,4-三甲苯

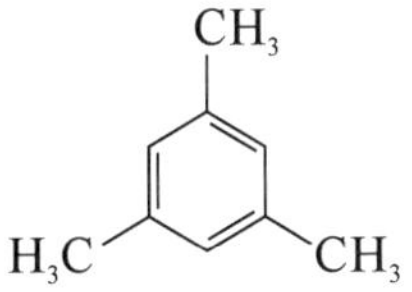

均三甲苯
1,3,5-三甲苯

4. 其他　若苯环连接不饱和烃基（如烯基或炔基），则以不饱和烃为母体命名，苯环作为取代基。例如：

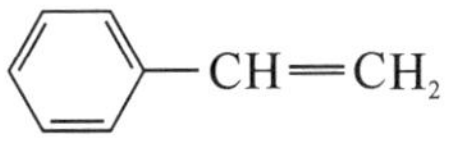

$$\text{（苯乙烯结构式）—CH}=\text{CH}_2 \qquad \text{（苯乙炔结构式）—C}\equiv\text{CH}$$

苯乙烯 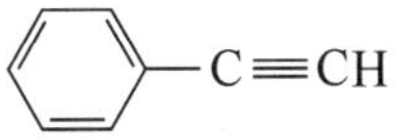　　　　　　　　　　　苯乙炔

芳香烃分子中去掉 1 个氢原子所剩下的基团称为芳香烃基，简称"芳基"，常用"Ar—"表示。常见的芳基如下：

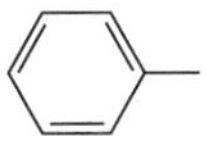

苯基(C_6H_5—) 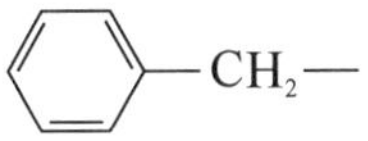　　　苯甲基(苄基)($C_6H_5CH_2$—) 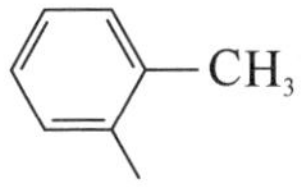　　　邻甲苯基

课堂互动

给下列结构式命名。

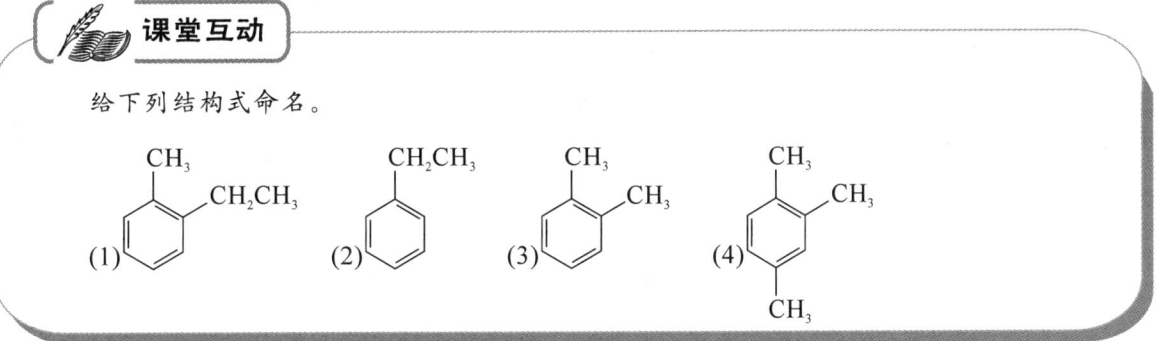

(1)　　　(2)　　　(3)　　　(4)

三、苯及其同系物的性质

（一）物理性质

苯及其同系物一般是无色、有特殊气味的液体，不溶于水，溶于乙醇、乙醚和汽油等有机溶剂。一般具有毒性，长期接触会引起中毒。

知识链接

职业性苯中毒及其防护

苯在生产环境中以蒸气形式由呼吸道进入人体，大量高浓度吸入时，可出现急性苯中毒。以中枢神经系统麻醉作用为主，轻者出现兴奋、欣快感、步态不稳，以及头痛、头昏、恶心、呕吐和轻度意识模糊，重者出现神志模糊加重、昏迷或抽搐，严重者导致呼吸停止而死亡。

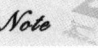
Note

目前,从事油漆、制造、皮革等作业人员发生苯中毒的共同特点是生产企业多为家庭作坊或小型加工企业,技术水平低、工艺落后,作业环境条件差,缺乏职业防护设施和个人卫生防护用品,危害后果严重。

因此,必须采取预防保健措施杜绝苯中毒事故的发生。具体措施如下:改革生产工艺,如生产过程密闭化、自动化和程序化;安装通风排毒设备;作业人员应佩戴防毒口罩或使用面罩,定期进行健康体检。

(二)化学性质

苯及其同系物分子中都含有苯环,它们的化学性质与饱和烃明显不同。苯不能使酸性高锰酸钾溶液褪色,也不能使溴水褪色。

苯具有特殊的"芳香性",即易取代、难加成、难氧化。

1. 取代反应 在一定条件下,苯环上的氢原子易被其他原子或原子团取代,发生取代反应,比较常见的有卤代、硝化和磺化等反应。

(1)卤代反应:在铁粉或卤化铁的催化作用下,苯和氯或溴反应生成氯苯或溴苯(氯或溴原子可取代苯环上的氢)。例如:

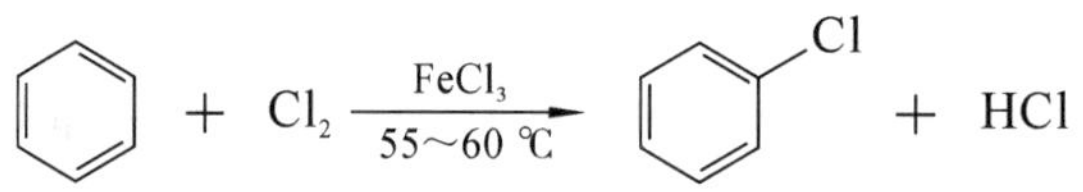

苯与氟反应过于激烈,难以控制;苯与碘反应又过于缓慢,一般不予研究。

甲苯在铁粉或三氯化铁的催化作用下发生氯代反应,主要产物为邻氯甲苯和对氯甲苯。

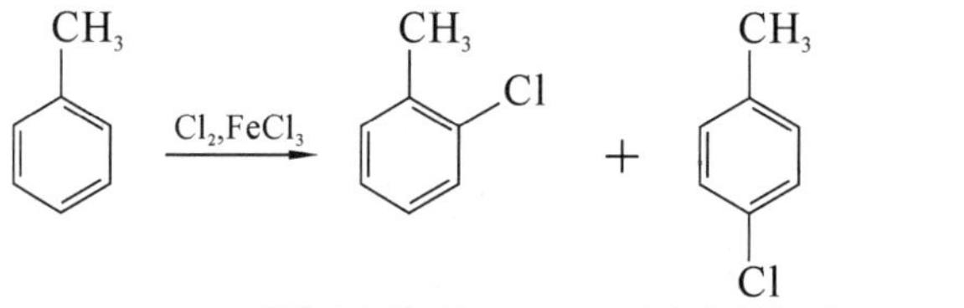

邻氯甲苯(约58%) 对氯甲苯(约42%)

(2)硝化反应:苯与浓硫酸和浓硝酸的混合物共热,苯环上的氢原子被硝基(—NO_2)取代,生成硝基苯。有机化合物中引入硝基的反应称为硝化反应。

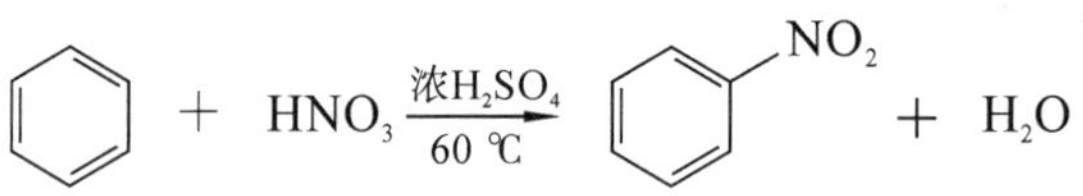

甲苯硝化比苯容易,主要产物为邻位和对位取代产物。

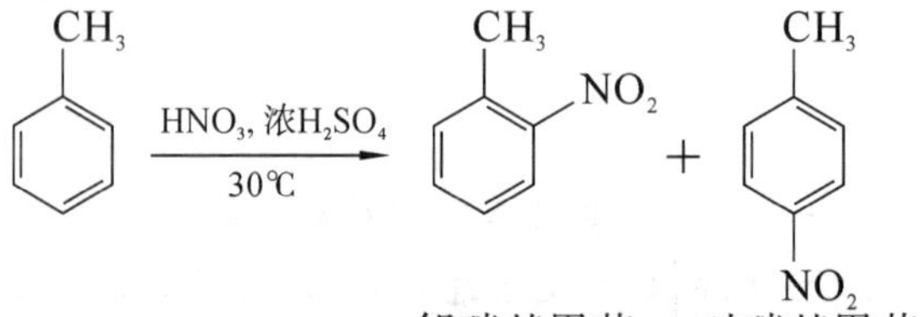

邻硝基甲苯 对硝基甲苯

(3)磺化反应:苯在加热条件下与浓硫酸反应,苯环上的氢原子被磺酸基(—SO_3H)取代生成苯磺酸。有机化合物中引入磺酸基的反应称为磺化反应。磺化反应与卤代反应、硝化反应不同,它是可逆反应,随着反应的进行,水量逐渐增多,不利于苯磺酸的生成,因此常用发烟硫酸作为磺化剂。

Note

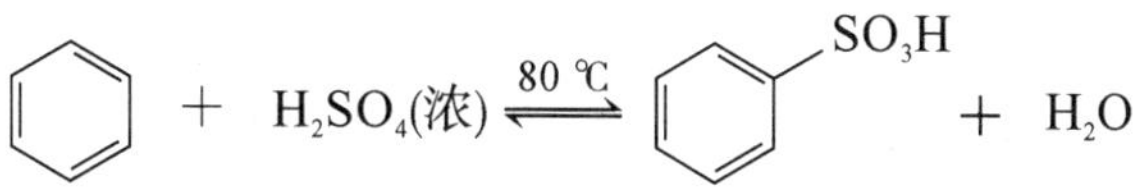

$$\text{苯} + H_2SO_4(\text{浓}) \xrightleftharpoons{80\,℃} \text{苯磺酸}(SO_3H) + H_2O$$

苯磺酸

甲苯比苯容易磺化,与浓硫酸在常温下就可以发生反应,主要产物是邻甲苯磺酸和对甲苯磺酸。

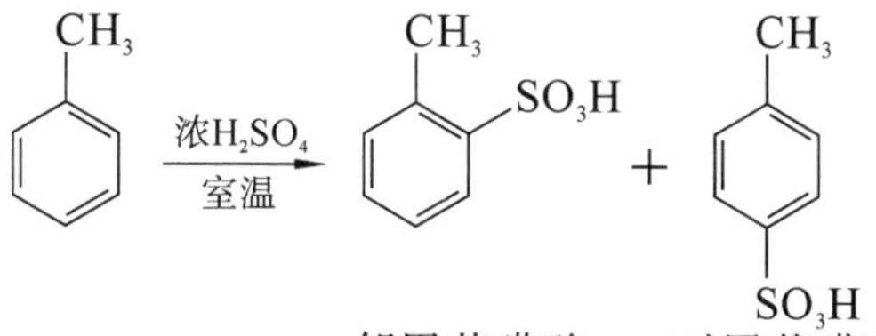

$$\text{甲苯} \xrightarrow[\text{室温}]{\text{浓}H_2SO_4} \text{邻甲苯磺酸} + \text{对甲苯磺酸}$$

邻甲苯磺酸　对甲苯磺酸

2. 氧化反应　苯环不易被氧化,但它的同系物中含 α-H(与苯环直接相连的碳原子称为 α-碳原子,与 α-碳原子直接相连的氢原子称为 α-H)的侧链烷基可以被强氧化剂氧化。例如:

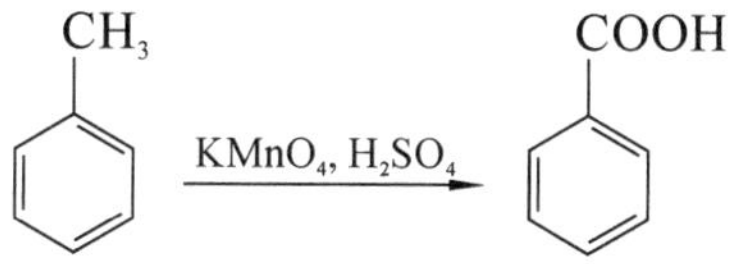

$$\text{甲苯} \xrightarrow{KMnO_4,\ H_2SO_4} \text{苯甲酸}$$

苯甲酸

3. 加成反应　苯在一般的条件下难以发生加成反应,但是在加入催化剂、高温或光照条件下,苯也能与氢或氯等发生加成反应。

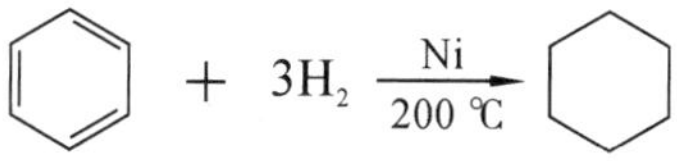

$$\text{苯} + 3H_2 \xrightarrow[200\,℃]{Ni} \text{环己烷}$$

环己烷

知识拓展

稠环芳香烃

由两个或两个以上苯环共用两个邻位碳原子而成的多环芳香烃称为**稠环芳香烃**。重要的稠环芳香烃有萘、蒽和菲,它们都存在于煤焦油中,是医药、燃料的重要原料。

一、萘

萘是最简单的稠环芳香烃,其分子式为 $C_{10}H_8$。常温下,萘是一种白色片状晶体,熔点为 80.6 ℃,沸点为 218 ℃,具有特殊的气味,能挥发,易升华,不溶于水。萘是重要的化工原料。

(一)萘的结构

萘的分子结构是平面形的,可看成由两个苯环稠合而成,其结构式和碳原子的编号表示如下:

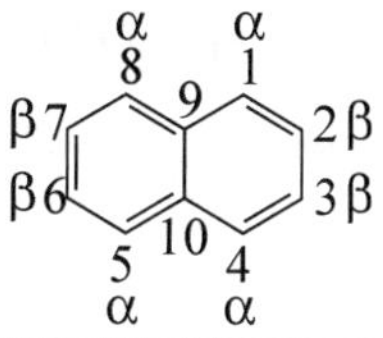

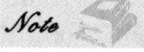

结构中标号为 1、4、5、8 的碳原子都与共用碳原子直接相连,称为 α-碳原子;标号为 2、3、6、7 的碳原子称为 β-碳原子。因此萘的一元取代物有两种位置异构体,即 α-取代物和 β-取代物。例如:

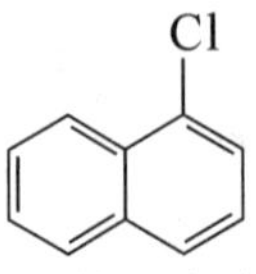

α-氯萘/1-氯萘 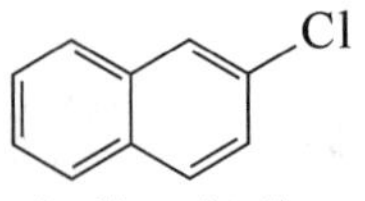   β-氯萘/2-氯萘

(二) 萘的化学性质

萘的化学性质基本与苯相似,也容易发生取代反应,分子中的 α 位比 β 位更容易进行反应。例如:

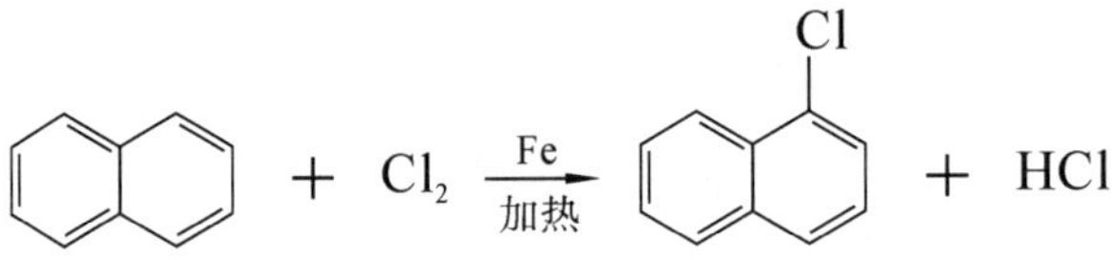

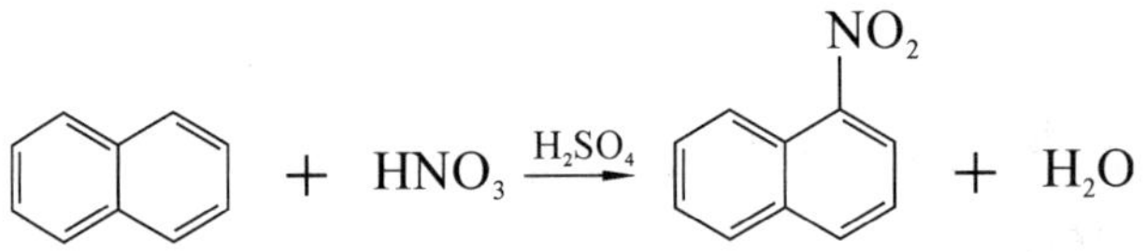

二、蒽和菲

蒽和菲的分子式都是 $C_{14}H_{10}$,它们互为同分异构体,两者都由三个苯环稠合而成。蒽是直线稠合,菲为角式稠合。其结构式如下:

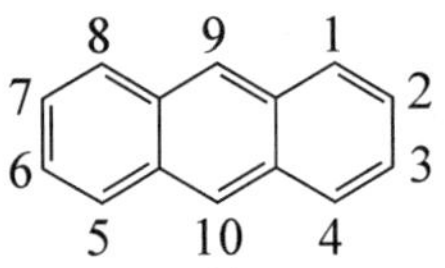

蒽 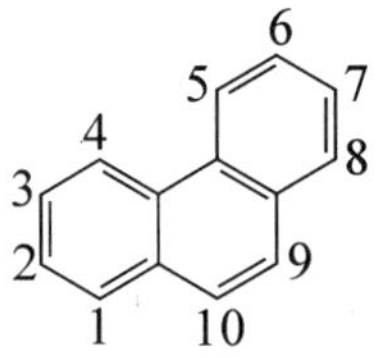   菲

蒽和菲都存在于煤焦油中,它们都是无色晶体,均溶于苯中。

研究菲的结构在生物医药方面具有重要意义。对生物机体有重要作用的许多天然化合物,如胆固醇、胆汁酸、性激素等,分子结构中都含有菲型结构的碳骨架。

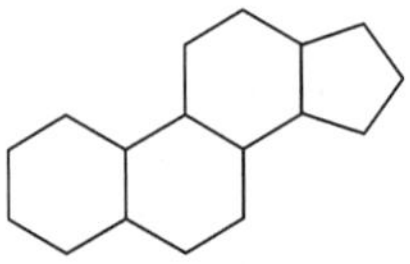

环戊烷多氢菲

含有环戊烷多氢菲的化合物称为甾体化合物。

思维与方法

比较研究法

比较研究法就是对物与物之间和人与人之间的相似性或相异程度进行研究与判断的方法。比较研究法可以理解为根据一定的标准,对两个或两个以上有联系的事物进行考察,寻找其异同,探求普遍规律与特殊规律的方法。

 化学与健康

党的二十大报告指出,要推进健康中国建设,深入开展健康中国行动和爱国卫生运动,倡导文明健康生活方式。

苯作为溶剂和黏合剂常用于造漆、喷漆、家具制造业等,所以室内装修用的涂料、木器漆、胶黏剂及各种有机溶剂成为居室苯的主要来源。居室苯的主要成分是苯的同系物,包括毒性相当大的纯苯和甲苯,还包括毒性稍弱的二甲苯。加入了苯同系物溶剂的油漆会散发出一种芳香的气味,它的可怕之处在于让人失去警觉的同时悄悄地中毒。

世界卫生组织已经把苯定为强烈致癌物质,苯可以引起白血病和再生障碍性贫血也被医学界公认。人在短时间内吸入高浓度的甲苯或二甲苯,会出现中枢神经麻醉的症状,轻者头晕、恶心、胸闷、乏力,严重者会出现昏迷甚至因呼吸循环衰竭而死亡。慢性苯中毒会对皮肤、眼睛和上呼吸道产生刺激作用,长期吸入苯能导致再生障碍性贫血,若造血功能完全被破坏,可发生致命的颗粒性白细胞消失症,并引起白血病。

在日常生活中,我们应警惕生活、生产中的苯污染,采取有效措施防治苯污染,同时做好自我防护。

在装修时选择符合国家标准的油漆、涂料、胶黏剂和防水材料,或一些水性的木器漆,是防止和减少家庭室内装修苯污染的有效方法。

 本节测验  在线答题

点滴积累

1. 有机化合物概述

(1)碳氢化合物及其衍生物称为有机化合物,简称有机物。

(2)有机化合物中碳原子间存在单键、双键、三键,且存在同分异构现象。

(3)有机化合物按碳骨架的形状可进行如下分类:

$$
有机化合物
\begin{cases}
链状化合物(脂肪族化合物)\\
环状化合物
\begin{cases}
碳环化合物
\begin{cases}
脂环族化合物\\
芳香族化合物
\end{cases}\\
杂环化合物
\end{cases}
\end{cases}
$$

2. 饱和链烃

(1) 甲烷是最简单的烷烃，分子式为 CH_4，空间结构为正四面体。

(2) 烷烃的通式为 C_nH_{2n+2}。结构相似且具有同一通式，组成上相差一个或者多个 CH_2 的一系列化合物称为同系列，同系列中的化合物互称同系物。

(3) 烷烃的命名分为普通命名法和系统命名法，其中系统命名法具体步骤如下。

①选主链；

②主链碳原子编号；

③定名称。

(4) 常温下，烷烃的化学性质稳定，在光照、高温或催化剂作用下可发生取代反应。

3. 不饱和链烃

(1) 分子中含有碳碳双键（$\overset{|}{\text{—C}}=\overset{|}{\text{C—}}$）或碳碳三键（—C≡C—）的烃称为不饱和烃，包括烯烃和炔烃。最简单的烯烃是乙烯，其分子式为 C_2H_4，结构简式为 $CH_2=CH_2$；最简单的炔烃是乙炔，分子式为 C_2H_2，结构简式为 CH≡CH。

(2) 烯烃的系统命名法与烷烃相似。

(3) 烯烃和炔烃分子中均含有易断裂的 π 键，所以它们的化学性质相似且比烷烃活泼，容易发生加成、氧化和聚合等反应。

①加成反应。

$$CH_2=CH_2+H_2\xrightarrow{\text{催化剂}}CH_3-CH_3$$

$$R-C\equiv CH\xrightarrow[\text{催化剂}]{H_2}R-CH=CH_2\xrightarrow[\text{催化剂}]{H_2}RCH_2CH_3$$

②聚合反应。

$$nCH_2=CH_2\xrightarrow[75\ ℃,0.1\sim1\ MPa]{\text{催化剂}}\text{⁅}CH_2-CH_2\text{⁆}_n$$

4. 芳香烃

(1) 芳香烃可以分为单环芳香烃和多环芳香烃。苯是最简单也是最重要的芳香烃，分子式为 C_6H_6。苯及其同系物的组成通式为 $C_nH_{2n-6}(n\geqslant6)$。

(2) 常见的苯的同系物及名称如下所示。

甲苯

乙苯

异丙苯

邻二甲苯

间二甲苯

对二甲苯

苯乙烯

苯乙炔

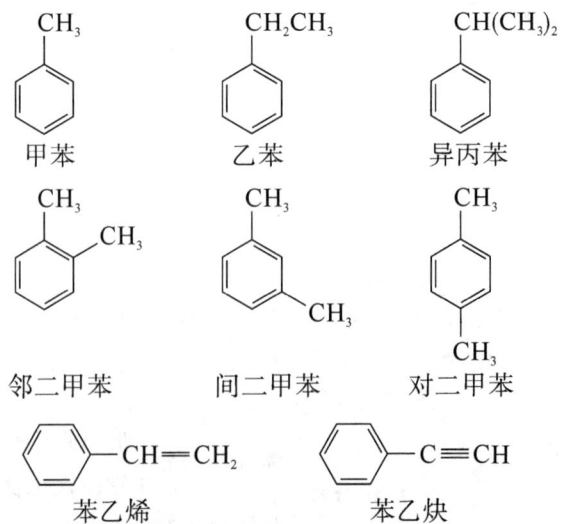

（3）苯及其同系物的化学性质比较稳定，通常表现为易取代、难加成、难氧化，在一定的条件下能发生卤代、硝化和磺化等取代反应。

目标检测

参考答案

一、单项选择题

1. 下列物质中属于有机化合物的是（　　）。

A. CO_2 　　　　　B. CH_4 　　　　　C. H_2SO_4 　　　　　D. HNO_3

2. 下列关于有机化合物的特性错误的是（　　）。

A. 难溶于水，易溶于有机溶剂 　　　　　B. 熔点、沸点较低

C. 容易导电 　　　　　D. 易燃烧，稳定性差

3. 下列化合物中不属于烃的是（　　）。

A. CH_3CH_3 　　　　B. C_4H_8 　　　　C. C_2H_2 　　　　D. CH_3OH

4. 官能团—C≡C—的名称为（　　）。

A. 碳碳双键 　　　　B. 碳碳三键 　　　　C. 醛基 　　　　D. 酮基

5. 天然气的主要成分是（　　）。

A. CH_4 　　　　B. CO 　　　　C. H_2 　　　　D. C_2H_6

6. 下列有机化合物中属于烯烃的是（　　）。

A. CH_4 　　　　B. C_2H_6 　　　　C. C_2H_4 　　　　D. C_2H_2

7. 下列物质中能用作肠道润滑的缓泻剂的是（　　）。

A. 石油醚 　　　　B. 液体石蜡 　　　　C. 凡士林 　　　　D. 石蜡

8. 下列物质中能与酸性高锰酸钾溶液反应而使紫红色立即褪去的是（　　）。

A. 乙烷 　　　　B. 己烷 　　　　C. 石蜡 　　　　D. 乙烯

9. 下列物质中能与烷烃发生取代反应的是（　　）。

A. CO 　　　　B. CO_2 　　　　C. Cl_2 　　　　D. H_2

10. 下列关于苯的说法错误的是（　　）。

A. 苯及其同系物的组成通式为 C_nH_{2n-6}

B. 苯及其同系物一般是无色、有特殊气味的液体，能溶于水，具有毒性

C. 在铁粉或卤化铁的催化作用下，苯和氯或溴反应生成氯苯或溴苯

D. 苯在加热条件下与浓硫酸反应，苯环上的氢原子被磺酸基取代生成苯磺酸

二、填空题

1. 我们将_____及其衍生物称为有机化合物，有机化合物的主要组成元素有_____、_____、_____、_____等。

2. 分子中只含有_____两种元素的有机化合物称为碳氢化合物，简称烃。

3. 最简单的烷烃是_____，分子式是_____。烷烃的通式为_____。

4. 有机化合物分子中的某些原子或原子团，被其他原子或原子团所取代的反应称为_____。有机化合物分子中碳碳双键或碳碳三键上的 π 键断裂，加入其他原子或原子团的反应，称为_____。

5. 最简单的芳香烃是_____，它的分子式为_____，结构式为_____。

6. 苯环上的 2 个氢原子被烷基取代而形成的化合物称为二元烷基苯，根据 2 个烷基的相对位置不同可分为_____、_____、_____。

Note

三、简答题

1. 用系统命名法写出下列化合物的名称。

(1) 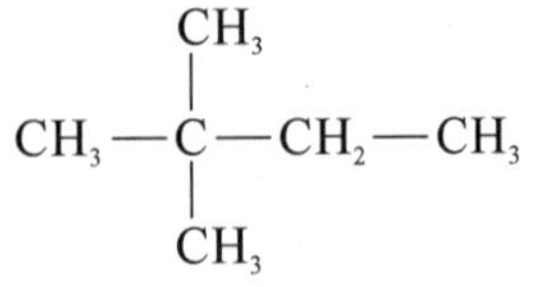
$$CH_3 - \overset{\overset{\displaystyle CH_3}{|}}{\underset{\underset{\displaystyle CH_3}{|}}{C}} - CH_2 - CH_3$$

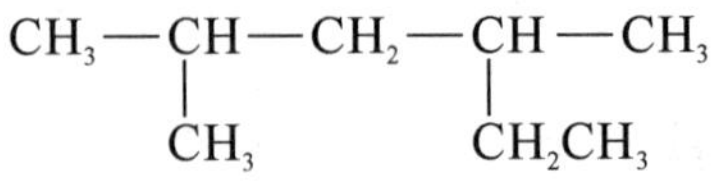

(2)
$$CH_3 - \overset{}{\underset{\underset{\displaystyle CH_3}{|}}{CH}} - CH_2 - \overset{}{\underset{\underset{\displaystyle CH_2CH_3}{|}}{CH}} - CH_3$$

(3)
$$CH_3 - \overset{}{\underset{\underset{\displaystyle CH_3}{|}}{C}} = CH - CH_2 - CH_3$$

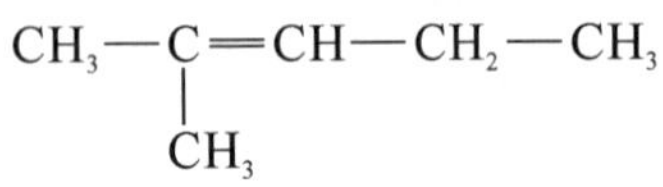

(4) 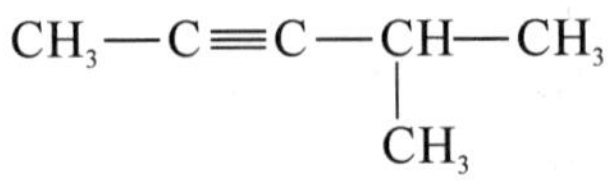
$$CH_3 - C \equiv C - \overset{}{\underset{\underset{\displaystyle CH_3}{|}}{CH}} - CH_3$$

(5)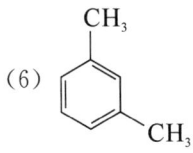

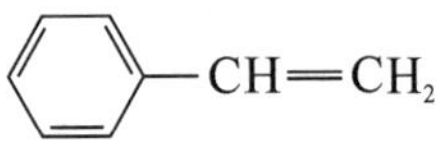

(6)

2. 写出下列化合物的结构简式。

(1) 2,3-二甲基戊烷

(2) 3-甲基-1-丁烯

(3) 乙苯

(4) 均三甲苯

3. 写出下列反应的化学方程式。

(1) 甲烷与氯气在光照下的反应。

(2) 乙烯与氢气的加成反应。

(3) 乙烯的聚合反应。

(4) 苯的硝化反应。

(5) 苯的磺化反应。

（刘艳　周静）

醇、酚、醚

学习目标

▲ **知识目标**

1. 认识醇、酚、醚的结构、分类和命名，了解乙醇、苯酚和乙醚等烃的衍生物的主要性质及在生产、生活中的重要应用。

2. 知道消去反应、酯化反应，进一步了解氧化、加成、取代、聚合等有机反应类型。

3. 了解常见的醇、酚、醚在医药领域中的应用。

▲ **能力目标**

1. 能根据官能团区分醇、酚和醚，并用化学方法鉴定。

2. 能将醇、酚、醚的知识应用于医学、生活实践中。

3. 能通过自主查阅资料了解甘油、甲酚、临床麻醉剂等在医药和社会生活中的应用。

▲ **素质目标**

1. 养成细心观察、主动探索的学习态度和规范操作、精益求精的实验习惯。

2. 发展宏观辨识与微观探析、变化观念与平衡思想、现象观察与规律认知、实验探究与创新意识、科学态度与社会责任等化学学科核心素养。

3. 体会化学与医学的密切联系，树立健康中国、科技强国核心理念。

　　醇、酚、醚都是由碳、氢、氧组成的有机化合物，属于烃的含氧衍生物，在医药上有着广泛的用途。本主题主要介绍醇、酚、醚的结构、分类、命名和性质，以及一些重要的醇、酚、醚在医学上的应用。

第一节　醇

导学情景

　　2019年2月，印度北方邦和北阿肯德邦发生严重的假酒事件，造成多人死亡。据不完全统计，自20世纪70年代以来，印度全国共发生过数十起大规模的假酒中毒事件，死亡人数从几十人到几百人不等。

　　这类假酒中通常掺兑工业酒精，含有对人体有害的甲醇，轻者造成失明，重者可致人死亡。酒精是乙醇的俗称，乙醇与甲醇同属于一类非常重要的有机化合物——醇类。本节学习醇类化合物的相关知识。

Note

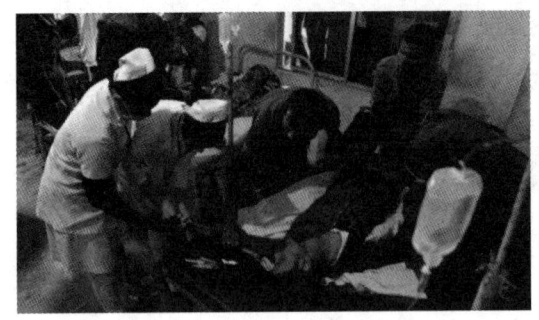

问题：

工业酒精和食用酒精的区别是什么？

一、醇的结构、分类与命名

（一）醇的结构

醇分子中都含有羟基（—OH），脂肪烃、脂环烃或芳香烃侧链上的氢原子被羟基取代后生成的化合物称为醇。羟基是醇的官能团，醇中的羟基称为醇羟基。例如：

CH_3—OH   ⬡—OH   ⬡—CH_2OH

　　甲醇　　　　　　环己醇 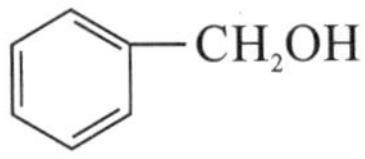　　　　　　苯甲醇

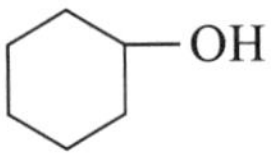

（二）醇的分类

醇的分类有三种方法。

1. 根据羟基所连接的烃基种类分类　醇可分为脂肪醇、脂环醇和芳香醇。脂肪醇又可分为饱和脂肪醇和不饱和脂肪醇。例如：

CH_3—CH_2—CH_2—OH　　H_2C=CH—CH_2—OH　　⬡—OH　　⬡—CH_2OH

　　饱和脂肪醇　　　　　　不饱和脂肪醇　　　　脂环醇 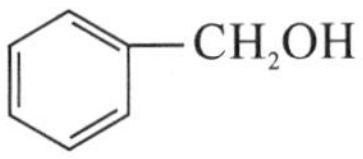　　　　芳香醇

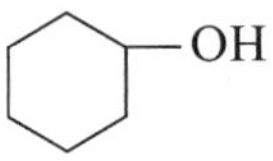

2. 根据分子中所含羟基的数目分类　醇可分为一元醇、二元醇、多元醇等。分子中含三个或三个以上羟基的醇称为多元醇。例如：

$$CH_3-CH_2-OH \qquad \underset{\underset{OH}{|}}{CH_2}-\underset{\underset{OH}{|}}{CH_2} \qquad \underset{\underset{OH}{|}}{CH_2}-\underset{\underset{OH}{|}}{CH}-\underset{\underset{OH}{|}}{CH_2}$$

　　　乙醇　　　　　　　　乙二醇　　　　　　　　丙三醇

3. 根据羟基所连接的碳原子的种类分类　醇可分为伯醇、仲醇和叔醇。例如：

$$R-CH_2-OH \qquad \underset{R_2}{\overset{R_1}{>}}CH-OH \qquad R_1-\underset{\underset{R_3}{|}}{\overset{\overset{R_2}{|}}{C}}-OH$$

　　伯醇　　　　　　　　仲醇　　　　　　　　叔醇

上式中的 R_1、R_2、R_3 可以相同，也可以不同。例如：

$$CH_3—CH_2—OH \qquad CH_3—\underset{\underset{OH}{|}}{CH}—CH_2—CH_3 \qquad CH_3—\overset{\overset{CH_3}{|}}{\underset{\underset{CH_3}{|}}{C}}—OH$$

（三）醇的命名

1. 普通（习惯）命名法 根据烃基名称，直接称为"某醇"，"基"字可以省略，适用于结构简单的醇。例如：

$$CH_3—CH_2—CH_2—OH \qquad CH_3—\underset{\underset{OH}{|}}{\overset{\overset{CH_3}{|}}{CH}}—OH \qquad CH_3—\overset{\overset{CH_3}{|}}{\underset{\underset{CH_3}{|}}{C}}—OH$$

正丙醇   异丙醇   叔丁醇

2. 系统命名法 适用于结构复杂的醇。

（1）选择含有羟基的最长碳链为主链，根据主链上碳原子的数目称为"某醇"。

（2）从靠近羟基的一端给主链碳原子依次编号，羟基的位置用阿拉伯数字表示，写在"某醇"的前面，并用半字线相连，如果羟基的位次在第一位，可省略。

（3）如主链上还有支链，把支链作为取代基，其位次、数目、名称写在"某醇"之前，并用半字线相连。

（4）芳香醇命名时，以侧链脂肪烃基为母体，将芳基作为取代基来命名。

（5）多元醇命名时，用中文数字将羟基的数目标出。

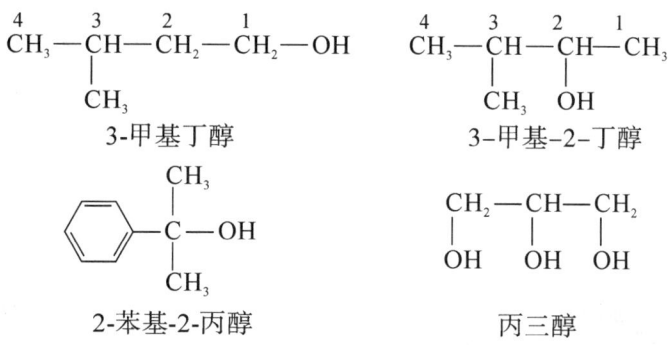

3-甲基丁醇   3-甲基-2-丁醇

2-苯基-2-丙醇   丙三醇

课堂互动

指出下列化合物中哪些属于醇，并命名。

1. $\bigcirc$—CH_2OH

2. $\bigcirc$—OH

3. $\underset{\underset{OH}{|}}{CH_2}—\underset{\underset{OH}{|}}{CH}—\underset{\underset{OH}{|}}{CH_2}$

4. $CH_3—CH_2—CH_2—CH_3$

5. $CH_3—\underset{\underset{OH}{|}}{CH}—CH_2—CH_3$

6. $CH_3—\overset{\overset{CH_3}{|}}{\underset{\underset{OH}{|}}{C}}—CH_3$

二、醇的性质

含 1～3 个碳原子的低级一元醇为挥发性无色透明液体，具有特殊的气味，能与水以任意比例混溶。含 4～11 个碳原子的醇是带有臭味的油状液体，含 12 个及以上碳原子的高级醇是蜡状固体。醇在水中的溶解度随相对分子质量增大而减小，癸醇以上的醇基本上不溶于水，但易溶于有机溶剂。

醇的化学性质主要由其官能团羟基（—OH）决定，醇羟基比较活泼，反应主要发生在羟基以及与其相连的碳原子上。

（一）与活泼金属的反应

醇与水一样，羟基中的氢原子可被活泼金属钠或者钾等取代，同时放出氢气。

$$2R—OH+2Na \longrightarrow 2R—ONa+H_2\uparrow$$
$$\quad 醇 \qquad\qquad\qquad 醇钠$$

（二）氧化反应

在醇分子中，受到羟基的影响，与羟基相连的碳原子上的氢原子比较活泼，容易发生氧化反应。伯醇或仲醇可以被氧化剂氧化，伯醇被氧化生成醛，醛进一步被氧化生成羧酸。

$$R—CH_2—OH \xrightarrow{[O]} R—CHO \xrightarrow{[O]} R—COOH$$
$$\quad 伯醇 \qquad\qquad\quad 醛 \qquad\qquad\quad 羧酸$$

仲醇被氧化生成酮。

$$\underset{\displaystyle CH_3—CH—OH}{\overset{\displaystyle CH_3}{|}} \xrightarrow{KMnO_4,\,H^+} \underset{\displaystyle CH_3—C—CH_3}{\overset{\displaystyle O}{\|}}$$

伯醇、仲醇在催化剂铜或银存在时，高温下发生脱氢反应，分别生成醛和酮。在有机化学中，物质发生脱氢的反应，也称为氧化反应。叔醇因分子中没有 α-H，不发生脱氢反应。

在重铬酸钾或高锰酸钾的酸性溶液等强氧化剂的作用下，伯醇可被氧化生成羧酸。

> **知识链接**
>
>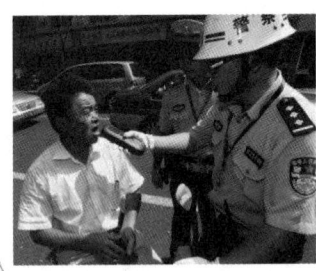
> 交警可以利用酒精检测仪检查驾驶员是否酒后驾车，工作原理：如果驾驶员呼出气体的酒精浓度超过所规定的限量，橙红色的重铬酸盐可被还原生成绿色的 Cr^{3+}，在几秒内即可发生明显的颜色变化，仪器就会显示颜色变化，从而检测人体呼出气体中的酒精浓度。酒精浓度为 0.20～0.80 mg/mL 属于酒后驾车，酒精浓度大于 0.80 mg/mL 属于醉酒驾车。

> **知识链接**
>
> ### 有机化学中的氧化反应和还原反应
>
> 在有机化学中，通常把有机化合物分子中加入氧原子或失去氢原子的反应称为**氧化反应**，例如，乙醇在氧化剂作用下失去氢原子被氧化为乙醛，乙醛在氧化剂作用下加入氧原子被氧化为乙酸。而还原反应则和氧化反应相反，在有机化合物分子中加入氢原子或失去氧原子的反应称为**还原反应**。在生物体代谢过程中，氧化反应和还原反应普遍发生着，例如，

在生物体内，乙醇主要在肝脏中，通过乙醇脱氢酶的作用，被氧化成乙醛，随后，乙醛在乙醛脱氢酶的作用下进一步被氧化成乙酸。乙酸可以被细胞利用，但是，若过量饮酒，则这个过程就会受到干扰，导致乙醇和乙醛在体内积累，引起一系列不良反应。

（三）脱水反应

醇在浓硫酸催化下发生脱水反应。脱水反应有两种方式，一种是分子内脱水生成烯烃，另一种是分子间脱水生成醚。

1. 分子内脱水生成烯 饱和一元醇与浓硫酸共热，在温度较高时，发生 C—O 键的断裂，同时 β-碳原子上脱去一个氢原子发生分子内脱水生成烯烃，这种反应又称为消除反应。例如，乙醇与浓硫酸共热至 170 ℃时，将发生分子内脱水生成乙烯。

$$CH_2\!-\!CH_2 \xrightarrow[170\ ℃]{浓H_2SO_4} H_2C\!=\!CH_2 + H_2O$$
$$\underset{H\quad OH}{|\quad|}$$
乙烯

醇消除反应的方向是羟基（—OH）和含氢较少的 β-碳原子上的氢脱水，即主要产物是双键碳上连有最多烃基的烯烃。

2. 分子间脱水生成醚 醇与浓硫酸共热，在温度较低时，发生分子间脱水而生成醚。例如，乙醚就可由乙醇和浓硫酸共热制得。

$$CH_3CH_2\!-\!O\!-\!H + HO\!-\!CH_2CH_3 \xrightarrow[140\ ℃]{浓H_2SO_4} CH_3CH_2\!-\!O\!-\!CH_2CH_3 + H_2O$$
乙醚

通常，过量酸和较高温度有利于醇分子内脱水生成烯；过量醇和较低温度则有利于分子间脱水而生成醚。可见，反应条件不同，所得的产物也不同。叔醇仅发生分子内脱水生成烯。

（四）卤代反应

醇羟基可被卤素取代生成卤代烃，这是在实验室制备卤代烃的一种常用方法。

$$R\!-\!OH + HX \longrightarrow R\!-\!X + H_2O$$

这一反应的逆反应是卤代烃的水解反应，是亲核取代反应。醇与氢卤酸的化学反应速率取决于氢卤酸和醇的类型。

氢卤酸的活性顺序为 HI＞HBr＞HCl。不同类型的醇反应的活性顺序为叔醇＞仲醇＞伯醇。

知识拓展

由于在 HI、HBr 和 HCl 这 3 种卤代试剂中 HCl 的活性最小，因此浓盐酸和醇反应需要在催化剂氯化锌存在下才能进行。由于不同类型醇的化学反应速率有明显的差异，据此我们可以鉴别伯醇、仲醇、叔醇。

无水氯化锌的浓盐酸溶液称为卢卡斯（Lucas）试剂。含 6 个以下碳原子的醇可溶于卢卡斯试剂中，反应生成的相应卤代烃不溶解，而以细小的油珠分散于卢卡斯试剂中，使反应溶液变得浑浊。因此根据反应液变浑浊的速率，可以推断出反应物醇的类型。一般叔醇在室温下能立即发生反应；仲醇则需数分钟后才能发生反应；而伯醇必须加热几小时后才能发生反应。根据这样的反应特点和反应现象，可鉴别含 6 个以下碳原子的醇。

 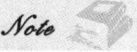

$$CH_3-\underset{\underset{CH_3}{|}}{\overset{\overset{CH_3}{|}}{C}}-OH \xrightarrow[\text{室温}]{\text{卢卡斯试剂}} CH_3-\underset{\underset{CH_3}{|}}{\overset{\overset{CH_3}{|}}{C}}-Cl + H_2O$$

1 min后变浑浊,放置后分层

$$CH_3\underset{\underset{OH}{|}}{CH}CH_2CH_3 \xrightarrow[\text{室温}]{\text{卢卡斯试剂}} CH_3\underset{\underset{Cl}{|}}{CH}CH_2CH_3 + H_2O$$

10 min后变浑浊,放置后分层

$$CH_3CH_2CH_2CH_2OH \xrightarrow[\text{室温}]{\text{卢卡斯试剂}} CH_3CH_2CH_2CH_2Cl\ H_2O$$

放置1 h也不反应(浑浊)
加热后才反应(先浑浊,后分层)

(五)与无机含氧酸的反应

醇可以与无机含氧酸反应,失去水而生成相应的无机酸酯。这一反应为醇与无机含氧酸发生分子间脱水反应,反应中醇的碳氧键发生断裂,羟基(—OH)被无机酸的阴离子所取代,生成无机酸酯。例如:

$$CH_3CH_2-OH+HNO_3 \longrightarrow CH_3CH_2ONO_2+H_2O$$

醇与硝酸反应,脱水生成硝酸酯。大多数硝酸酯受热后因剧烈分解而爆炸,因此某些硝酸酯是常用的炸药。三硝酸甘油酯又称为硝酸甘油,是由诺贝尔发明的炸药的主要成分,遇到震动会发生强烈爆炸,故也称为烈性炸药。医药上其常用作缓解心绞痛的药物。

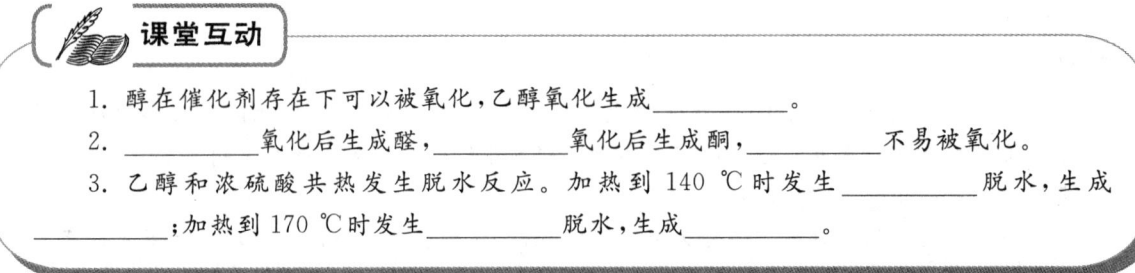

$$\underset{\text{三硝酸甘油酯}}{}$$

醇与磷酸作用生成磷酸酯。磷酸为三元酸,与醇发生反应可生成三种类型的磷酸酯。磷酸酯广泛存在于生物体内,并具有重要的生理功能。例如,重要的遗传物质、重要的供能物质三磷酸腺苷(ATP)含有磷酸酯的结构;人体内的某些代谢过程也是通过具有磷酸酯结构的中间体完成的。

课堂互动

1. 醇在催化剂存在下可以被氧化,乙醇氧化生成_____。
2. _____氧化后生成醛,_____氧化后生成酮,_____不易被氧化。
3. 乙醇和浓硫酸共热发生脱水反应。加热到140 ℃时发生_____脱水,生成_____;加热到170 ℃时发生_____脱水,生成_____。

三、医学常见的醇

(一)甲醇(CH_3OH)

甲醇最早由木材干馏而得,故又称为木醇或者木精,是最简单的饱和一元醇。甲醇为无色透明

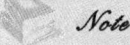

有酒味的液体,沸点为 64.5 ℃,易挥发。甲醇的毒性很强,主要作用于神经系统,可使视神经萎缩,误服 10 mL 可导致失明,误服 30 mL 可使人中毒死亡。

(二)乙醇(CH_3CH_2OH)

乙醇是酒的主要成分,啤酒含乙醇 3％～5％,葡萄酒含乙醇 6％～20％,黄酒含乙醇 8％～15％,白酒含乙醇 40％～70％(以上均为体积分数),因此乙醇俗称酒精,是无色、易挥发、易燃、有特殊香味的液体,沸点为 78.5 ℃,能与水以任意比例混溶,是良好的有机溶剂。乙醇在医药上用途广泛,也是重要的化工原料。

不同浓度的乙醇在医药上用途不尽相同。99.5％的乙醇称为无水酒精,主要用作化学试剂;95％的乙醇为药用酒精,用于配制消毒酒精和擦浴酒精等;75％的乙醇是最常用的皮肤消毒剂;50％的乙醇用来按摩后背及受压部位,促进血液循环,可预防压疮;25％～35％的乙醇可用于擦浴,使高热患者降温(以上均为体积分数)。由于中药的多种成分易溶于乙醇,因此乙醇常用作溶剂,如配制碘酊(俗称碘酒),即碘和碘化钾的乙醇溶液。

知识链接

是不是乙醇的浓度越高,消毒作用越好?

不是的! 乙醇分子具有很强的渗透能力,它能通过细菌表面的膜,进入细菌内部,使构成细菌的蛋白质脱水、凝固和变性,将细菌杀死。若乙醇浓度太高,则其使蛋白质凝固的作用增强,使菌体表面迅速凝固,形成一层保护膜,阻止了乙醇继续向菌体内部渗透。细菌内部的细胞不能被彻底杀死,待到适当时机,细菌细胞可能重新复活。浓度低于 70％的乙醇因为浓度太低,侵入细胞内部的能力弱,不能有效地灭菌。因此,只有使用浓度为 70％～75％的乙醇,才既能使组成细菌的蛋白质凝固,又不形成包膜,能使乙醇继续向内部渗透而彻底消毒杀菌。

(三)丙三醇 ($\begin{matrix} CH_2-CH-CH_2 \\ | \quad\quad | \quad\quad | \\ OH \quad OH \quad OH \end{matrix}$)

丙三醇俗名为甘油,是无色、黏稠、有甜味的液体,能与水以任意比例混溶。甘油有润肤作用,是护肤霜的成分之一。但因它有很强的吸湿性,可对皮肤产生刺激,所以使用时先用适量水稀释。甘油与新配制的氢氧化铜反应生成深蓝色的甘油铜,利用这一反应可以鉴别甘油,其他的多元醇也可以与氢氧化铜反应。

甘油在药剂学中可用作溶剂,临床上常用 50％的甘油溶液灌肠以治疗便秘。三硝酸甘油酯(俗称硝酸甘油)是缓解心绞痛的药物。

(四)苯甲醇 ($\langle\!\!\langle\bigcirc\rangle\!\!\rangle$—$CH_2OH$)

苯甲醇又名苄醇,结构简式为 C_6H_5—CH_2OH,是芳香醇中最简单的醇,存在于植物的香精油中,为无色液体,具有芳香气味,微溶于水,可与乙醇、乙醚混溶。

苯甲醇具有微弱的麻醉作用和防腐功能。苯甲醇注射液为注射用盐酸大观霉素的溶剂,具有镇痛作用,可减轻注射时的疼痛,因此含苯甲醇的注射用水称为无痛水。2005 年以前,注射青霉素时,为减轻注射时的疼痛,常用苯甲醇进行麻醉。然而临床上发现,苯甲醇能导致周围肌肉的坏死,严重者影响骨骼的发育。2005 年,国家药监局明确禁止苯甲醇作为青霉素溶剂注射使用。

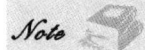

(五) 甘露醇和山梨醇(C$_6$H$_{14}$O$_6$)

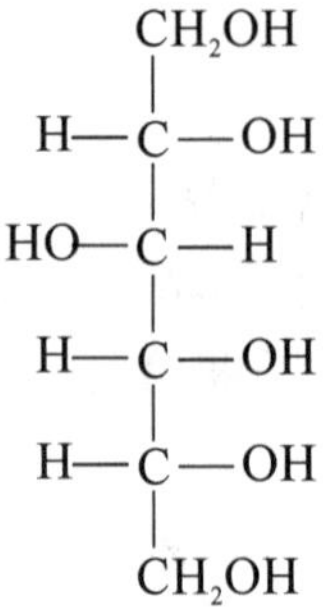

甘露醇 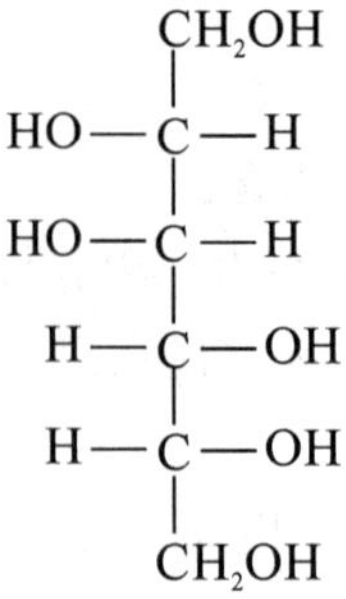　　　　　　　　山梨醇

甘露醇又名己六醇,为白色结晶性粉末,略有甜味,易溶于水。甘露醇广泛存在于植物中,许多蔬菜及果实中都含有它。甘露醇是常用的脱水药和利尿药,20%的甘露醇溶液是常用高渗溶液,可以静脉滴注,使脑实质及周围组织脱水,从而降低颅内压,以消除脑水肿,使用时必须快速滴注。5%～15%的甘露醇可用于口服,起到渗透性腹泻作用,清洁肠道。

山梨醇为甘露醇的同分异构体,作用与甘露醇相似但较弱,适用于治疗脑水肿及青光眼,也可用于心肾功能正常患者水肿、少尿的治疗。

(六) 1,2-丙二醇(CH$_2$—CH—CH$_3$ OH OH)

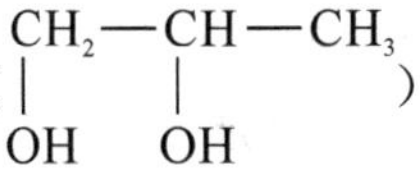

1,2-丙二醇为无色透明、具有吸湿性的黏性液体。沸点为188.2 ℃,防腐能力强,可抑制发酵和防止霉菌生长。它的毒性极低,并能溶解许多难溶于水的不溶性药物,常用作注射及内服药物的溶剂和防腐剂。

1,2-丙二醇分子内有两个羟基(—OH),易与水形成分子间氢键,所以具有较好的吸湿性,通常在化妆品中用作保湿剂、防腐剂。

课堂互动

1. 写出下列物质的结构简式。

乙醇　　甘油　　甲醇

2. 临床上用作消毒剂的乙醇浓度为_____,擦浴酒精浓度为_____。

3. 丙三醇俗名为_____,具有_____性,使用前要_____,临床上常用浓度为_____的水溶液灌肠以治疗便秘。

4. 下列物质中有麻醉作用的是(　　)。

A.丙三醇　　　　B.乙醇　　　　C.苯甲醇　　　　D.甘露醇

5. 下列物质中可用作脱水剂的是(　　)。

A.甲醇　　　　B.甘油　　　　C.苯甲醇　　　　D.甘露醇

化学与健康

木糖醇——糖尿病患者的甜味剂

1,2,3,4,5-戊五醇是从白桦树、橡树、玉米、甘蔗等植物中提取出来的一种甜味剂,又称木糖醇。

　　糖尿病患者的无糖食品一般是指不含蔗糖、葡萄糖、麦芽糖、果糖等的甜味食品,但是无糖食品应含有木糖醇、山梨醇等适宜糖尿病患者食用的甜味剂。木糖醇是人体糖类代谢的中间体,可以在体内缺少胰岛素的情况下,透过细胞膜被组织吸收利用,促进肝糖原合成,供给细胞营养和能量,且不会引起血糖升高,能够消除糖尿病患者的三多症状(多食、多饮、多尿),是最适合糖尿病患者食用的营养性食糖代替品。

　　木糖醇的防龋齿特性也非常好。首先木糖醇不能被口腔中产生龋齿的细菌利用,其次咀嚼木糖醇口香糖能促进唾液分泌,冲洗口腔、牙齿中的细菌,抑制细菌在牙齿表面的吸附,防止龋齿和减少牙斑的产生。使用木糖醇口香糖时,要掌握好咀嚼次数和咀嚼时间。饭后和吃完零食之后马上咀嚼效果最佳,临睡前咀嚼一块木糖醇口香糖效果更好,可以有效起到防龋齿作用。

 本节测验  在线答题

第二节　酚

 导学情景

　　苹果、梨等水果切开后,放一会儿会变色,土豆、茄子等蔬菜也有类似情况,这是什么原因呢?

　　这是由于这些水果和蔬菜中含有酚类物质,削皮后暴露在空气中,酚类物质在酶的作用下,在空气中被氧化,产生大量的醌类物质,使得水果或者蔬菜变色,同时外层的营养成分含量也有所降低。所以,水果、蔬菜削皮后最好立即吃掉。控制变色的简便办法是去皮后立即浸在淡盐水中,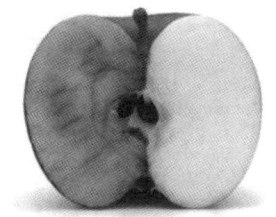使之与空气隔绝,以防止植物细胞中酚类物质被氧化,但是不宜浸泡过久,避免营养成分流失。

　　本节学习酚类化合物的相关知识。

一、酚的结构、分类与命名

(一) 酚的结构

　　芳香烃分子中苯环上的氢原子被羟基(—OH)取代后生成的化合物称为酚。一元酚的通式为Ar—OH。酚中的羟基称为酚羟基,酚羟基是酚的官能团,例如:

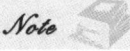

（二）酚的分类

根据分子中所含酚羟基的数目，酚可分为一元酚、二元酚、多元酚等，多元酚指含有三个或以上酚羟基的酚，如苯三酚。

（三）酚的命名

1. 一元酚的命名 以苯酚为母体，苯环上的其他原子、原子团或烃基作为取代基，从酚羟基所连接的苯环碳原子开始，用阿拉伯数字编号，同时遵循系统命名法的一般原则，也可用邻、间、对表示取代基与酚羟基的相对位置。例如：

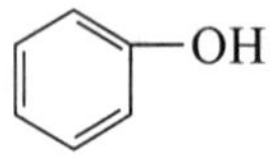

苯酚 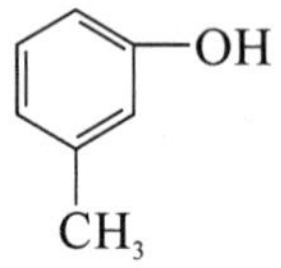　　　　　　3-甲酚(间甲酚) 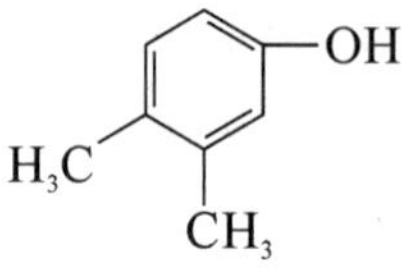　　　　　3,4-二甲基苯酚

2. 二元酚的命名 以苯二酚为母体，酚羟基间的相对位置用阿拉伯数字或邻、间、对等汉字表示。例如：

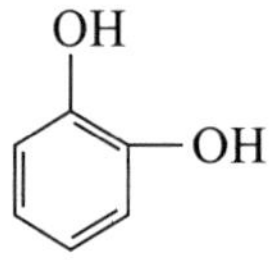

1,2-苯二酚　　　　　1,3-苯二酚　　　　　1,4-苯二酚
邻苯二酚　　　　　　间苯二酚　　　　　　对苯二酚

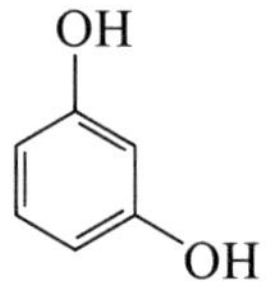

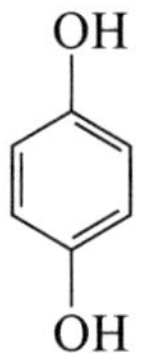

3. 三元酚的命名 以苯三酚为母体，酚羟基间的相对位置用阿拉伯数字或连、偏、均等汉字表示。例如：

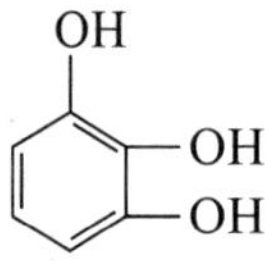

1,2,3-苯三酚　　　　1,2,4-苯三酚　　　　1,3,5-苯三酚
连苯三酚　　　　　　偏苯三酚　　　　　　均苯三酚

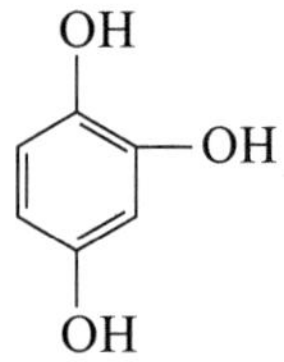

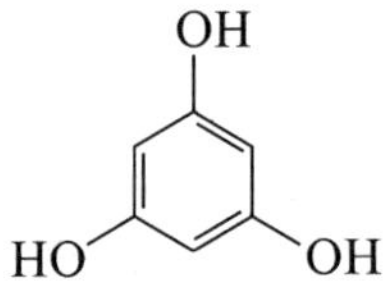

二、酚的性质

（一）物理性质

常温下，大多数酚为无色晶体，有特殊气味，对眼睛、呼吸道黏膜及皮肤有刺激性和腐蚀作用。酚在空气中易被氧化，所以常带有不同程度的黄色或红色。一元酚由于苯环的存在，微溶于水或者不溶于水，易溶于乙醇、乙醚等有机溶剂。

（二）化学性质

酚和醇都含有羟基，因此具有相似的化学性质，如都能与活泼金属反应放出氢气，但由于酚羟基和醇羟基所连接的基团不同，化学性质又有明显的差异。在酚的结构中，由于苯环和羟基相互影响，酚羟基比醇羟基更活泼，酚具有一些醇不具备的特性。

1. 弱酸性 酚羟基中的氢容易电离成为氢离子，因此酚具有弱酸性，酚的酸性比醇强，不仅能与活泼金属反应，还能与强碱发生中和反应生成盐。例如：

$$2 \text{C}_6\text{H}_5\text{OH} + 2\text{Na} \longrightarrow 2 \text{C}_6\text{H}_5\text{ONa} + \text{H}_2\uparrow$$

苯酚   苯酚钠

$$\text{C}_6\text{H}_5\text{OH} + \text{NaOH} \longrightarrow \text{C}_6\text{H}_5\text{ONa} + \text{H}_2\text{O}$$

苯酚的酸性很弱,其酸性强于醇和水,但比碳酸弱,它不溶于碳酸氢钠溶液,也不能使石蕊试纸变色。当向苯酚钠溶液中通入 CO_2 时,由于碳酸的酸性比苯酚强,所以苯酚析出而出现浑浊。

$$\text{C}_6\text{H}_5\text{ONa} + \text{CO}_2 + \text{H}_2\text{O} \longrightarrow \text{C}_6\text{H}_5\text{OH} + \text{NaHCO}_3$$

2. 与三氯化铁的显色反应 酚能与三氯化铁发生显色反应,不同的酚与三氯化铁溶液作用呈现不同的颜色,可以用来鉴别酚的存在。如苯酚、间苯二酚和均苯三酚与三氯化铁溶液反应显紫色,甲酚显蓝色,邻苯二酚、对苯二酚显绿色。这个反应非常灵敏,常用于酚类的鉴别。醇不能发生此类反应,可根据此显色反应区分醇和酚。

3. 苯环上的取代反应 由于酚羟基对苯环的影响,苯环上的氢原子容易和卤素单质、硝酸等发生取代反应。

苯酚溶液与溴水作用,立即生成 2,4,6-三溴苯酚的白色沉淀。

$$\text{C}_6\text{H}_5\text{OH} + 3\text{Br}_2 \longrightarrow \text{C}_6\text{H}_2\text{Br}_3\text{OH}\downarrow + 3\text{HBr}$$

此反应非常灵敏,可用于检验苯酚的存在。

4. 氧化反应 苯酚在空气中容易被氧化,变为粉红色或者红褐色,在强氧化剂作用下,生成黄色的对苯醌,故苯酚应避光储存于棕色试剂瓶中。

课堂互动

1. 能与溴水发生取代反应的是(　　)。

A. CH_3OH B. $\text{CH}_3\text{CH}_2\text{CH}_3$ C. $\text{CH}_3\text{CH}_2\text{OH}$ D. $\text{C}_6\text{H}_5\text{—OH}$

2. 加溴水于苯酚溶液中,立即出现(　　)。

A. 黄色沉淀   B. 红色沉淀   C. 棕色沉淀   D. 白色沉淀

3. 不能与金属钠发生反应的是(　　)。

A. 甘油   B. $\text{C}_6\text{H}_5\text{—OH}$ C. $\text{CH}_3\text{CH}_2\text{OH}$ D. $\text{CH}_3\text{CH}_2\text{CH}_3$

4. 能与三氯化铁发生显色反应的是(　　)。

A. 苯酚   B. 甲醇   C. 乙醇   D. 甘油

三、医学常见的酚

(一) 苯酚 (⬡—OH)

苯酚俗称石炭酸,结构简式为 C_6H_5—OH。纯净的苯酚是无色晶体,室温下稍溶于水,在 65 ℃以上时可以与水混溶,易溶于乙醇、乙醚等有机溶剂。

苯酚能使蛋白质凝固变性,有杀菌能力,医药上常用作消毒剂和防腐剂,可用 2%～5% 的苯酚溶液消毒手术器具及处理排泄物,中耳炎可用 1%～2% 的苯酚甘油滴耳,2% 的苯酚软膏可用于皮肤杀菌和止痒。苯酚对组织的穿透力强,只能在小面积皮肤上使用,2% 以上的苯酚溶液对皮肤有腐蚀性,使用时应小心,如果苯酚沾到皮肤上,可用消毒酒精洗去。

趣味阅读

外科消毒之父

苯酚是德国化学家龙格于 1834 年在煤焦油中发现的,故又称石炭酸,但在发现它之后的 30 多年,苯酚并没有发挥作用。首次使苯酚的消毒作用声名远扬的是英国外科医生里斯特,他被称为"外科消毒之父"。

19 世纪初,医院设备很差,许多患者手术后因伤口感染化脓而死,1865 年里斯特首先提出缺乏消毒手段是外科手术发生感染的主要原因。里斯特热爱科学,喜欢观察和思考,他偶然发现在化工厂附近的污水沟里,沟水清澈,浮在水面上的草根很少腐烂。调查发现,这是由于化工厂流出的苯酚进入了水沟里。于是,里斯特对苯酚产生了兴趣,经过研究发现,它具有很强的杀菌作用。里斯特决定把它用到临床手术中。

1865 年 8 月,里斯特给一位断腿男孩实施手术,在手术前,里斯特把苯酚溶液喷洒在空气中,又喷洒在手术器械、绷带、棉花上,做手术前让医生用它洗手和清洗患者伤口。这是世界上第一例在临床上采用消毒法的手术。这个手术空前成功,男孩的伤口很快痊愈。里斯特在做其他外科手术时也采用了这些措施,手术后,创口感染致死的病例大大减少。

外科消毒法的发明,是里斯特对人类的一大贡献,数百年来,挽救了无数人的生命。但由于苯酚对人体有腐蚀刺激作用,而且毒性强,并不是理想的消毒剂,其逐渐被新型消毒剂取代,最终形成了现代消毒法。

(二) 甲酚

甲酚又称煤酚,有三种同分异构体。

邻甲酚　　　　　间甲酚　　　　　对甲酚
(沸点191 ℃)　　(沸点203 ℃)　　(沸点202 ℃)

由于三种甲酚的沸点相近,不易分离,实际上常使用它们的混合物。甲酚的杀菌能力比苯酚强,腐蚀性和毒性较低,是常用的消毒防腐剂。因为甲酚难溶于水,能溶于肥皂溶液,故常将其配成 50% 的肥皂溶液,即甲酚皂溶液,俗称"来苏尔",用于器械消毒和环境消毒,使用时需加水稀释至 2%～5%。

（三）苯二酚

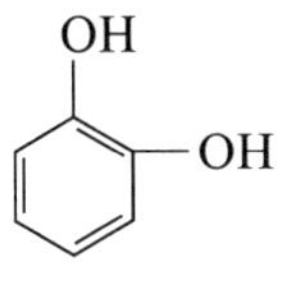

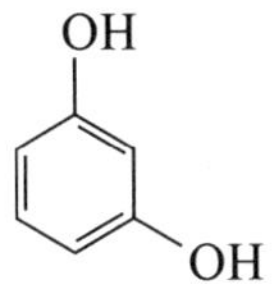

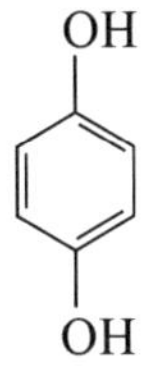

邻苯二酚　　　　　　间苯二酚　　　　　　对苯二酚

　　苯二酚有邻、间、对三种同分异构体，它们都是无色晶体。邻苯二酚又称儿茶酚，存在于许多植物中，它的重要衍生物肾上腺素有升高血压和止喘的作用。间苯二酚又称树脂酚或雷锁辛，由人工合成，具有杀灭细菌和真菌的作用，刺激性较小，在医药上用于治疗皮肤病，如湿疹、癣病等。对苯二酚俗名氢醌，存在于植物中，具有很强的还原性，常用作显影剂。

（四）维生素 E

　　维生素 E 又名生育酚，为黄色油状物，是天然存在的酚，广泛存在于植物中，在麦胚油中含量最高，豆类及蔬菜中含量也很丰富。维生素 E 在自然界中有多种同分异构体，其中 α-生育酚活性最高，临床用于治疗先兆流产和习惯性流产。此外，维生素 E 可作为一种自由基清除剂，减少自由基对肌体的损伤而起到延缓衰老的作用。

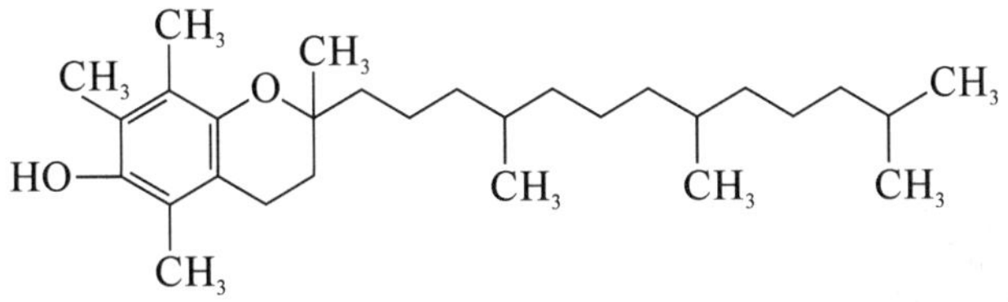

维生素E(α-生育酚)

课堂互动

　　1. 甲酚俗称_____，有_____、_____和_____三种同分异构体。

　　2. 来苏尔是浓度为_____的_____溶液，可用于_____和_____消毒。

　　3. 邻苯二酚又称儿茶酚，它的重要衍生物_____具有升高血压和止喘的作用。

知识拓展

神奇的茶多酚

　　茶多酚别称茶单宁，为粉状固体或晶体，由 30 种以上的多酚类物质组成，是茶叶中的有效营养成分。其有涩味，易溶于水、乙醇，微溶于油脂。其水溶液呈淡黄至茶褐色，略带茶香。茶多酚在茶叶中的含量一般为 20%～35%，以绿茶中茶多酚含量最高，普洱茶中茶多酚含量也非常高。

　　茶多酚具有较强的抗氧化作用，具解毒和抗辐射作用，能有效阻止放射性物质侵入骨髓，被健康界及医学界誉为"辐射克星"。

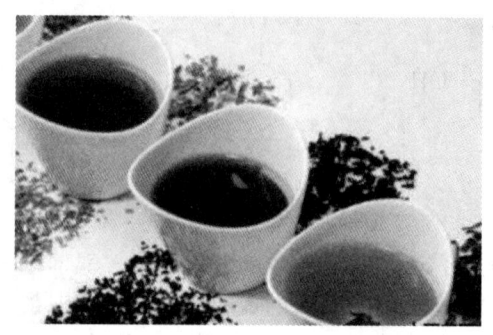

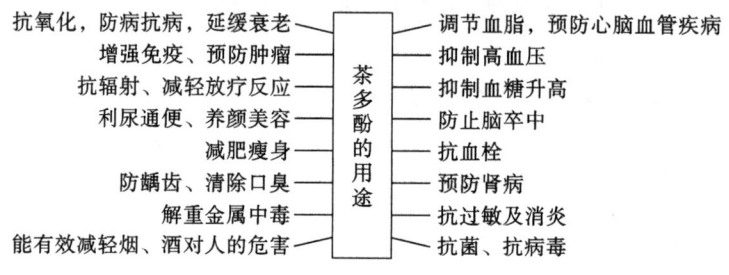

 **本节测验**　　　在线答题

第三节　醚

导学情景

　　有些电影、电视剧里面,只要拿毛巾蘸一些乙醚捂在被害人的口鼻处,便能使其立刻昏倒,听起来让人不寒而栗。实际上乙醚虽然有麻醉作用,但用乙醚麻醉犯罪的案例并不多见。因为乙醚的刺激性大,很远便能闻到一股异味,并且乙醚易挥发,只要浓度不是很大,受害者在空气中缓几分钟便能清醒过来。使用乙醚进行犯罪大多伴有暴力行为,乙醚有刺激性气味,通常闻到此类气味时,人就会很自然地屏气或避让,不可能大量吸入呼吸道内,如果不是强迫受害人吸入,乙醚是很难发挥作用的,传说的一闻就昏迷的药物并不存在。

　　本节学习醚类化合物的相关知识。

一、醚的结构、分类与命名

　　醚可看作两个烃基通过一个氧原子连接起来的化合物。其结构通式为（Ar）R—O—R′（Ar′）。醚的官能团为醚键（—O—）。

　　醚分子中与氧相连的两个烃基相同的称为单醚,两个烃基不同的称为混醚。

单醚的命名在醚字前面加烃基的名称,表示两个相同烃基的"二"字可省略;混醚必须把两个烃基的名称都表示出来,将较小烃基的名称放在较大烃基名称的前面,芳香烃基的名称放在脂肪烃基名称的前面。例如:

$$CH_3—O—CH_3$$
甲醚

$$CH_3CH_2—O—CH_2CH_3$$
乙醚

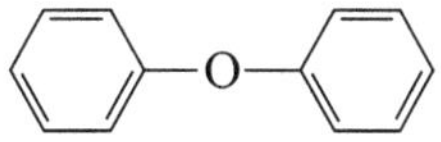

二苯醚

$$CH_3—O—CH_2CH_3$$
甲乙醚

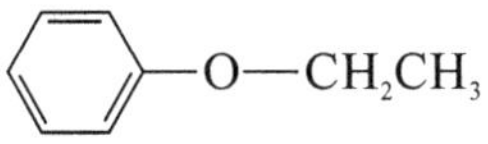

苯乙醚

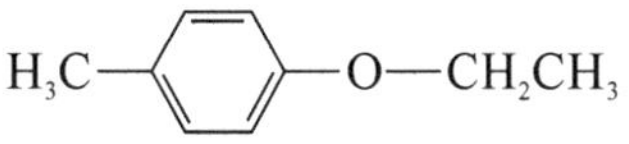

对甲基苯乙醚

课堂互动

1. 醚的官能团是_____。

2. 命名下列化合物。

$$CH_3CH_2—O—CH_2CH_3$$ $$CH_3CH_2—O—CH_3$$

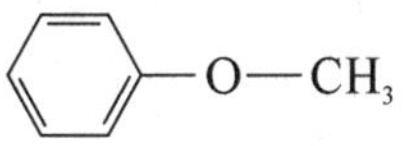

二、醚的性质

(一)物理性质

除了甲醚和甲乙醚在常温下为气体外,其余的醚多是无色液体,有特殊气味,沸点比含相同数目碳原子的醇低得多。醚在水中的溶解度比含相同数目碳原子的烷烃大。

(二)化学性质

醚是一类不活泼的化合物,稳定性仅次于烷烃。醚对氧化剂较稳定,但醚与空气接触较长时间后易被氧化生成过氧化物。例如乙醚在空气中久置后产生过氧乙醚,过氧乙醚不稳定,加热时易分解而发生爆炸,因此,醚类应尽量避免暴露在空气中,一般应放在棕色玻璃瓶中,避光保存。过氧化物的沸点比醚高,受热易分解爆炸,所以使用前须检验是否有过氧化物存在。

三、医学常见的醚

(一)乙醚($CH_3CH_2OCH_2CH_3$)

乙醚是无色易挥发液体,沸点为34.6 ℃,为常用的溶剂,由于它易燃易爆,使用时应注意防火。乙醚化学性质稳定,又可溶解许多有机化合物,因此是一种良好的有机溶剂。

乙醚是最早被使用的吸入性全身麻醉剂,其麻醉效能强,安全范围广,有良好的肌松作用。但其存在麻醉诱导及苏醒迟缓的副作用,其特殊刺激性臭味令患者难以接受,术后恶心、呕吐和肠麻痹发生率高,且有易燃烧、易爆炸等缺点,因而已被更好的麻醉剂所取代。

(二)安氟醚和异氟醚

安氟醚又名恩氟烷,异氟醚又名异氟烷。它们的结构如下:

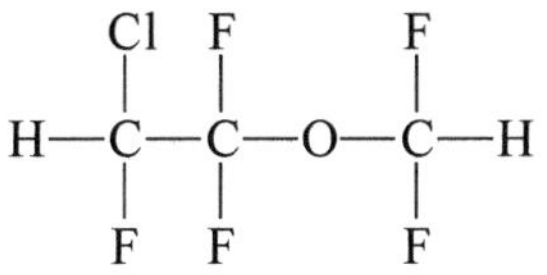

安氟醚

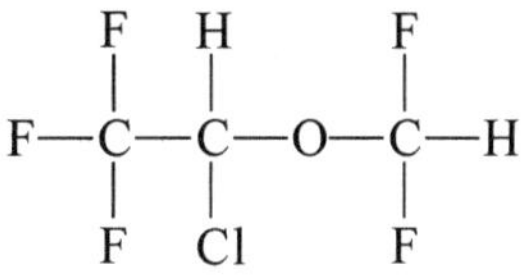

异氟醚

Note

两者互为同分异构体。安氟醚是无色挥发性液体，有果香味，沸点为 57 ℃。异氟醚是无色、透明的液体，略带刺激性醚样臭味。两者性质稳定，都是目前临床上常用的吸入性全身麻醉剂。

 课堂互动

1. 乙醚的官能团是_____。
2. 乙醚化学性质_____，具有_____作用，但是副作用较大。

知识拓展

乙醚麻醉剂的发现

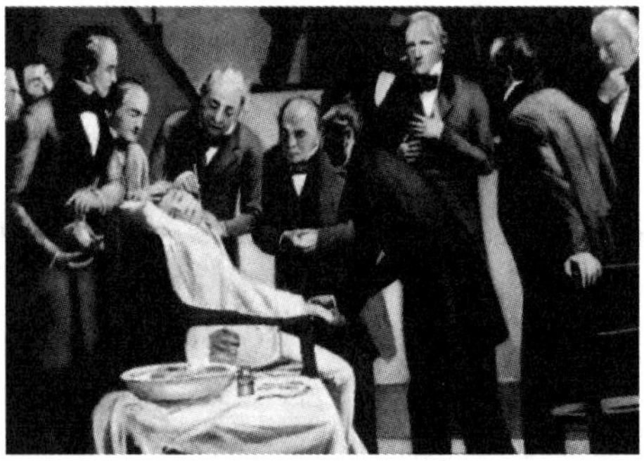

威廉·莫顿（1819—1868 年），美国牙科医生，世界上最早将乙醚麻醉应用于外科手术的人。18 世纪以前，由于没有麻醉剂，外科手术是一件非常可怕的事情。为了做手术，有的医生用绞勒的方法使患者暂时窒息；有的干脆用一根木棒猛击患者的头顶，使患者失去知觉……这些野蛮的做法给患者带来了巨大的痛苦，有的甚至因此而丧失生命。

威廉·莫顿做牙医时，遇到一个严重问题的困扰，即当时还没有麻醉剂，拔牙时患者疼痛难忍，很多患者对拔牙望而却步，因此莫顿立志寻找一种无痛拔牙的方法。他在医学家兼化学家查理·杰克森的建议下，用乙醚作为麻醉剂给患者拔牙并获得成功。1846 年 10 月，莫顿在麻省总医院完成了世界上第一例使用乙醚进行麻醉外科手术的公开表演。在手术前，莫顿设计了一个吸入乙醚的新装置，还准备了解毒剂。患者是一个年轻的油漆匠，要把颈上的一个肿瘤切除。当莫顿把口具套在患者口鼻上开始麻醉后，很快患者睡着了。然后瓦伦医师开始手术，当切下去一刀后，瓦伦看了一下患者的脸，见患者并无异样，在睡眠中微笑着。当把肿瘤切去，助手缝合伤口时，患者有些苏醒，莫顿问患者疼否？患者说："疼？没有，有人抓我的脖子。"随即又进入梦乡，手术很快结束。

1846 年 10 月 16 日，在这个光辉的日子里，莫顿把人类经受手术痛苦的历史划分成为两个时代。乙醚麻醉的成功标志着近代麻醉史的开端，莫顿被认为是临床麻醉第一杰出人物。

本节测验  在线答题

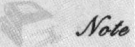

➡ **点滴积累**

	醇	酚	醚
官能团	醇羟基(—OH)	酚羟基(—OH)	醚键(—O—)
通式	R—OH	Ar—OH	(Ar)R—O—R′(Ar′)
分类	(1) 按烃基不同分为脂肪醇、脂环醇、芳香醇 (2) 按羟基连接的碳原子种类不同分为伯醇、仲醇、叔醇	按酚羟基数目分为一元酚、二元酚、多元酚	按烃基种类分为单醚、混醚
命名	饱和一元醇的命名: (1) 选主链(含羟基碳) (2) 主链编号(靠近羟基碳) (3) 定名称"某醇"(标明羟基位置)	一元酚的命名: (1) 以苯酚为母体 (2) 编号(从羟基碳开始) (3) 定名称"某酚"	单醚:某醚 混醚:某某醚(简单的取代基在前,复杂的在后)
性质	(1) 和金属钠反应 (2) 氧化反应:伯醇氧化生成醛、仲醇氧化生成酮、叔醇不易被氧化 (3) 脱水反应:分子内脱水生成烯烃、分子间脱水生成醚	(1) 弱酸性:酸性比碳酸弱,与强碱氢氧化钠反应 (2) 与三氯化铁发生显色反应 (3) 与溴水反应生成沉淀 (4) 氧化反应	性质比较稳定
重要的化合物	甲醇(木醇、木精) 乙醇(酒精) 丙三醇(甘油):与氢氧化铜反应,生成深蓝色的溶液	苯酚(石炭酸) 甲酚(煤酚):50%甲酚皂溶液,俗名"来苏尔"	乙醚

➡ **目标检测**

一、单项选择题

1. 下列物质能与 $FeCl_3$ 发生显色反应的是( )。

A. 甲烷 　　　　 B. 乙烯 　　　　 C. 苯酚 　　　　 D. 乙醇

2. 下列化合物属于伯醇的是( )。

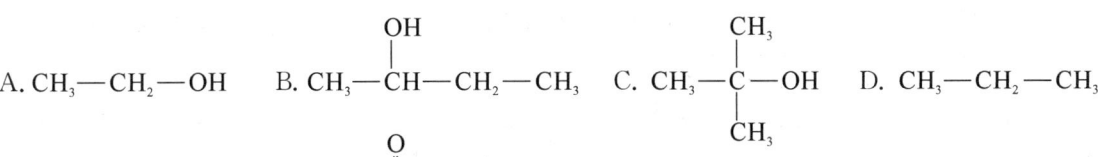

A. $CH_3—CH_2—OH$ 　 B. $CH_3—\underset{\underset{OH}{|}}{CH}—CH_2—CH_3$ 　 C. $CH_3—\underset{\underset{CH_3}{|}}{\overset{\overset{CH_3}{|}}{C}}—OH$ 　 D. $CH_3—CH_2—CH_3$

3. 下列醇中可被氧化生成 $CH_3—\overset{\overset{O}{||}}{C}—CH_2—CH_3$ 的是( )。

A. $CH_3—CH_2—OH$ 　　　　　　　　 B. $CH_3—CH_2—CH_2—CH_3$

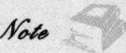

C. $CH_3-\underset{\underset{CH_3}{|}}{\overset{\overset{CH_3}{|}}{C}}-OH$

D. $CH_3-\underset{\overset{|}{OH}}{CH}-CH_2-CH_3$

4. 下列化合物能与 $Cu(OH)_2$ 反应生成蓝色溶液的是（　　）。

A. $CH_3-\underset{\underset{CH_3}{|}}{CH}-OH$　　B. $\underset{\overset{|}{OH}}{CH_2}-\underset{\overset{|}{OH}}{CH}-\underset{\overset{|}{OH}}{CH_2}$　　C. $\underset{\overset{|}{OH}}{CH_2}-\underset{\overset{|}{OH}}{CH_2}$　　D. 苯酚—OH

5. 能与金属钠反应的是（　　）。

A. 苯　　　　　　　　B. 乙烷　　　　　　　　C. 丙烯　　　　　　　　D. 乙醇

6. 不能与金属钠反应的是（　　）。

A. 苄醇　　　　　　　B. 乙醚　　　　　　　　C. 甘油　　　　　　　　D. 乙醇

7. 下列物质常温下能与水以任意比例混溶的是（　　）。

A. 乙醚　　　　　　　B. 乙烷　　　　　　　　C. 苯酚　　　　　　　　D. 乙醇

8. 下列物质中属于仲醇的是（　　）。

A. CH_3-CH_2-OH　　B. $CH_3-\underset{\overset{|}{OH}}{\overset{\overset{CH_3}{|}}{CH}}$　　C. 苯—CH_2OH　　D. $CH_3-\underset{\underset{CH_3}{|}}{\overset{\overset{CH_3}{|}}{C}}-OH$

9. 将 CO_2 气体分别通入下列各溶液,能变浑浊的是（　　）。

A. $NaOH$ 溶液　　　B. Na_2CO_3 溶液　　　C. 苯—OH 溶液　　　D. 苯—ONa 溶液

10. 下列可用溴水检验的是（　　）。

A. 苄醇　　　　　　　B. 乙醚　　　　　　　　C. 甘油　　　　　　　　D. 苯酚

二、填空题

1. 醇、酚和醚都是烃的含_____衍生物,醇的官能团是_____,酚的官能团是_____,醚的官能团是_____。

2. 醇按其羟基所连的碳原子种类不同可分为_____、_____和_____三种,按分子中羟基数目的不同又可分为_____、_____和_____三类。

3. 甲醇也称_____,误饮少量可使人_____,严重时_____。

4. 乙醇也称_____,在浓 H_2SO_4 存在下脱水,加热到_____℃时生成乙烯;加热到_____℃时发生_____脱水生成乙醚。

5. 丙三醇的俗名为_____,具有_____性,与_____悬浊液反应生成易溶于水的溶液。

6. 苯酚的俗名为_____,其酸性比碳酸_____,能与_____生成苯酚钠和水。

三、简答题

1. 命名下列各化合物,若是醇类,请指出它属于哪种一元醇(伯、仲、叔)。

(1) 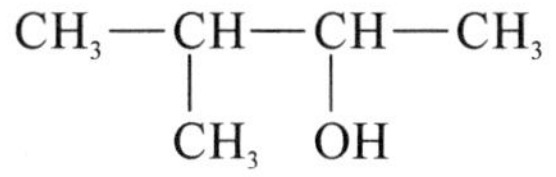 $CH_3-CH-CH-CH_3$
　　　　　|　　|
　　　　CH_3　OH

(2) 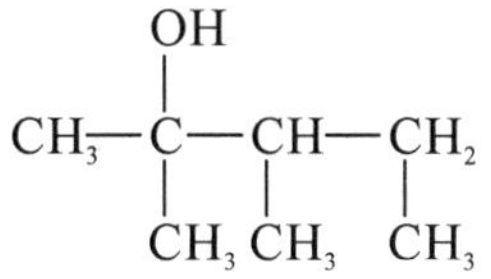
　　　　　　　OH
　　　　　　　|
　　$CH_3-C-CH-CH_2$
　　　　　|　|　　|
　　　CH_3 CH_3　CH_3

(3) $CH_3-CH-CH_3$
　　　　　|
　　　　CH_3

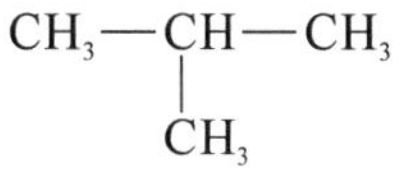

(4) 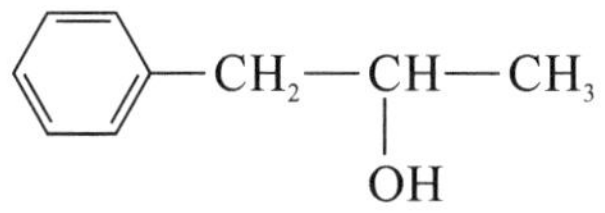
　　$\bigcirc$—$CH_2-CH-CH_3$
　　　　　　　　　|
　　　　　　　　OH

(5) 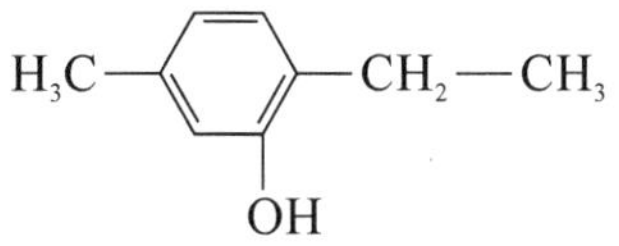
　　H_3C—$\bigcirc$—CH_2-CH_3
　　　　　　|
　　　　　OH

(6) 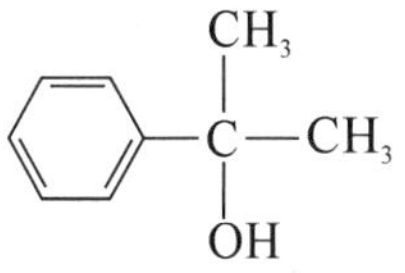
　　　　　　CH_3
　　　　　　|
　　$\bigcirc$—$C-CH_3$
　　　　　|
　　　　OH

2. 写出下列化合物的结构式。

(1) 2-甲基-2-丁醇

(2) 2-苯基戊醇

(3) 1,3-环己二醇

(4) 2,3,4-三甲基-2-戊醇

(5) 3-甲基苯酚

(6) 对甲基苯甲醚

3. 完成下列反应式。

(1) $CH_3-CH_2-OH \xrightarrow[170℃]{浓H_2SO_4}$

(2) 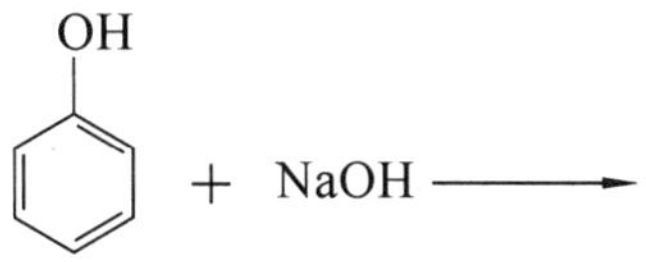
　　OH
　　|
　$\bigcirc$ + NaOH $\longrightarrow$

(3) 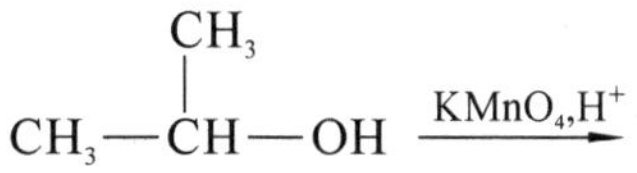
　　　CH_3
　　　|
　$CH_3-CH-OH \xrightarrow{KMnO_4,H^+}$

(4) $CH_3-CH_2-OH \xrightarrow{KMnO_4,H^+}$

4. 用化学方法鉴别下列各组化合物。

(1) 苯酚和苯

(2) 丙醇和甘油

(3) 乙醇和乙醚

(4) 乙醇和苯酚

5. 将下列化合物依据酸性由大到小排列,并说明原因。

水、乙醇、苯酚、碳酸

(刘艳　李明星　王守智)

醛、酮、羧酸和酯

学习目标

▲ **知识目标**

认识醛、酮、羧酸和酯的结构、分类和命名。

了解醛、酮、羧酸和酯的物理性质和化学性质。

了解酯化反应和水解反应，进一步学习氧化、还原、加成、取代等有机化学反应类型。

了解常见的醛、酮、羧酸和酯的相关知识及其在医学上的意义。

▲ **能力目标**

能区分醛、酮、羧酸和酯的官能团，并能用化学方法鉴别。

能将醛、酮、羧酸和酯的知识应用于医学、生活实践中。

能通过自主查阅资料了解常见醛、酮、羧酸和酯在医药和社会生活中的应用。

▲ **素质目标**

养成细心观察、主动探索的学习态度和规范操作、精益求精的实验习惯。

发展宏观辨识与微观探析、变化观念与平衡思想、现象观察与规律认知、实验探究与创新意识、科学态度与社会责任等化学学科核心素养。

体会化学与医学的密切联系，树立健康中国、科技强国的核心理念。

通过上一主题的学习，我们知道伯醇被氧化生成醛或羧酸，仲醇被氧化生成酮。本主题将进一步学习羧酸，羧酸在一定条件下生成酯。醛、酮、羧酸和酯都是由碳、氢、氧三种元素组成的，它们是烃的含氧衍生物。

第一节 醛 和 酮

导 学 情 景

李先生一家欢欢喜喜搬进新房，一段时间后，夫妇二人经常头晕、恶心，三岁的女儿开始咳嗽、流鼻血，全身出现皮疹。李先生夫妇将女儿送到医院检查，医生诊断为甲醛中毒，由新房甲醛超标所致。

问题：

1. 甲醛中毒有什么危害？

2. 如何预防新房甲醛中毒？

Note

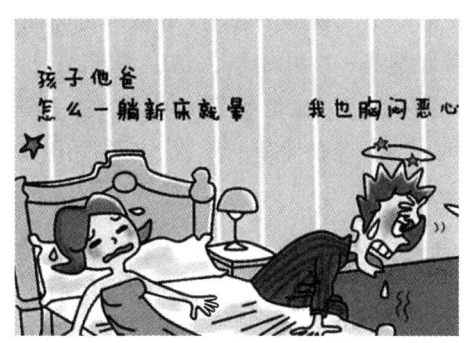

一、醛和酮的结构、分类与命名

(一) 醛和酮的结构

羰基($-\overset{\text{O}}{\underset{}{C}}-$)是由碳原子和氧原子以双键相连而形成的官能团。醛、酮分子中均含有羰基,称为羰基化合物。

醛是羰基的碳原子分别与烃基和氢原子相连的化合物(甲醛除外)。

酮是羰基的碳原子分别与两个烃基相连的化合物。

醛、酮的通式如下:

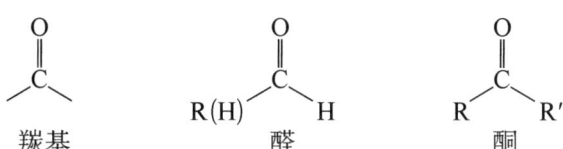

羰基　　　　　　　醛　　　　　　　酮

醛基($-\overset{\text{O}}{\underset{}{C}}-H$)是醛的官能团,可简写为—CHO,它位于碳链的首端,醛可简写为(Ar)R—CHO;酮基($-\overset{\text{O}}{\underset{}{C}}-$)是酮的官能团,可简写为—CO—,它位于两个烃基之间,酮可以简写为(Ar)R—CO—R′(Ar′)。

(二) 醛和酮的分类

根据羰基碳原子所连接的烃基种类不同,醛、酮可分为脂肪醛、酮和芳香醛、酮,如:

$CH_3CH_2CH_2CHO$　　　　　　　$CH_3CH_2COCH_3$
丁醛(脂肪醛)　　　　　　　　2-丁酮(脂肪酮)

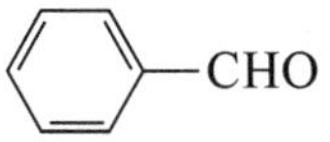

苯甲醛(芳香醛) 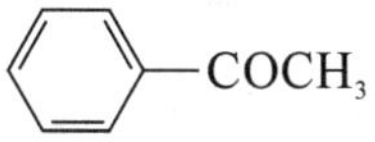　　　　　　　苯乙酮(芳香酮)

(三) 醛和酮的命名

1. 脂肪醛、酮的命名　简单的脂肪醛、酮,根据其碳原子数称为"某醛"或者"某酮",例如:

$HCHO$　CH_3CHO　CH_3CH_2CHO　CH_3COCH_3
甲醛　　　乙醛　　　　丙醛　　　　　丙酮

复杂脂肪醛、酮的系统命名法与脂肪醇的命名法类似。

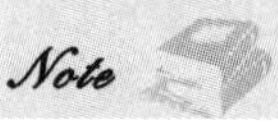

Note

121

（1）选择包括羰基碳原子在内的最长碳链为主链,根据主链碳原子数目称为"某醛"或"某酮"。

（2）从靠近醛基一端或从靠近酮基一端开始给主链碳原子编号。由于醛基一定在碳链的首端,故不必标明其位置,但酮基的位置必须用阿拉伯数字标明,写在"某酮"的前面,中间用短线隔开。

（3）有支链时,将支链看成取代基,将取代基的位次、名称写在醛、酮名称的前面,中间用短线隔开,例如:

$$CH_3CHCH_2CH_2CHO \qquad CH_3CH_2CHCH_2CCH_3$$
$$\quad\ \ | \qquad\qquad\qquad\qquad\quad\ \ |\quad\ \ \|$$
$$\quad\ \ CH_3 \qquad\qquad\qquad\qquad\ \ CH_3\ O$$

4-甲基戊醛　　　　　　　　4-甲基-2-己酮

2. 芳香醛、酮的命名　　以脂肪醛、酮为母体,将芳香烃基作为取代基,"基"字通常可以省略,例如:

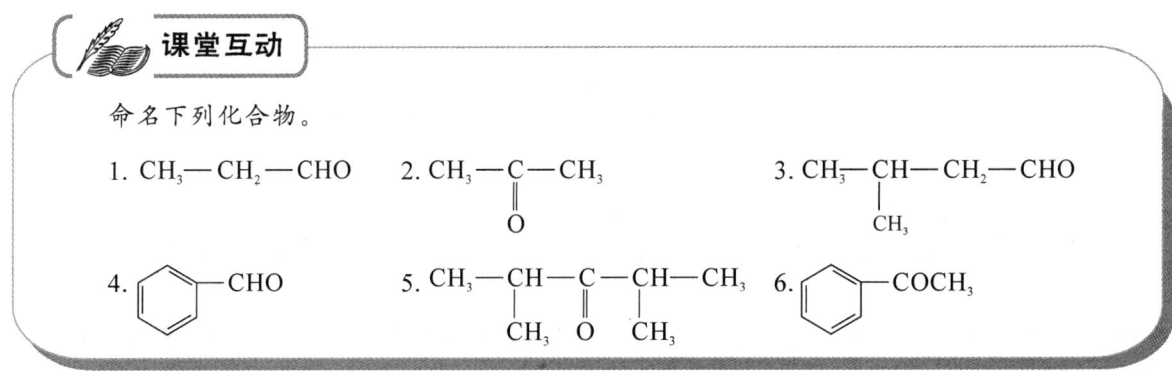

1-苯基乙酮(简称苯乙酮)　　　1-苯基-3-甲基-2-丁酮

2-苯(基)乙醛　　　　　　二苯(基)甲酮

课堂互动

命名下列化合物。

1. $CH_3—CH_2—CHO$　　　2. $CH_3—\underset{\underset{O}{\|}}{C}—CH_3$　　　3. $CH_3—\underset{\underset{CH_3}{|}}{CH}—CH_2—CHO$

4. ⬡—CHO　　　5. $CH_3—\underset{\underset{CH_3}{|}}{CH}—\underset{\underset{O}{\|}}{C}—\underset{\underset{CH_3}{|}}{CH}—CH_3$　　　6. ⬡—COCH_3

二、醛和酮的性质

（一）醛和酮的物理性质

常温下,除甲醛是气体外,12 个碳原子以下的脂肪醛、酮都是液体,高级醛、酮多为固体。甲醛、乙醛、丙酮等易溶于水,但随着分子中碳原子数目的增加,醛、酮的溶解度迅速减小。醛和酮易溶于有机溶剂。脂肪醛、脂肪酮和芳香酮都有特殊气味。

（二）醛和酮的化学性质

醛和酮的化学性质主要取决于它们的官能团,因为它们在结构上都含有羰基,因此具有许多相似的化学性质。但由于羰基所连接的基团不同,醛和酮的化学性质也有明显的差异。一般来说,醛比酮具有更强的反应活性,有些醛能进行的反应,酮不能或难以进行。

1. 加氢反应　醛和酮都含有羰基（$—\overset{\overset{O}{\|}}{C}—$）,碳氧双键不稳定,在一定条件下,醛、酮均可以和氢

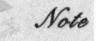

气发生加成反应生成醇。但由于醛、酮的结构不同,故产物有所区别,醛加氢生成伯醇,酮加氢生成仲醇。

$$RCHO \ + \ H_2 \ \xrightarrow{Pt(或Ni、Pd)} \ RCH_2OH$$
$$\quad 醛 \qquad\qquad\qquad\qquad\qquad 伯醇$$

$$\begin{array}{c} R \\ \diagdown \\ \diagup \\ R' \end{array} C\!\!=\!\!O \ + \ H_2 \ \xrightarrow{Pt(或Ni、Pd)} \ \begin{array}{c} R \\ \diagdown \\ \diagup \\ R' \end{array}\!\!CH\!-\!OH$$
$$\quad 酮 \qquad\qquad\qquad\qquad\qquad\qquad 仲醇$$

有机化学反应中,加氢的反应称为还原反应,醛被还原生成伯醇,酮被还原生成仲醇。

醛和酮在一定条件下还能与氢氰酸、亚硫酸氢钠、醇等物质发生加成反应,在有机合成中具有重要的意义。

2. 氧化反应 醛和酮在一定条件下都能发生氧化反应。醛的羰基碳原子上直接连着氢原子,比较活泼,容易被氧化,弱氧化剂就能使醛氧化。而酮只能被强氧化剂(如高锰酸钾溶液、重铬酸钾溶液等)氧化。常见的弱氧化剂有托伦试剂、费林试剂、班氏试剂,常用这些弱氧化剂来鉴别醛和酮。芳香醛只能与托伦试剂反应,不能与费林试剂、班氏试剂反应,可用此区分脂肪醛和芳香醛。

(1)与托伦试剂反应:在硝酸银溶液中,逐滴滴加氨水,很快生成白色沉淀,继续滴加氨水,至沉淀恰好消失为止,所得的无色透明溶液称为托伦试剂。继续沿着试管壁加入适量乙醛溶液,水浴加热,几分钟后,试管壁出现明亮的银镜,故该反应也称为**银镜反应**。

酮在相同条件下不发生银镜反应,可用此反应鉴别醛和酮。

$$RCHO+ \ 2[Ag(NH_3)_2]OH \ \xrightarrow{\triangle} RCOONH_4+2Ag\downarrow+3NH_3\uparrow+H_2O$$
$$\qquad\qquad\quad 托伦试剂(银氨溶液)$$

(2)与费林试剂反应:由硫酸铜溶液和酒石酸钾钠的氢氧化钠溶液等体积混合配制而成的深蓝色透明溶液,即费林试剂,其中 Cu^{2+} 是氧化剂,与醛作用生成砖红色的氧化亚铜沉淀。

$$RCHO+2Cu^{2+}+4OH^- \xrightarrow{\triangle} RCOOH+Cu_2O\downarrow+2H_2O$$
$$\qquad\quad 费林试剂 \qquad\qquad\qquad\quad 砖红色$$

(3)与班氏试剂反应:由柠檬酸、硫酸铜和碳酸钠配制而成的溶液即班氏试剂,它的有效成分是 Cu^{2+}。班氏试剂与醛的反应和费林试剂相似,但是班氏试剂比费林试剂更稳定,可以事先配制,直接使用,临床上可用于检测尿糖和血糖的存在。

3. 与希夫试剂反应 希夫试剂又称为品红亚硫酸试剂,是指在红色的品红水溶液中通入二氧化硫气体,使红色恰好消失而形成的无色溶液。醛与希夫试剂反应显紫红色,反应非常灵敏,而酮不发生反应,可用来鉴别醛和酮。

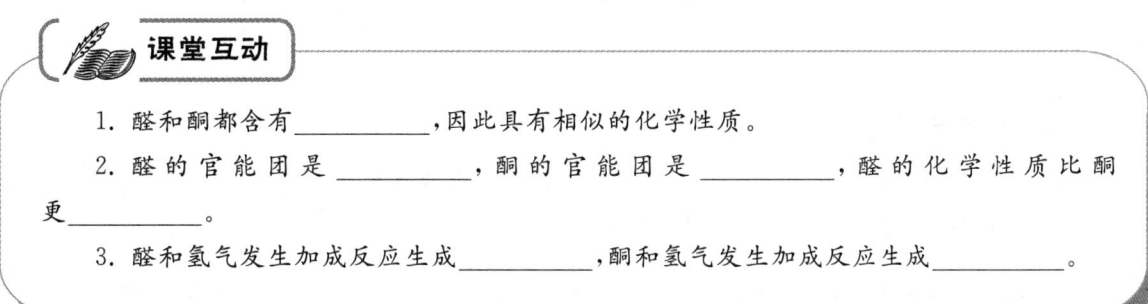

课堂互动

1. 醛和酮都含有_____,因此具有相似的化学性质。

2. 醛的官能团是_____,酮的官能团是_____,醛的化学性质比酮更_____。

3. 醛和氢气发生加成反应生成_____,酮和氢气发生加成反应生成_____。

4. 与托伦试剂发生银镜反应的是（　　　）。

A. 乙醛　　　　　　　　B. 丙酮　　　　　　　　C. 乙醇　　　　　　　　D. 苯

5. 能和酮发生反应的物质是（　　　）。

A. 托伦试剂　　　　　　B. $KMnO_4$ 溶液　　　　C. 希夫试剂　　　　　　D. 费林试剂

6. 临床上用于检测糖尿病患者尿液中葡萄糖的试剂是（　　　）。

A. 托伦试剂　　　　　　B. 班氏试剂　　　　　　C. Cu_2O　　　　　　　D. CuO

三、常见的醛和酮

（一）甲醛（HCHO）

甲醛是最简单的醛，有毒性，常温下是一种具有强烈刺激性气味的气体，易溶于水。40%的甲醛水溶液称为福尔马林，常作为杀菌防腐剂，用于外科器械、传染病房的消毒和解剖标本的保存。

甲醛的主要危害表现为对皮肤、黏膜的刺激作用。轻度的甲醛中毒可以导致结膜充血水肿、眼干，或者出现呼吸道的一些症状，如咳嗽、胸闷、气喘、呼吸困难，严重时出现肝、肾功能不全，甚至导致死亡。长期接触低剂量的甲醛，青少年可能出现记忆力减退和智力下降，儿童可能出现造血系统疾病。新装修的房间甲醛含量较高，是众多疾病的主要诱因。

（二）乙醛（CH₃CHO）

乙醛是无色液体，具有刺激性气味，易溶于水、乙醇和乙醚。在乙醛中通入氯气，可生成三氯乙醛，三氯乙醛与水作用得到水合三氯乙醛，简称水合氯醛。水合氯醛为无色透明晶体，有刺激性气味，是一种比较安全的催眠药和抗惊厥药，常用于失眠、烦躁不安及惊厥的治疗，但对胃有刺激性，不宜口服，用灌肠法给药效果较好。

（三）丙酮（CH₃COCH₃）

丙酮是最简单的酮，沸点为 56 ℃，常温下为无色易挥发、易燃的液体，能与水以及几乎所有的有机溶剂混溶，是常用的有机溶剂。丙酮是体内物质代谢的中间产物，正常情况下，人体血液中丙酮含量很低，糖尿病患者由于糖代谢不正常，体内产生过量的丙酮，从尿液中排出。检测尿液中是否有丙酮存在时，可在尿液中加入亚硝酰铁氰化钠（$Na_2[Fe(CN)_5NO]$）的氢氧化钠溶液，如有过量丙酮存在，尿液呈鲜红色。

（四）戊二醛（O〜〜〜O）

戊二醛消毒液是高水平消毒剂，使用安全，经济实用，对物品无腐蚀、无损坏作用，适用于各种医疗器械的消毒与灭菌。戊二醛对皮肤和黏膜有刺激性，需在通风良好处使用。配制及使用时应注意个人防护，戴口罩、防护手套和眼镜，避免接触皮肤和眼睛，如不慎接触，应立即用清水连续冲洗，必要时就医。

课堂互动

1. 检测丙酮的试剂是_____，丙酮与该试剂反应后颜色为_____。

2. 福尔马林是_____的甲醛水溶液。

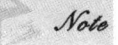

吊白块的危害

甲醛次硫酸氢钠（$NaHSO_2 \cdot HCHO \cdot 2H_2O$），俗称"吊白块"，是白色块状或结晶性粉末状固体，易溶于水。常温时其性质稳定，在高温下分解成有极强还原性的亚硫酸盐，使其具有漂白和防腐作用，工业上常用作漂白剂。

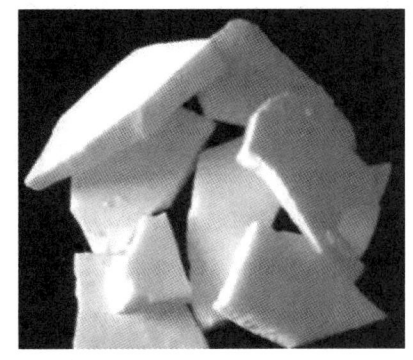

使用吊白块能改善食品的外观和口感。因此，一些不法厂商将危害人体健康的吊白块添加到米、面、粉丝、米粉、银耳、食用糖及豆制品等食物中，从而引发了许多违禁使用吊白块的案例。

长期食用掺有吊白块的食品后，可出现过敏、肠道刺激、食物中毒，肝、肾、中枢神经损害，严重时可导致癌症和畸形病变，一次食用剂量达到 10 g 就会有生命危险。我国《食品添加剂使用标准》中明确规定吊白块为非食品添加剂，严禁将其作为食品添加剂在食品中使用。

 本节测验　在线答题

第二节　羧　　酸

 导学情景

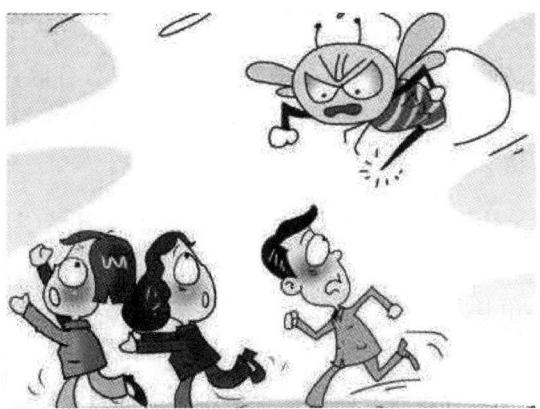

学校组织郊游，小明和同学忽然发现一群蜜蜂，大家拼命逃跑，但小明还是被蜇到了，很快皮肤红肿。王老师知道后，迅速从包里取出一块肥皂，配成肥皂水涂到小明被蜇到的皮肤上，红肿逐渐减退。

问题：为什么将肥皂水涂到小明被蜇到的皮肤上后，红肿逐渐减退？

案例分析

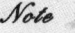

羧酸在自然界中广泛存在,对生命体非常重要,有些直接参与机体代谢,有些是代谢的中间产物,还有一些羧酸具有显著的生物活性,在医药上有重要用途,可直接用作药物,也是合成药物的原料。

一、羧酸的结构、分类与命名

(一)羧酸的结构

羧酸可以看作烃分子中的氢原子被羧基($\overset{\text{O}}{\underset{}{-\overset{\|}{C}-OH}}$,简写为—COOH)取代后的化合物(甲酸除外)。一元酸的结构通式为(Ar)R—COOH(甲酸的 R 为 H),羧酸的官能团是羧基(—COOH)。

(二)羧酸的分类

(1)根据羧基所连的烃基种类的不同,羧酸可分成脂肪酸和芳香酸,脂肪酸又根据烃基是否饱和分为饱和脂肪酸和不饱和脂肪酸。例如:

$$CH_3—COOH \qquad CH_2=CH—COOH \qquad \text{苯环}—COOH$$

丙烯酸(不饱和脂肪酸)   苯甲酸(芳香酸)

(2)根据分子中所含羧基数目的不同,羧酸可分为一元酸、二元酸和多元酸。例如:

$$CH_3—CH_2—COOH \qquad \text{苯环}\genfrac{}{}{0pt}{}{—COOH}{—COOH}$$

丙酸(一元酸)   邻苯二酸(二元酸)

(三)羧酸的命名

羧酸的命名分为系统命名法和俗名法。羧酸的系统命名原则与醛相似,将"醛"字改为"酸"字即可。

1. 系统命名法

(1)脂肪酸命名时,选择分子中含羧基的最长碳链为主链,然后从羧基碳原子开始用阿拉伯数字依次给主链碳原子编号,根据主链上碳原子的数目称为"某酸";有取代基时,将取代基的位次、数目和名称写在"某酸"前面。羧酸也常用希腊字母 α、β、γ 等标明位次(若用希腊字母,则将主链上与羧基相连的碳原子定位为 α 碳,并依次用 β、γ、δ 等编号)。例如:

$$CH_3—\underset{\underset{CH_3}{|}}{CH}—CH_2—CH_2—COOH \qquad CH_3—\underset{\underset{CH_3}{|}}{CH}—\underset{\underset{CH_3}{|}}{CH}—COOH$$

4-甲基戊酸   2,3-二甲基丁酸
(γ-甲基戊酸)   (α,β-二甲基丁酸)

(2)二元脂肪酸命名时,可选择包含 2 个羧基碳原子在内的最长碳链为主链,根据主链上碳原子的数目称为"某二酸"。例如:

$$\genfrac{}{}{0pt}{}{COOH}{COOH} \qquad COOH—\underset{\underset{CH_3}{|}}{CH}—\underset{\underset{CH_3}{|}}{CH}—COOH$$

乙二酸   2,3-二甲基丁二酸

(3)芳香酸命名时,以脂肪酸为母体,将芳环作为取代基。例如:

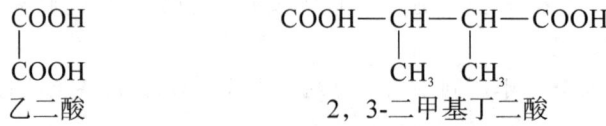

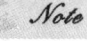

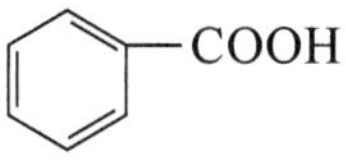

苯甲酸 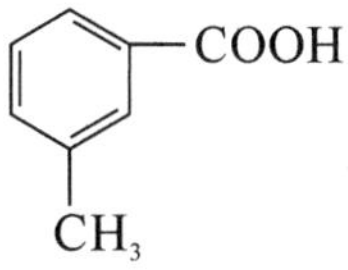　　　　　　　　　间甲基苯甲酸

2. 俗名法　羧酸广泛存在于自然界的动植物体内,通常根据其来源采用俗名法命名,如:甲酸最初发现于蚂蚁体内,故称为蚁酸;乙酸最早从食醋中得到,故称为醋酸;苯甲酸是从安息香中得到的,故称为安息香酸;乙二酸常存在于草本植物中,所以称为草酸;丁二酸最初由蒸馏琥珀而得到,故称为琥珀酸。

羧酸去掉羧基中的羟基而剩下的基团称为酰基(R—C—),根据原羧酸的名称命名为"某酰基"。例如:

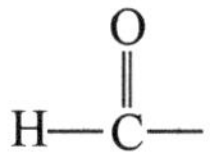

甲酰基 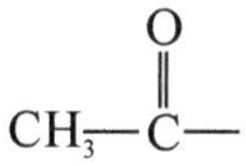　　　　　　　乙酰基 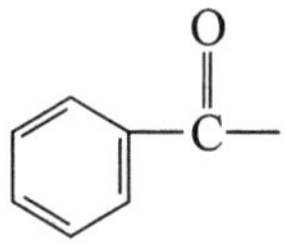　　　　　　　苯甲酰基

课堂互动

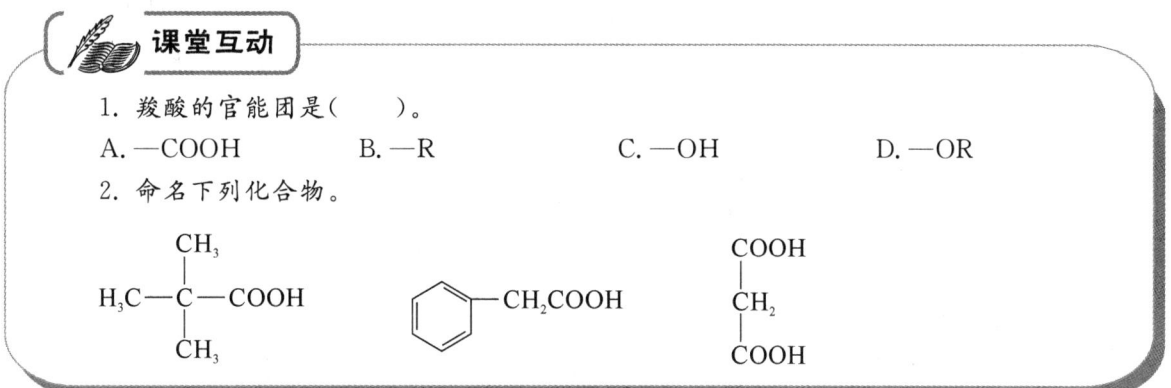

1. 羧酸的官能团是(　　　)。
A. —COOH　　　　　　B. —R　　　　　　C. —OH　　　　　　D. —OR
2. 命名下列化合物。

二、羧酸的性质

饱和一元酸中,甲酸、乙酸、丙酸是具有刺激性气味的液体,可以与水混溶;含有 4～9 个碳原子的羧酸是具有臭味的油状液体,能溶于水,但随着碳链的延长,溶解度逐渐降低;癸酸及其以上的羧酸为无色无味的固体,不溶于水,易溶于有机溶剂;二元酸和芳香酸均为结晶性固体,多元酸的水溶性强于相同碳原子的一元酸。

羧基是羧酸的官能团,羧酸的化学反应主要由羧基引起。羧基从结构上可以看成由羰基和羟基组成的,但是二者相互影响,使羧基的性质既不同于羰基,又区别于羟基,具有一些特殊性质。

(一) 酸性

羧酸分子中,受到羰基的影响,羟基中氢原子变得比较活泼,可以在水溶液中部分电离产生氢离子,因此羧酸显酸性。羧酸一般为弱酸,但比苯酚和碳酸的酸性要强,可以使蓝色石蕊试纸变红,能与氢氧化钠、碳酸钠等反应生成羧酸盐,也能与碳酸氢钠反应,同时生成二氧化碳,而酚不能发生此反应,可以借此鉴别羧酸和苯酚。

$$R—COOH+NaOH \longrightarrow R—COONa+H_2O$$
$$R—COOH+NaHCO_3 \longrightarrow R—COONa+CO_2\uparrow+H_2O$$

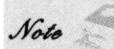

$$2R—COOH+Na_2CO_3 \longrightarrow 2R—COONa+CO_2\uparrow+H_2O$$

知识链接

羧酸盐在临床中的应用

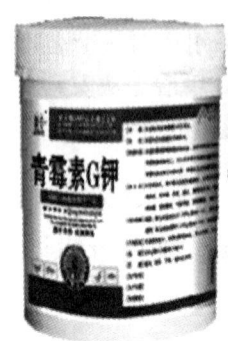 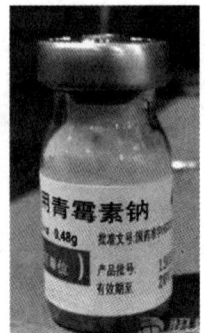

由于羧酸在水中的溶解度随着碳原子数目的增加而减小，而其钠盐、钾盐及铵盐在水中的溶解度比相应的羧酸大，因此在临床上常将一些难溶于水的羧酸类物质制成钠盐或钾盐的形式，以提高水溶性。如临床上常用的抗生素类药物青霉素。青霉素是有机酸，不溶于水，临床上常制成钠盐或钾盐，以提高水溶性。青霉素的钠盐或钾盐为白色结晶性粉末，其水溶液在室温下放置易分解失效，因此通常制成粉剂，注射前用灭菌注射用水现配现用。

（二）酯化反应

羧酸与醇作用生成酯和水的反应称为酯化反应。酯化反应是可逆反应，在同样条件下酯和水也可作用生成羧酸和醇，称为酯的水解反应。酯化反应非常慢，所以需要在浓 H_2SO_4 催化下加热才能进行。

$$\underset{\text{羧酸}}{R—\overset{\overset{O}{\|}}{C}-O-H} + \underset{\text{醇}}{H-O-R'} \underset{\triangle}{\overset{\text{浓}H_2SO_4}{\rightleftharpoons}} \underset{\text{酯}}{R—\overset{\overset{O}{\|}}{C}-O-R'} + H_2O$$

（三）脱羧反应

羧酸分子失去羧基放出 CO_2 的反应称为脱羧反应。饱和一元酸对热稳定，通常很难发生脱羧反应，二元酸较易发生脱羧反应。例如：

$$\underset{\overset{|}{COOH}}{\overset{COOH}{|}} \xrightarrow{160\sim180\,℃} HCOOH + CO_2\uparrow$$

$$\overset{COOH}{\underset{\overset{|}{COOH}}{\overset{|}{CH_2}}} \xrightarrow{140\sim160\,℃} CH_3COOH + CO_2\uparrow$$

脱羧反应是人体内重要的生化反应，是在人体内脱羧酶的作用下进行的。

课堂互动

1. 羧酸与醇在浓 H_2SO_4 催化下反应生成_____和_____，这个反应称为酯化反应。

2. 脱羧反应是羧酸分子脱去_____放出_____的反应。

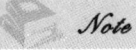

三、常见的羧酸

1. 甲酸(HCOOH) 甲酸最初从蚂蚁中得到,因此俗称蚁酸,它存在于许多昆虫的分泌物中。甲酸为无色有刺激性气味的液体,沸点为 100.5 ℃,可与水混溶。甲酸有很强的腐蚀性,人体被蚂蚁或蜂类蜇咬后出现皮肤红肿、痛痒,就是由甲酸刺激引起的。医生提醒要尽量避免被蜜蜂蜇伤。一旦被蜜蜂蜇伤,出现低血压、呼吸困难等症状时,应及时到医院就诊,不能掉以轻心。12.5 g/L 的甲酸水溶液为蚁精,可用于治疗风湿症。

甲酸的结构特殊,它的羧基直接与氢原子相连。甲酸的结构式为

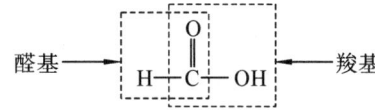

从结构上看,甲酸分子中既有羧基又有醛基,因此具有一些与其他羧酸不同的化学性质。

(1)甲酸的酸性比其他饱和一元酸强。

(2)甲酸具有还原性,能发生银镜反应和与费林试剂反应,还能使高锰酸钾溶液褪色。这些反应常用于鉴别甲酸。

2. 乙酸(CH₃COOH) 乙酸最初从食醋中得到,故俗称醋酸。食醋中乙酸的浓度为 60~80 g/L。乙酸是有强烈刺鼻性酸味的无色液体,沸点为 118 ℃,熔点为 16.5 ℃,能与水以任意比例混溶。纯乙酸在 16.5 ℃以下时结成冰状固体,所以又称为冰醋酸。

医药上常将 5~20 g/L 乙酸稀溶液作为消毒防腐剂,用于烫伤或灼伤感染的创面洗涤。生活中常用"食醋消毒法"预防流感,应用广泛。

3. 苯甲酸(C₆H₅COOH) 苯甲酸俗称安息香酸,为最简单的芳香酸。苯甲酸为白色晶体,熔点为 122 ℃,难溶于冷水,易溶于热水、乙醇、乙醚和氯仿。苯甲酸可用于制药、染料和香料行业,其钠盐具有抑菌、防腐作用,对人体毒性很小,常用作食品、饮料和药物的防腐剂。苯甲酸也可用作治疗真菌感染的外用药物。

4. 乙二酸(HOOC—COOH) 乙二酸因常存在于草本植物中,俗称草酸。草酸是无色晶体,溶于水和乙醇。二元酸的酸性比一元酸强,草酸的酸性在二元酸中是最强的。草酸具有还原性,易被氧化,可用草酸溶液去除铁锈或蓝黑墨水的污渍。

5. 丁二酸(HOOC—CH₂—CH₂—COOH) 丁二酸最初由蒸馏琥珀得到,俗称琥珀酸。琥珀酸为白色晶体,溶于水,微溶于乙醇、乙醚、丙酮等有机溶剂。琥珀酸是人体内糖代谢过程的中间产物,在医药上有抗痉挛、祛痰及利尿作用。

知识拓展

羟基酸和酮酸

羧酸分子中烃基上的氢原子被其他原子或基团取代后的化合物称为取代羧酸。取代羧酸广泛存在于自然界中,在生物代谢中也起到非常重要的作用,与医学联系紧密。羟基酸和酮酸都是重要的取代羧酸。

$$\text{1. 乳酸}(CH_3—\overset{\displaystyle OH}{\underset{\displaystyle |}{CH}}—COOH)$$

乳酸的化学名称为 α-羟基丙酸,最初在牛奶中被发现,是无色或淡黄色黏稠液体,熔点为 18 ℃,无臭、有酸味,有吸湿性,易溶于水、乙醇和乙醚。

乳酸是肌肉中糖代谢的中间产物。人在剧烈运动时,糖分解成乳酸,放出能量,肌肉中乳酸含量增高,肌肉感觉"酸胀",经休息后肌肉中的乳酸能转化成水、二氧化碳和糖原。

在医药上,乳酸可用作消毒剂和外用防腐剂,用于治疗滴虫性阴道炎;乳酸钙可用于治疗佝偻病等,乳酸钠可用于纠正酸中毒。

2. 水杨酸(苯环-COOH -OH)

水杨酸的化学名称为邻羟基苯甲酸。它存在于柳树或水杨树皮中,因此俗称水杨酸。水杨酸为白色针状晶体,熔点为 159 ℃,微溶于水,易溶于乙醇。

水杨酸具有酚和羧酸的性质,水溶液呈酸性,能成盐、成酯等。其易被氧化,遇三氯化铁水溶液显紫色。水杨酸具有杀菌、防腐能力,为外用消毒防腐剂。水杨酸还可用作食品防腐剂。

水杨酸具有解热镇痛作用,但其对胃肠道刺激大,不能直接服用。在此基础上合成的乙酰水杨酸,即阿司匹林,可减轻对胃肠道黏膜的损伤,其作用比水杨酸钠强且持久。阿司匹林在临床上用于治疗发热、头痛、神经痛、肌肉痛、风湿热、风湿性关节炎及类风湿关节炎,低剂量使用时,可防治心肌梗死及动脉血栓。乙酰水杨酸的结构式为

（苯环 -COOH -COOCH₃）

3. 丙酮酸($CH_3-\overset{\displaystyle O}{\overset{\displaystyle \|}{C}}-COOH$)

丙酮酸是最简单的酮酸,为无色液体,沸点为 165 ℃,能与水混溶。其酸性比丙酸强。丙酮酸加氢可还原成乳酸,乳酸脱氢氧化可生成丙酮酸。

4. β-羟基丁酸($CH_3-\overset{\displaystyle OH}{\overset{\displaystyle |}{CH}}-CH_2-COOH$)

β-羟基丁酸为无色晶体,熔点为 49～50 ℃,吸湿性很强,易溶于水、乙醇。它是生物体内脂肪代谢的中间产物。

5. β-丁酮酸($CH_3-\overset{\displaystyle O}{\overset{\displaystyle \|}{C}}-CH_2-COOH$)

β-丁酮酸也称为乙酰乙酸,它是生物体内脂肪代谢的中间产物。其在体内经脱羧生成丙酮,在还原酶的作用下被还原为 β-羟基丁酸。

β-丁酮酸、β-羟基丁酸和丙酮在医学上称为酮体。酮体是人体内脂肪代谢的正常产物,正常情况下,酮体能进一步氧化分解,所以正常人体血液中酮体的含量比较低。糖尿病患者因糖代谢不正常,需要消耗脂肪提供能量,其血液中酮体的含量升高,并通过尿液排出,称为酮尿。诊断患者是否患有糖尿病,除检测尿糖外,还要检测酮体含量。由于 β-羟基丁酸和 β-丁酮酸均具有较强的酸性,血液中酮体的含量增加会使血液酸性增强,所以晚期糖尿病患者呼出的气体有丙酮气味(烂苹果味),易出现酸中毒和昏迷等症状。

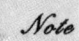
Note

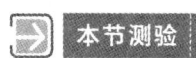  在线答题

第三节 酯

导学情景

你知道陈年的老酒为什么会有那么醇厚的香味吗？储存高品质白酒的容器大都采用陶缸,储存过程中空气中的氧可以透过缸壁与酒液接触,缓慢氧化酒中的醇类等物质,促进酯类生成,使酒产生老熟醇厚的口感。酒中的醇类和酸类物质可结合生成酯类,酯类是白酒中最重要的香气成分。这种酯化反应在有催化酶参与的情况下,几分钟就可以完成,在自然条件下需要约两年时间才能完成。老酒在长时间储存过程中,醇类、酸类和酯类之间逐渐达到平衡,使酒的香气变得协调、丰满。

红霉素和乙酰螺旋霉素等消炎药属于酯类化合物,本节学习酯类化合物的相关知识。

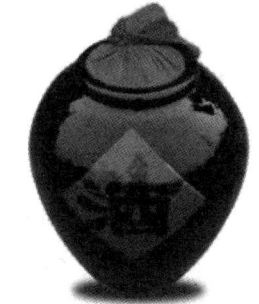

一、酯的结构和命名

酯是由羧酸和醇反应生成的一类化合物。

酯的通式为 $R-\overset{\overset{\displaystyle O}{\|}}{C}-O-R'$,简写为 $R-COOR'$。其中 R 和 R' 可以相同也可以不同,酯的官能团为酯键($-\overset{\overset{\displaystyle O}{\|}}{C}-O-$)。

酯是根据生成酯的羧酸和醇的名称来命名的,羧酸名称在前,醇名称在后,称为"某酸某酯"。例如:

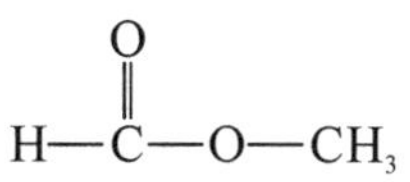

甲酸甲酯

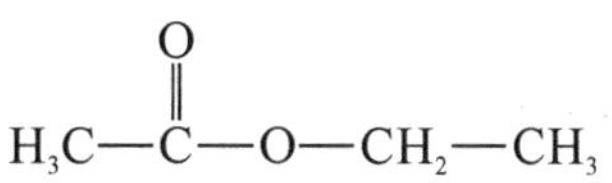

乙酸乙酯

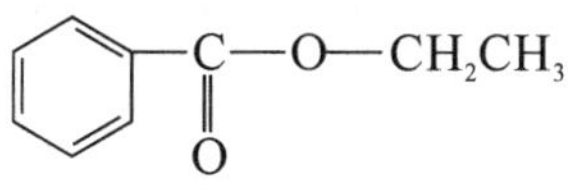

苯甲酸乙酯

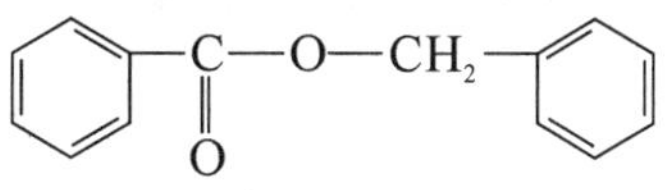

苯甲酸苄酯

二、酯的性质

低级酯为易挥发的无色液体,一般比水轻,难溶于水,易溶于有机溶剂。低级酯在自然界广泛存在,特别是在各种水果和花草中存在较多,具有芳香气味,如:乙酸乙酯有苹果香味,乙酸丁酯有梨香味,乙酸异戊酯有菠萝香味,乙酸辛酯有橘子香味,苯甲酸甲酯有茉莉香味。高级酯是蜡状固体,无水果香味,可以用作食品和日用品的香料。

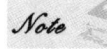

酯的主要化学性质表现为能发生水解反应生成相应的羧酸和醇。酯的水解反应是酯化反应的逆反应。

$$R-\overset{O}{\underset{}{C}}-O-R' + H_2O \underset{\text{酯化}}{\overset{\text{水解}}{\rightleftharpoons}} R-\overset{O}{\underset{}{C}}-O-H + H-O-R'$$

酯　　　　　　　　　　　羧酸　　　　醇

在氢氧化钠作用下,酯的水解可以进行到底。

$$R-\overset{O}{\underset{}{C}}-O-R' + NaOH \longrightarrow R-\overset{O}{\underset{}{C}}-O-Na + H-O-R'$$

酯　　　　　　　　　　羧酸钠　　　　醇

课堂互动

1. 命名下列化合物。

$$H-\overset{O}{\underset{}{C}}-O-CH_2CH_3 \qquad CH_3-\overset{O}{\underset{}{C}}-O-CH_3 \qquad$$

2. 完成下面的反应方程式。

$$H-\overset{O}{\underset{}{C}}-O-CH_2CH_3 + NaOH \longrightarrow$$

3. 酯的水解反应是_____的可逆反应。

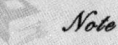

1952年第一个大环内酯类抗生素——红霉素A应用于临床。作为临床一线用药,其优越性相当明显,成本低、口服方便,一直是临床上治疗革兰阳性菌感染的重要药物。但是红霉素A抗菌谱窄,有胃肠道刺激等不良反应,因而产生了第二代大环内酯类抗生素。

第二代大环内酯类抗生素,如阿奇霉素、克拉霉素、罗红霉素、地红霉素、氟红霉素等,具有更好的抗菌活性,半衰期长,不良反应轻,不仅可用于呼吸道感染、皮肤和软组织感染,而且还可用于幽门螺杆菌、弯曲杆菌等感染。

随着大环内酯类抗生素临床应用的增多,细菌对其耐药性逐渐上升,其应用受到一定的限制。基于此,人们又研发出了第三代大环内脂类抗生素,如酮内酯类,目前上市品种仅有泰利霉素。

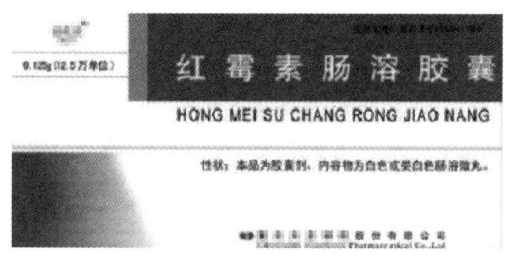
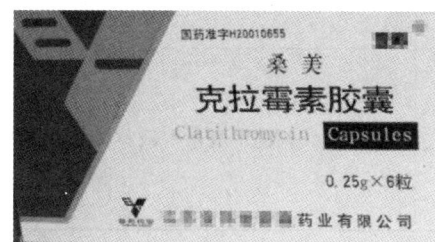

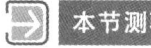 本节测验　　在线答题

 点滴积累

1. 醛和酮

	醛	酮
官能团	醛基—$\overset{O}{\overset{\|}{C}}$—H,简写为—CHO	酮基—$\overset{O}{\overset{\|}{C}}$—,简写为—CO—
通式	(Ar)R—$\overset{O}{\overset{\|}{C}}$—H,简写为(Ar)R—CHO	(Ar)R—CO—R′(Ar′)
分类	按烃基不同分为脂肪醛、脂环醛、芳香醛	按烃基不同分为脂肪酮、脂环酮、芳香酮
命名	饱和一元醛的命名: (1) 选主链(含醛基) (2) 主链编号(从醛基碳开始) (3) 定名称:某醛	饱和一元酮的命名: (1) 选主链(含酮基) (2) 编号(从靠近酮基一端开始) (3) 定名称:某酮(标明酮基位置)

Note

续表

	醛	酮
性质	(1) 加氢反应:醛加氢得到伯醇 (2) 氧化反应:既可以被强氧化剂氧化,也可以被弱氧化剂氧化 　①与托伦试剂发生银镜反应 　②与费林试剂反应生成砖红色的氧化亚铜沉淀 　③与班氏试剂反应生成砖红色的氧化亚铜沉淀。临床上可用于检测尿糖和血糖的存在 (3) 与希夫试剂反应显紫红色	(1) 加氢反应:酮加氢得到仲醇 (2) 氧化反应:只能被强氧化剂氧化
重要的化合物	甲醛:40%的甲醛水溶液称为福尔马林	丙酮:检测是否有丙酮存在时,可加入亚硝酰铁氰化钠的氢氧化钠溶液,如有丙酮存在,溶液呈鲜红色

2. 羧酸和酯

	羧酸	酯
官能团	羧基—$\overset{O}{\overset{\|}{C}}$—OH,简写为—COOH 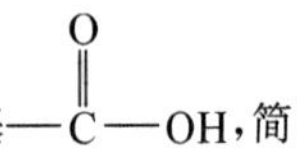	酯键—$\overset{O}{\overset{\|}{C}}$—O—,简写为—COO— 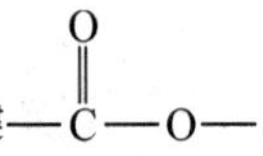
通式	(Ar)R—COOH(甲酸的 R 为 H)	(Ar)R—COO—R′(Ar′)
命名	饱和一元酸的命名: (1) 选主链(含羧基) (2) 主链编号(从羧基碳开始) (3) 定名称:某酸	简单酯的命名: 根据生成酯的酸和醇的名称来命名,羧酸的名称在前面,醇的名称在后,去掉"醇"字换成"酯",即命名为"某酸某酯"。
性质	(1) 酸性:羧酸＞碳酸＞苯酚＞醇 　R—COOH＋NaOH ⟶ R—COONa＋H₂O (2) 酯化反应:羧酸与醇作用生成酯和水的反应 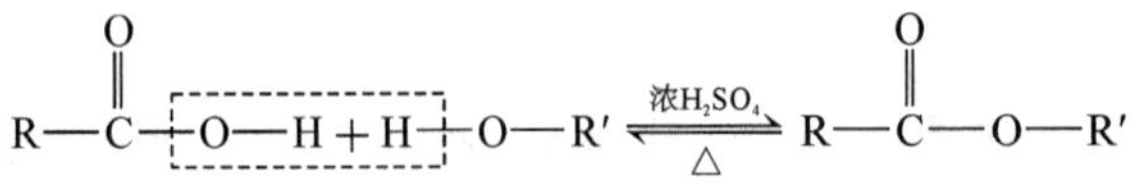 R—C—O H＋H O—R′ ⇌ R—C—O—R′ (3) 脱羧反应:羧酸分子失去羧基放出 CO₂ 的反应	水解反应 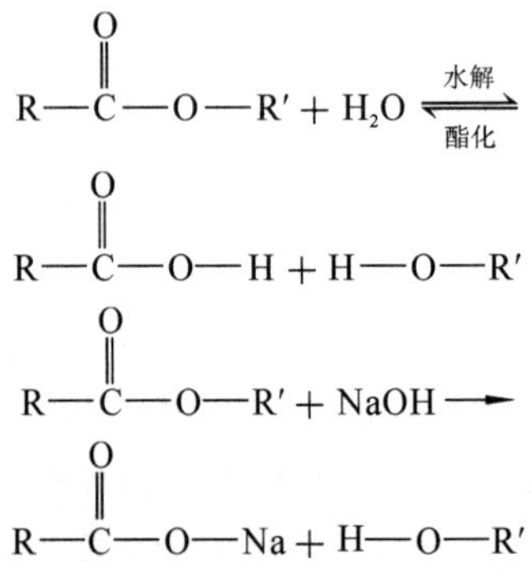 R—C—O—R′＋H₂O ⇌ 水解/酯化 R—C—O—H＋H—O—R′ R—C—O—R′＋NaOH ⟶ R—C—O—Na＋H—O—R′

续表

羧酸	酯
重要的化合物	(1) 甲酸:俗称蚁酸,可发生银镜反应 醛基→ $H-\overset{\overset{O}{\|\|}}{C}-OH$ ←羧基 (2) 乙酸:俗称醋酸	—

目标检测

一、单项选择题

1. 与托伦试剂发生银镜反应的是( )。

A. 乙醛　　　　　B. 丙酮　　　　　C. 乙醇　　　　　D. 乙烷

2. 能与费林试剂反应,生成砖红色沉淀的是( )。

A. 苯甲醛　　　　B. 丙酮　　　　　C. 乙醛　　　　　D. 以上都是

3. 可以用于鉴别醛和酮的试剂是( )。

A. $FeCl_3$　　　　B. 溴水　　　　　C. $KMnO_4$ 溶液　　D. 希夫试剂

4. 向尿液中滴加 $Na_2[Fe(CN)_5NO]$ 的 $NaOH$ 溶液,如有( )存在,尿液呈鲜红色。

A. 丙酮　　　　　B. 乙醇　　　　　C. 尿素　　　　　D. 葡萄糖

5. 下列物质中,不含羰基的是( )。

A. 丙醛　　　　　B. 丙醇　　　　　C. 丙酮　　　　　D. 丙酸

6. 用作消毒防腐剂的福尔马林的主要成分是( )。

A. 苯酚　　　　　B. 煤酚　　　　　C. 邻甲酚　　　　D. 甲醛

7. 下列物质中,酸性最强的是( )。

A. 甲酸　　　　　B. 甲醇　　　　　C. 苯酚　　　　　D. 碳酸

8. 下列物质中,含有羧基的是( )。

A. 丙醇　　　　　B. 丙醛　　　　　C. 丙酮　　　　　D. 丙酸

9. 羧酸的官能团是( )。

A. —COOH　　　　B. —R　　　　　C. —OH　　　　　D. —OR

10. 下列物质中,最易发生脱羧反应的是( )。

A. 乙酸　　　　　B. 丙酸　　　　　C. 乙二酸　　　　D. 丁酸

11. 下列物质中,可用于鉴别甲酸和乙酸的试剂是( )。

A. 溴水　　　　　B. 氢氧化钠溶液　　C. 托伦试剂　　　D. 碳酸钠溶液

12. 下列物质中,可与班氏试剂反应的是( )。

A. $CH_3CH_2CH_2OH$　　B. CH_3CHO　　C. $C_6H_5COCH_3$　　D. $CH_3CH(OH)CH_3$

13. 下列化合物中,不能发生酯化反应的是( )。

A. $HCOOH$　　　B. CH_3COOH　　C. CH_3CH_2OH　　D. CH_3CHO

14. 下列化合物中能被费林试剂氧化的是( )。

A. 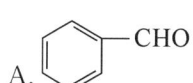　　B. 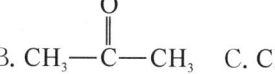　C. CH_3CH_2OH　　D. CH_3CH_2CHO

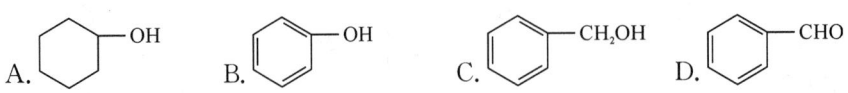

15. 下列化合物中与溴水反应生成白色沉淀的是（　　）。

A. ⬡-OH　　　B. ⬡-OH　　　C. ⬡-CH₂OH　　　D. ⬡-CHO

16. 能与氢氧化钠溶液发生反应的是（　　）。

A. HCOOH　　　　B. CH₃COCH₃　　　　C. CH₃CH₂OH　　　　D. CH₃CHO

17. 下列物质中，不属于酮体的是（　　）。

A. 丙酮　　　　　B. β-丁酮酸　　　　　C. β-羟基丁酸　　　　　D. 丁酸

二、简答题

1. 命名下列化合物。

$$(1)\ CH_3-\overset{\displaystyle O}{\overset{\|}{C}}-OH$$

$$(2)\ CH_3-\overset{\displaystyle O}{\overset{\|}{C}}-CH_2-CH_2-CH_3$$

$$(3)\ CH_3-CH_2-\overset{\displaystyle O}{\overset{\|}{C}}-H$$

$$(4)\ \text{⬡}-\overset{\displaystyle O}{\overset{\|}{C}}-H$$

$$(5)\ \text{⬡}-\overset{\displaystyle O}{\overset{\|}{C}}-C_2H_5$$

$$(6)\ H_3C-\text{⬡}-CH_2CHO$$

$$(7)\ CH_3-\overset{\displaystyle O}{\overset{\|}{C}}-O-CH_2CH_3$$

$$(8)\ H-\overset{\displaystyle O}{\overset{\|}{C}}-OCH_2-CH_2-CH_3$$

2. 写出下列化合物的结构简式。

(1) 3-甲基-2-己酮　　　　　　　　　(2) 4,4-二甲基-2-己酮

(3) 1-苯基-2-丁酮　　　　　　　　　(4) 对羟基苯乙酮

3. 写出下列反应的主要产物，并指出反应类型。

(1) $CH_3COCH_2CH_3 + H_2 \longrightarrow$

(2) $CH_3CHO + H_2 \longrightarrow$

(3) $CH_3COOH + NaOH \longrightarrow$

(4) $HCOOH + NaHCO_3 \longrightarrow$

(5) $\overset{\displaystyle COOH}{\underset{\displaystyle COOH}{|}} \xrightarrow{\triangle}$

(6) $CH_3COOH + C_2H_5OH \underset{\triangle}{\overset{\text{浓 } H_2SO_4}{\rightleftharpoons}}$

三、用简便的化学方法鉴别下列各组化合物

1. 丙酮和乙醛

2. 甲酸和乙酸

3. 甲酸和丙酮

4. 甲酸和乙醛

（陈佳　汪凤淋）

生命中的能量有机化合物

导学 PPT

学习目标

▲ 知识目标

认识油脂的组成、结构及其营养作用，了解油脂的酸败，知道油脂的皂化及加成反应等油脂的性质。

认识糖类的组成、结构特点和主要性质；认识葡萄糖、果糖、核糖、脱氧核糖的结构，知道葡萄糖、果糖的主要化学性质；认识蔗糖、麦芽糖和乳糖的结构特点，知道其主要性质；认识淀粉、纤维素、糖原的结构特点和主要性质。

认识氨基酸及蛋白质的组成、结构特点和主要性质，知道氨基酸与蛋白质的关系。

知道油脂、糖类、蛋白质的生物功能及在医学上的意义。

▲ 能力目标

会运用油脂、糖类、氨基酸、蛋白质的性质鉴别相关有机化合物。

能自主查阅资料获取更多关于三大营养素在人体中的作用的信息。

▲ 素质目标

养成细心观察、主动探索的学习态度和规范操作、精益求精的实验习惯。

发展宏观辨识与微观探析、现象观察与规律认知、实验探究与创新意识、科学态度与社会责任等化学学科核心素养。

树立健康中国、科技强国的核心理念。

人类为了维持生长、发育和身体各个器官的正常生理功能，必须不断从外界摄取一定数量的食物，并经过消化吸收而取得能被机体利用的各种营养物质。人体所需的营养物质有脂类、糖类、蛋白质、水、无机盐和维生素(图 8-1)。其中脂类、糖类和蛋白质是提供能量的基本营养物质。平衡膳食三大营养物质分配比例是糖类占食物总热量的 $55\%\sim65\%$，蛋白质占食物总热量的 $10\%\sim15\%$，脂类不超过食物总热量的 30%。在自然界中，这三类营养物质也是动植物等进行生命活动的重要有机化合物。

🌾 化学与健康

党的二十大报告指出，推进健康中国建设，把保障人民健康放在优先发展的战略位置，这充分体现了以习近平同志为核心的党中央人民至上、生命至上的执政理念。

2022 年 4 月 6 日，中国营养学会发布《中国居民膳食指南(2022)》。该膳食指南基于近年来科学研究证据，使用通俗易懂的语言，最直接地指导公众在饮食方面怎么做更科学、更健康，在落实健康中国行动中发挥重要作用。

Note

膳食指南作为国际组织和各国政府政策文件已经有很长的历史,国际上第一部膳食指南正式出台时间是 1968 年,我国第一部膳食指南出名时间是 1989 年。膳食指南是健康教育和公共卫生政策的基础性文件,是国家实施和推动食物合理消费及改善人群健康的一个重要组成部分。其为公众提供所需的营养保障,培养公众健康的饮食习惯和生活方式,以促进人群整体健康和预防慢性病的发生。

"民以食为天",吃不仅是维持生命最基本的行为,吃得科学、合理可以保持营养良好,预防慢性病的发生,让健康状态更持久。

中国居民膳食指南 (2022)

准则一 食物多样,合理搭配　　准则二 吃动平衡,健康体重
准则三 多吃蔬果、奶类、全谷、大豆　　准则四 适量吃鱼、禽、蛋、瘦肉
准则五 少盐少油,控糖限酒　　准则六 规律进餐,足量饮水
准则七 会烹会选,会看标签　　准则八 公筷分餐,杜绝浪费

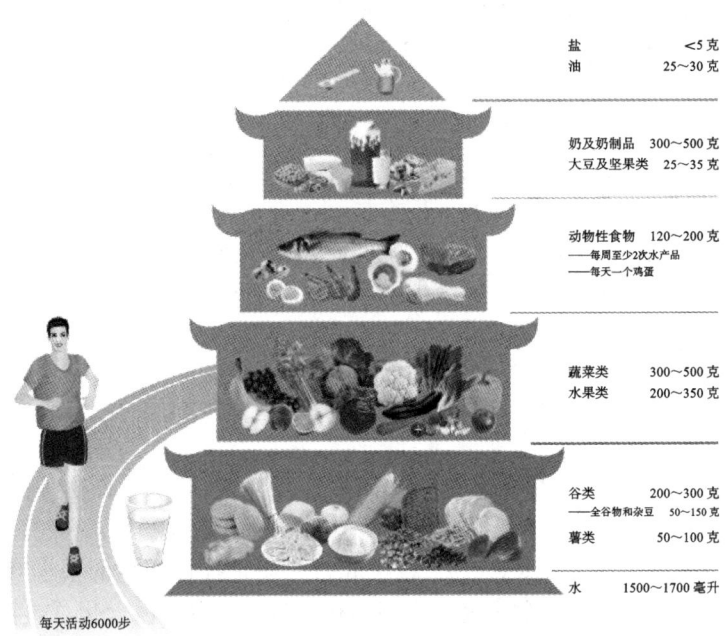

图 8-1　中国居民平衡膳食宝塔(2022)

第一节　油　　脂

导学情景

2014 年 12 月 26 日,济南市中级人民法院召开新闻发布会,公布了全国首例判处被告

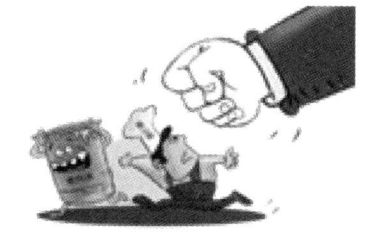

人死刑的特大"地沟油"案。被告人朱传峰兄弟三人自 2006 年起,大量收购"泔水油"等原料,生产"地沟油"并以食用油名义销售,销售金额共计 5241 万余元。

食用"地沟油"对身体危害极大,轻则引起消化不良、头晕、乏力等症状,严重者会出现剧烈腹部绞痛、贫血、中毒性肝病,甚至胃癌、肠癌等多种癌症。

针对"地沟油"问题,早在 2010 年 3 月 18 日,国家食品药品监督管理局办公室发布了《关于严防"地沟油"流入餐饮服务环节的紧急通知》(食药监办食〔2010〕25 号)。

"地沟油"问题之所以受到政府和社会的重视与关注,是因为食用油与人们的健康息息相关。

脂类具有多种生理功能,根据分子结构和水解产物的不同,脂类可分为油脂和类脂。

油脂是油和脂肪的总称。人们通常将来源于植物体,常温下呈液态的油脂称为**油**,如花生油、芝麻油、豆油等;将来源于动物体,常温下呈固态的油脂称为**脂肪**,如猪油、牛油、羊油等。油脂广泛存在于动植物体内,是生物维持生命活动不可缺少的物质,是重要的营养物质。油脂是维生素 A、维生素 D、维生素 E、维生素 K 等许多具有生物活性物质的良好溶剂。

一、油脂的组成和结构

油脂是由甘油和高级脂肪酸生成的甘油酯,俗称甘油三酯。由于 1 分子甘油中含有 3 个羟基,所以它可与 3 分子的高级脂肪酸结合生成酯。其结构通式如下:

$$CH_2-O-\overset{O}{\overset{\|}{C}}-R_1$$
$$CH-O-\overset{O}{\overset{\|}{C}}-R_2$$
$$CH_2-O-\overset{O}{\overset{\|}{C}}-R_3$$

其中 R_1、R_2、R_3 分别代表高级脂肪酸的烃基。在脂肪酸甘油酯的分子中,如果 R_1、R_2、R_3 是相同的,这种甘油酯属于**单甘油酯**;如果 R_1、R_2、R_3 是不相同的,则属于**混甘油酯**。自然界中存在的油脂大多数是混甘油酯。天然油脂实际上是各种混甘油酯的混合物。

 **课堂互动**

1. 油脂与矿物油是否为同类物质?
2. 天然油脂是纯净物还是混合物?

组成油脂的高级脂肪酸有饱和脂肪酸和不饱和脂肪酸。**一般而言,饱和脂肪酸含量较高的油脂熔点较高,常温下呈固态;不饱和脂肪酸含量较高的油脂熔点较低,常温下呈液态。**组成油脂的常见高级脂肪酸见表 8-1。

表 8-1　油脂中常见的高级脂肪酸

类　别	名　称	结构简式
饱和脂肪酸	月桂酸(十二碳酸)	$CH_3(CH_2)_{10}COOH$
	肉豆蔻酸(十四碳酸)	$CH_3(CH_2)_{12}COOH$
	软脂酸(十六碳酸)	$CH_3(CH_2)_{14}COOH$
	硬脂酸(十八碳酸)	$CH_3(CH_2)_{16}COOH$
	花生酸(二十酸)	$CH_3(CH_2)_{18}COOH$
不饱和脂肪酸	棕榈油酸(9-十六碳烯酸)	$CH_3(CH_2)_5CH=CH(CH_2)_7COOH$
	油酸(9-十八碳烯酸)	$CH_3(CH_2)_7CH=CH(CH_2)_7COOH$
	亚油酸(9,12-十八碳二烯酸)	$CH_3(CH_2)_4(CH=CHCH_2)_2(CH_2)_6COOH$
	亚麻酸(9,12,15-十八碳三烯酸)	$CH_3(CH_2CH=CH)_3(CH_2)_7COOH$
	花生四烯酸(5,8,11,14-二十碳四烯酸)	$CH_3(CH_2)_4(CH=CHCH_2)_4(CH_2)_2COOH$

组成油脂的大多数脂肪酸在人体内可通过代谢合成,而亚油酸、亚麻酸、花生四烯酸等在体内不能合成,又是营养上不可或缺的脂肪酸,必须由食物供给,称为**必需脂肪酸**。

知识链接

亚油酸、亚麻酸、花生四烯酸等不饱和脂肪酸营养价值高,它们在植物体中含量较高。不饱和脂肪酸对人体的生长和健康必不可少,参与细胞的代谢活动。花生四烯酸是合成前列腺素、血栓素及白三烯的原料。近年来从海洋鱼类及甲壳类动物体内所含的油脂中,分离出的二十碳五烯酸(EPA)和二十二碳六烯酸(DHA),是大脑所需要的营养物质,被誉为"脑黄金"。EPA 和 DHA 还具有降低血脂、抗动脉粥样硬化、抗血栓等作用,可防治心脑血管疾病。

二、油脂的性质

纯净的油脂无色、无味、无臭。天然油脂常含有维生素和色素等物质而具有特殊的颜色和气味,如芝麻油呈红黄色,有香味。天然油脂是混合物,没有固定的熔点和沸点。

油脂密度比水小,一般难溶于水,易溶于乙醚、氯仿、四氯化碳、石油醚、汽油、苯、丙酮等有机溶剂。

油脂是高级脂肪酸的甘油三酯,它具有酯的典型性质。此外,由于构成各种油脂的脂肪酸具有不同的不饱和度,所以油脂可以发生水解、加成、氧化等反应。

1. 油脂的水解反应　油脂在酸、碱或酶等催化剂的作用下,可以发生水解反应。1 分子油脂完全水解后可以生成 1 分子甘油和 3 分子高级脂肪酸。

油脂不完全水解时可生成脂肪酸、甘油一酯或甘油二酯。油脂水解生成的甘油、脂肪酸、甘油一酯或甘油二酯在人体内都可以被吸收。

油脂在碱性溶液(NaOH 溶液或 KOH 溶液)中水解时,生成甘油和高级脂肪酸盐。生成的高级脂肪酸盐经加工成型即成肥皂,所以**油脂在碱性溶液中的水解反应称为皂化反应**。如:

$$CH_2-O-\overset{\overset{O}{\|}}{C}-C_{17}H_{35}$$
$$CH-O-\overset{\overset{O}{\|}}{C}-C_{17}H_{35} + 3NaOH \xrightarrow{\triangle} \begin{array}{l} CH_2-OH \\ CH-OH \\ CH_2-OH \end{array} + 3C_{17}H_{35}COONa$$
$$CH_2-O-\overset{\overset{O}{\|}}{C}-C_{17}H_{35}$$

硬脂酸甘油酯 　　　　　　　　甘油　　硬脂酸钠(肥皂)

　　肥皂又称高级脂肪酸皂,分为硬皂和软皂:高级脂肪酸钠盐称为硬皂,又称钠皂,这就是常用的普通肥皂,如洗衣皂、药皂。高级脂肪酸钾盐称为软皂,也称为钾皂,它就是医药上常用的软皂。由于软皂对人体皮肤、黏膜刺激性小,医药上常用软皂作灌肠剂和乳化剂。软皂具有比硬皂更强的润湿、渗透、分散和去污的能力。来苏尔就是煤酚与软皂按比例混合配成的消毒溶液。

　　工业上将 1 g 油脂完全皂化时所需氢氧化钾的质量(单位:mg)称为皂化值。皂化值可反映油脂的平均相对分子质量,皂化值越大,油脂的平均相对分子质量越小。一些常见油脂的皂化值见表8-2。

表 8-2　一些常见油脂的皂化值和碘值

油脂名称	皂化值/mg	碘值/g
大豆油	189～194	127～138
花生油	185～195	84～100
蓖麻油	176～187	81～90
猪油	195～208	46～66
牛油	190～200	30～48

知识链接

油脂的乳化

　　油和脂肪都比水轻,且难溶于水,与水混合形成一种不稳定的乳浊液,放置一段时间,小油滴经过互相碰撞又合并成大油滴,很快分为油脂层和水层。要得到比较稳定的乳浊液,必须加入适量的乳化剂,如肥皂、胆酸盐等。

　　乳化剂的结构通常由两部分组成,一部分称为亲水基,另一部分称为亲油基。例如:钠皂 $C_{17}H_{35}COONa$ 中的"—COONa"为亲水基,"—$C_{17}H_{35}$"为亲油基。在溶液中,乳化剂的亲水基伸向水中、亲油基插入油中,使油滴的表面形成一层由乳化剂分子组成的保护膜,防止小油滴互相碰撞而聚合,从而形成比较稳定的乳浊液。这种利用乳化剂使油脂形成比较稳定的乳浊液的过程,称为油脂的乳化。人体的胆酸盐是一种乳化剂,油脂在人体小肠内经胆酸盐的乳化分散成小油滴,从而增大了油脂与脂肪酶的接触面积,便于油脂的水解,有利于脂肪的消化、吸收。因此油脂的乳化具有重要的生理意义。

　　2. 油脂的加成反应　　含有不饱和脂肪酸的油脂,分子中含有碳碳双键,因此可以与氢气或卤素发生加成反应。

　　(1)加氢:在 200 ℃以上、0.1～0.3 MPa、镍催化下,将含有不饱和脂肪酸的油脂进行催化加氢,生成固体或半固体脂肪,称为油的氢化或油的硬化。由加氢而得到的固体油脂称为人造脂肪,又称为氢化油或硬化油。硬化油性质稳定,不易变质,便于储存与运输,可以用于制造肥皂、脂肪酸、甘

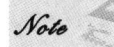

油、人造黄油等。如：

$$CH_2-O-C-C_{17}H_{33}$$
油酸甘油酯 $+ 3H_2 \xrightarrow[\triangle]{Ni}$ 硬脂酸甘油酯

（2）加碘：利用油脂与碘的加成，可测定油脂的不饱和程度。**100 g 油脂所能吸收的碘的质量（单位：g）称为碘值**。碘值越大，表示油脂的不饱和程度越高；碘值越小，表示油脂的不饱和程度越低。一些常见油脂的碘值见表 8-2。

> **课堂互动**
>
> 1. 若油脂的烃基中含有不饱和成分，我们如何验证？
> 2. 如何将"油"变成"脂肪"？

3. 油脂的酸败　油脂在空气中长期放置，会受氧气、水或微生物（酶）的作用，生成相对分子质量较小的羧酸、醛和酮，并产生难闻的气味，称为**油脂的酸败**。酸败的油脂有毒性和刺激性，不宜食用。光、热、水分和霉菌都可以加速油脂的酸败。为了防止油脂的酸败，油脂应储存于密闭的容器中，放置在阴凉处，也可添加少量适当的抗氧化剂（如维生素 E 等）。

> *知识拓展*
>
> **酸值**
>
> 　伴随着油脂的酸败，油脂的水解程度会增大，游离脂肪酸的含量会增高。油脂中游离脂肪酸含量的高低可以作为判断油脂酸败程度的重要标志。油脂中游离脂肪酸的含量通常用酸值表示。中和 1 g 油脂中的游离脂肪酸所需氢氧化钾的质量（单位：mg）称为油脂的酸值。与正常值比较，酸值越大，说明油脂酸败程度越严重。
>
> 　酸值与皂化值、碘值是油脂质量分析中的三个重要理化指标。国家对不同油脂的皂化值、碘值、酸值有一定的要求，符合国家规定标准的油脂才可供药用和食用。

三、油脂的生理意义

脂类是组成生物细胞的重要成分，是生物体维持正常生命活动不可缺少的物质和人体能量的主要来源。正常人体脂类含量为体重的 14%～19%，过胖者可达体重的 30% 以上。脂类主要分布于人体皮下、体腔、肌肉间隙和脏器周围，是机体不可缺少的营养物质。因此，油脂具有重要的生理意义。

1. 构成生物膜　脂蛋白是构成生物细胞膜的一部分。细胞膜的完整性是维持细胞正常功能的重要保证。

2. 储能和供能　油脂是动物体内能量储存和供给的重要物质之一。人体所需总热量的 20%～30% 来自脂肪，1 g 脂肪氧化产生 38.91 kJ 热量，是糖类物质的 2 倍。在饥饿或禁食时，脂肪成为机

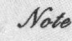

体所需能量的主要来源。

3. 保温防寒 脂肪不易导热,分布于皮下的脂肪组织可以防止热量散失而保持体温,一般肥胖的人比瘦小的人在夏天更怕热、冬天更能抗冻就是皮下脂肪多的缘故。

4. 保护脏器 人体内的脂肪分布在神经、血管和内部器官之间,可以保护这些器官免受外来伤害。脂肪还有支撑内脏,使内脏保持固定在一定位置的作用。过度消瘦可导致内脏下垂病,如肝下垂、肾下垂和胃下垂等。

5. 供给必需脂肪酸 必需脂肪酸是组织、细胞的重要组成部分。必需脂肪酸缺乏可引起生长迟缓、生殖障碍、皮肤损伤(出现皮疹等)以及肾、肝、神经和视觉方面的多种疾病。但必需脂肪酸属于多不饱和脂肪酸,摄入过多会使体内的氧化物、过氧化物等增多,同样会对机体产生多种慢性危害。

另外,油脂与人体脂溶性维生素的吸收、代谢和多种激素的生成以及神经介质的传递等密切相关。

 化学与健康

油脂与健康

油脂可使食物鲜美可口,还可促进食欲,更是人体正常生命活动所需要的营养物质。但是随着人们生活水平的不断提高,食用过多的油脂常给人们的健康带来诸多问题,高血压、糖尿病、冠心病等慢性病已成为主要的公共卫生问题。

健康体质必须从健康饮食入手,控制膳食油脂的合理摄入量,选择合理的膳食用油,将有效预防动脉粥样硬化、心血管疾病、肥胖症等现代疾病,促进人体健康。

(1) 搭配用油:植物油和动物油要搭配食用才更科学,平时用油还应搭配一些高端油,如红花籽油、橄榄油、山茶籽油、核桃油等。红花籽油含有丰富的必需脂肪酸和维生素E;核桃油中不饱和脂肪酸含量高达90%,含有丰富的维生素E和磷脂等,用它调出来的菜肴更细腻滑爽,是孕妇、儿童和脑力工作者的最佳选择;山茶籽油被誉为"东方橄榄油",含有90%以上的不饱和脂肪酸,是心血管疾病的天然防御者。

(2) 低温食用:高温油不但会破坏食物的营养成分,还会产生一些过氧化物和致癌物质,过氧化物会影响人体心血管功能。

知识拓展

类脂

类脂是指化学结构与油脂有较大差异,性质类似于油脂的有机化合物。在生物体生命活动中起着重要作用的类脂主要是磷脂和固醇。

1. 磷脂 磷脂广泛分布于人和动物的脑组织中,存在于绝大多数细胞膜中。植物种子的胚芽及蛋黄中都富含磷脂。

常见的磷脂有卵磷脂和脑磷脂,它们结构中的含氮有机碱不同,分别是胆碱和胆胺。二者均不稳定,在空气中易变色。卵磷脂中胆碱部分能促进脂肪在人体内的代谢,防止脂肪在肝中大量积存;脑磷脂可用作抗氧剂,血小板内能促使血液凝固的凝血酶就是由脑磷脂和蛋白质组成的。

Note

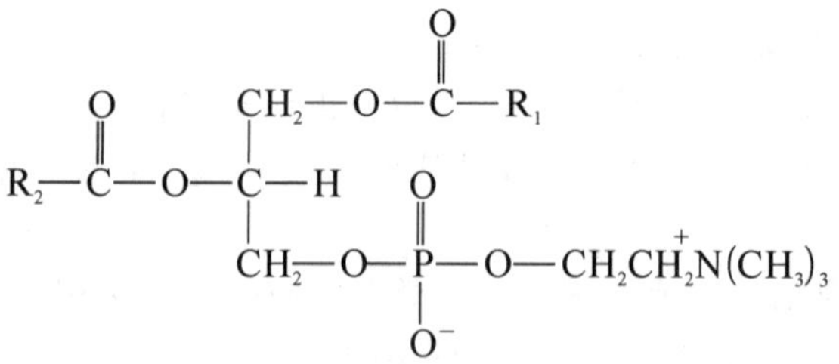

卵磷脂 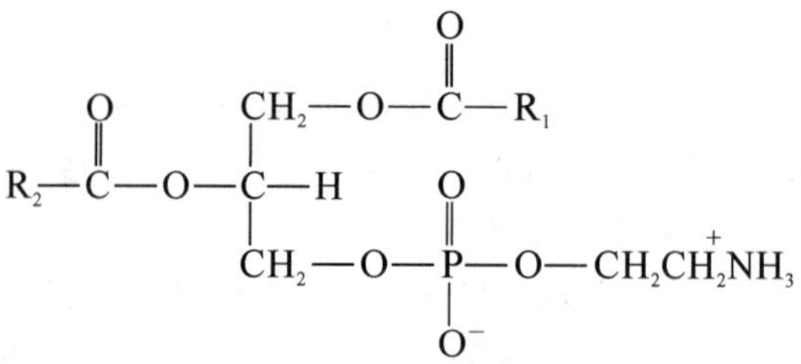　　　　　　　　　　　　　　　脑磷脂

2. 固醇　固醇又称甾醇,是一类广泛存在于动植物体内的天然有机化合物,如胆固醇、肾上腺皮质激素及性激素等。许多固醇类化合物具有重要的生理作用。

胆固醇约占体重的 0.2%。若胆固醇代谢发生障碍,血液中的胆固醇含量就会升高,产生沉积,从而引起动脉粥样硬化。胆汁中胆固醇的沉积会形成胆结石,胆结石可引起剧烈疼痛,阻塞正常胆汁的流动,引起黄疸。

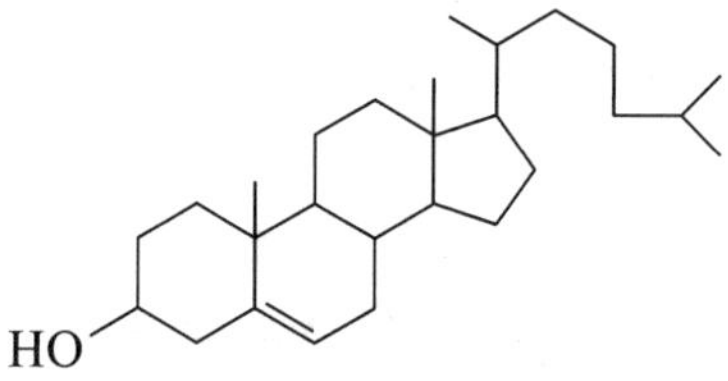

HO

胆固醇

→ 本节测验　　　在线答题

第二节　糖　类

导学情景

护理班小明的邻居张大妈是个"糖尿病号",医生让她每隔一段时间查一次血糖,并且生病打针也不要用葡萄糖注射液,每顿饭的主食也要限量,张大妈很疑惑。小明告诉她,糖尿病患者血液中葡萄糖含量过高,因此要避免摄入过多的葡萄糖及能在体内转化为葡萄糖的其他糖分。但也要注意不能摄入糖分过少而导致出现低血糖。

糖类的种类很多,有一些相互间可以转化,有一些结构非常相似,下面我们就来学习糖类的知识。

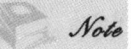

糖类是生物体维持生命活动所需能量的主要来源,由 C、H、O 三种元素组成。**糖类是多羟基醛、**

多羟基酮或它们的脱水缩合产物。根据水解情况的不同，糖类可分为单糖、低聚糖（又称寡糖）和多糖，见表8-3。

表8-3 糖类的分类

类　别	水　解　情　况	常　见　的　糖
单糖	不能水解	葡萄糖、果糖、核糖、脱氧核糖
低聚糖	1分子能水解成2～10个单糖分子	蔗糖、麦芽糖、乳糖
多糖	1分子能水解成10个以上单糖分子	淀粉、纤维素、糖原

知识拓展

　　糖类最早被称为"碳水化合物"，理由是当时发现它们的组成符合通式 $C_n(H_2O)_m$，如葡萄糖的分子式为 $C_6H_{12}O_6$，可表示为 $C_6(H_2O)_6$；蔗糖的分子式为 $C_{12}H_{22}O_{11}$，可表示为 $C_{12}(H_2O)_{11}$ 等。后来的研究证实糖类中氢原子和氧原子的个数比并不都是2:1，也并不以水分子的形式存在，如鼠李糖（$C_6H_{12}O_5$）；而有些符合 $C_n(H_2O)_m$ 通式的物质也并不是碳水化合物，如甲醛（CH_2O）、乙酸（$C_2H_4O_2$）等。所以碳水化合物这一名称并不准确，但是由于沿用已久，现在人们通常还会把糖类称为碳水化合物。

一、单糖

　　单糖一般是含3～6个碳原子的多羟基醛或多羟基酮，其中多羟基醛称为醛糖、多羟基酮称为酮糖。根据分子中碳原子数目，单糖可分为丙糖（三碳糖）、丁糖（四碳糖）、戊糖（五碳糖）和己糖（六碳糖）等。与人类关系密切的有葡萄糖、果糖、核糖和脱氧核糖等。

（一）葡萄糖

　　葡萄糖是无色或白色结晶性粉末，无臭，味甜，熔点为146 ℃，易溶于水，有吸湿性，微溶于乙醇，不溶于乙醚。

　　人体血液中的葡萄糖称为血糖，正常人空腹血糖含量为3.9～6.1 mmol/L。 人体每分钟利用葡萄糖的能力为6 mg/kg，体弱患者和血糖过低的患者可通过口服或静脉注射葡萄糖溶液的方式来迅速补充营养。葡萄糖也可转化成糖原和脂肪储存。

　　1. 葡萄糖的结构　　葡萄糖分子式为 $C_6H_{12}O_6$，结构简式为

葡萄糖分子中有一个醛基和五个羟基，属于己醛糖。葡萄糖分子中的羟基和醛基还可以相互作用，生成环状半缩醛。在葡萄糖的水溶液中，存在着链式结构和半缩醛结构的平衡，它们的结构式表示如下：

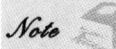

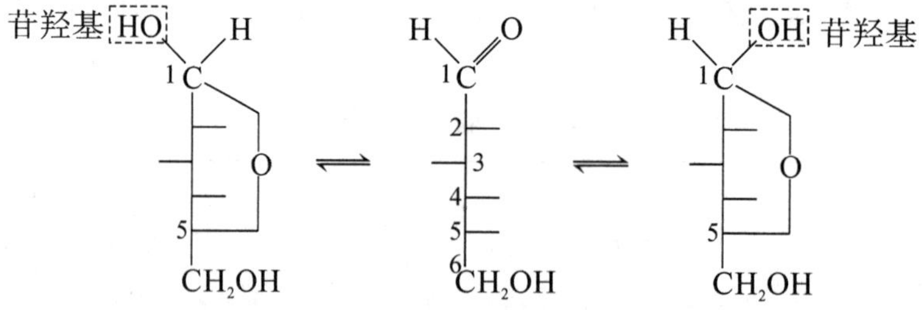

苷羟基
HO
H
1C
O
5
CH₂OH
H
O
1C
2
3
4
5
6
CH₂OH
H
OH
苷羟基
1C
O
5
CH₂OH

β-葡萄糖 (约63.6%)　D-葡萄糖 (约0.003%)　α-葡萄糖 (约36.4%)

单糖分子的环状结构常用哈沃斯(Haworth)式表示。

HOH₂C6
H
5
O
H
4
H
OH
H
1
HO
3
2
OH
苷羟基
H
OH
HOH₂C6
H
5
O
OH
苷羟基
4
H
OH
H
1
HO
3
2
H
H
OH

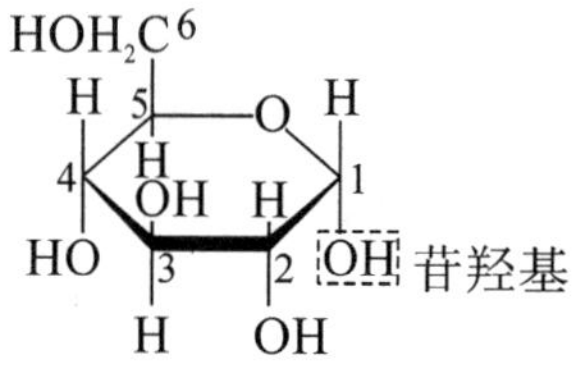

α-葡萄糖　β-葡萄糖

课堂互动

试比较 α-葡萄糖和 β-葡萄糖结构上的区别。

2. 葡萄糖的主要化学性质

【演示实验 1】 与托伦试剂反应：在一支洁净的试管中加入 2%的 $AgNO_3$ 溶液 2 mL，边振荡试管，边加入 2%的稀氨水，直到析出的沉淀恰好溶解。在以上试管中加入 10%的葡萄糖溶液 1 mL，将试管放在 50 ℃的水浴中加热 3～5 min，观察实验现象。

【演示实验 2】 与班氏试剂反应：在一支试管中加入 2 mL 班氏试剂，立即加入 10%的葡萄糖溶液 2 mL，加热，观察实验现象。

实验 1 的试管壁上有银镜生成，是因为 Ag^+ 被葡萄糖还原成了单质银而附着在试管壁上形成了光亮的银镜，该反应称为银镜反应。实验 2 出现砖红色沉淀，是因为班氏试剂中的 Cu^{2+} 被葡萄糖还原成了氧化亚铜(Cu_2O)。可用化学方程式表示如下：

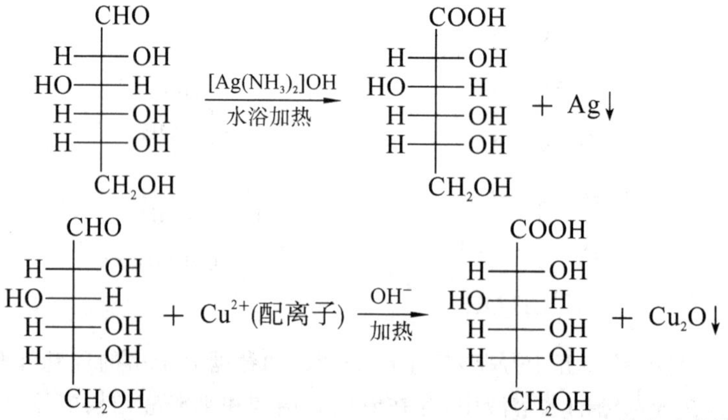

CHO
H—OH
HO—H
H—OH
H—OH
CH₂OH
[Ag(NH₃)₂]OH
水浴加热
COOH
H—OH
HO—H
H—OH
H—OH
CH₂OH
+ Ag↓
CHO
H—OH
HO—H
H—OH
H—OH
CH₂OH
+ Cu²⁺(配离子)
OH⁻
加热
COOH
H—OH
HO—H
H—OH
H—OH
CH₂OH
+ Cu₂O↓

砖红色沉淀

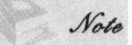

以上两个实验表明葡萄糖具有还原性。葡萄糖之所以具有还原性,主要是因为葡萄糖中的醛基可被氧化成羧基。

凡是能被托伦试剂或班氏试剂等弱氧化剂氧化的糖,称为还原性糖,否则为非还原性糖。因此,与托伦试剂或班氏试剂发生的反应,是还原性糖的特征反应。单糖不论是醛糖,还是酮糖,在碱性条件下,都可以被这些弱氧化剂氧化,因此所有的单糖都是还原性糖。

临床检验中,**常用班氏试剂来检验尿液中的葡萄糖。**

此外,葡萄糖还可被溴水、硝酸等氧化剂氧化。

葡萄糖可直接被人体吸收,通过毛细血管进入血液循环。其在体内迅速被氧化成 CO_2 和 H_2O,同时供给能量,1 mol 葡萄糖完全氧化可释放出 2870 kJ 的能量。

$$C_6H_{12}O_6 + 6O_2 \longrightarrow 6CO_2 + 6H_2O + 2870\ kJ$$

葡萄糖中的苷羟基比较活泼,常与含氧酸(如磷酸)、含羟基有机化合物(如醇和酚)结合脱水,形成具有重要生理意义的酯或糖苷。

 课堂互动

请将下列葡萄糖的用途与性质连线。

用途	性质
制镜业	与班氏试剂反应
糖果制造业	能发生氧化反应,被直接吸收的供能物质
检测尿糖	与银氨溶液反应
医药业	有甜味的营养物质

知识链接

葡萄糖注射液

葡萄糖注射液为葡萄糖或无水葡萄糖的灭菌水溶液,为无色或几乎无色的澄明液体,味甜,pH 为 3.2~5.5。

50 g/L 葡萄糖注射液是临床上常用的等渗溶液,有利尿、解毒作用,用于治疗水肿、低血糖症、饥饿性酮症、高钾血症、心肌炎等。葡萄糖注射液还可用于静脉法葡萄糖耐量试验,用作药物稀释剂,用于配制腹膜透析液、GIK(极化液)等。

(二)果糖

纯净的果糖是白色晶体,熔点为 102 ℃,易溶于水。果糖是天然糖中最甜的糖。它常以游离态存在于蜂蜜和水果浆汁中,以结合态存在于甘蔗、甜菜、香蕉等果蔬和党参、牛蒡等中药材中,动物的前列腺和精液中也含有果糖。

1. 果糖的结构 果糖的化学式为 $C_6H_{12}O_6$,属于己酮糖,与葡萄糖互为同分异构体。

果糖也可用链状结构和环状结构表示。游离态的果糖以六元环的形式存在,结合态的果糖以五元环的形式存在。环状结构都拥有各自的 α 型和 β 型两种异构体。其中开链果糖和 β-果糖的哈沃斯式表示如下:

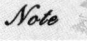

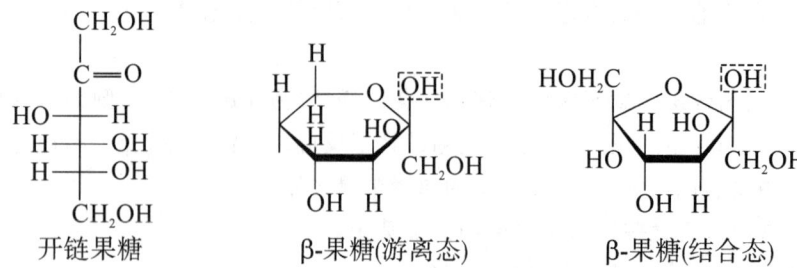

开链果糖　　　　　β-果糖(游离态)　　　　　β-果糖(结合态)

2. 果糖的主要化学性质　与葡萄糖相似,果糖也能与托伦试剂和班氏试剂反应,属于还原性糖。但是果糖属于酮糖,相比于葡萄糖(醛糖)更难氧化,例如葡萄糖可以被溴水氧化成葡萄糖酸,而果糖不能被溴水氧化,因此可用溴水区分葡萄糖和果糖。

果糖中的苷羟基也可与含氧酸、含羟基有机化合物脱水结合,形成酯或糖苷。人体内的果糖能与磷酸发生酯化反应生成果糖-6-磷酸和果糖-1,6-二磷酸,它们都是体内糖代谢的中间产物。

> **知识链接**
>
> ### 果糖注射液
>
> 果糖的代谢不依赖胰岛素,进入血液后,在无胰岛素的情况下也可以迅速转化为肝糖原参与代谢,所以果糖注射液适用于糖尿病患者。

(三)核糖和脱氧核糖

核糖($C_5H_{10}O_5$)与脱氧核糖($C_5H_{10}O_4$)是重要的戊醛糖,它们的开链结构式如下:

$$
\begin{array}{cc}
\text{CHO} & \text{CHO} \\
\text{H——OH} & \text{H——H} \\
\text{H——OH} & \text{H——OH} \\
\text{H——OH} & \text{H——OH} \\
\text{CH}_2\text{OH} & \text{CH}_2\text{OH} \\
\text{核糖} & \text{脱氧核糖}
\end{array}
$$

核糖是体内供能物质三磷酸腺苷(ATP)的组成成分,也是核糖核酸(RNA)的重要组成部分。脱氧核糖是脱氧核糖核酸(DNA)的重要组成部分。RNA 参与蛋白质和酶的生物合成过程,DNA 是遗传信息的载体。它们是人类生命活动中非常重要的物质。

> **知识拓展**
>
> ### 单糖的特性
>
> 单糖都是无色或白色晶体,有甜味,易溶于水,难溶于有机溶剂。
>
> 单糖无论是醛糖还是酮糖,以环状结构存在时都能形成苷羟基,而苷羟基比较活泼,故单糖具有以下特性。
>
> 1. 氧化反应　单糖无论是醛糖还是酮糖都是还原性糖。
>
> 2. 酯化反应　单糖分子中含有多个羟基,其中包含一个苷羟基,它能与酸发生**酯化反应**。如葡萄糖在一定条件下可与磷酸作用生成葡萄糖-1-磷酸、葡萄糖-6-磷酸及葡萄糖-1,6-二磷酸。

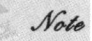

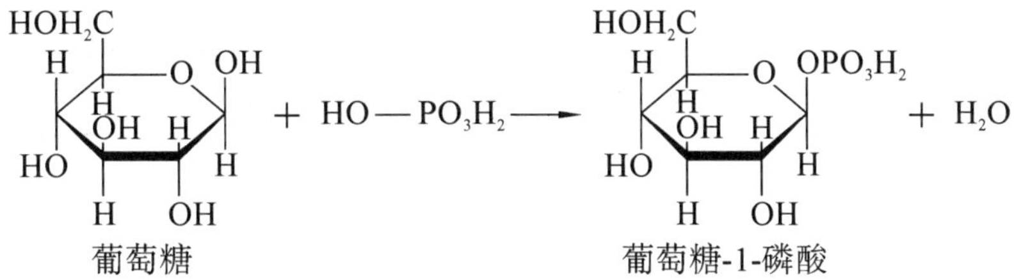

葡萄糖 + HO—PO₃H₂ → 葡萄糖-1-磷酸 + H₂O

3. 成苷反应 单糖环状结构中的苷羟基容易与含有羟基的化合物(如醇、酚)发生缩合反应,脱去一分子水,生成**糖苷**(简称苷),该反应称为**成苷反应**。例如,葡萄糖在干燥 HCl 作用下与甲醇反应生成葡萄糖甲苷。

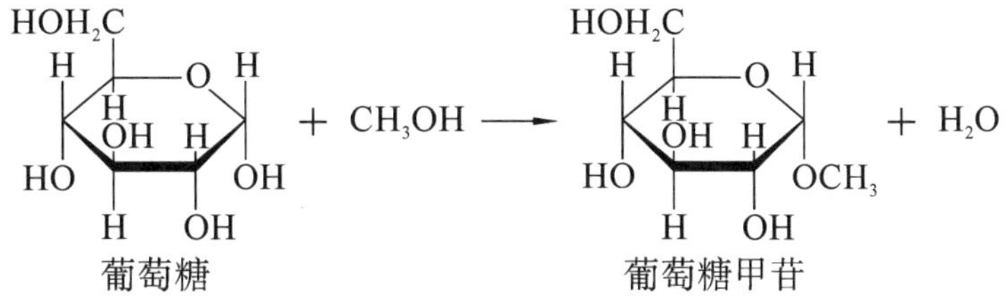

葡萄糖 + CH₃OH → 葡萄糖甲苷 + H₂O

糖苷由糖和非糖两部分组成,糖的部分称为糖苷基,非糖部分称为配糖基。由于糖苷分子中已没有苷羟基,所以糖苷不再具有还原性。

糖苷广泛存在于植物体内,且大多数具有生物活性,是许多中药的有效成分。比如:苦杏仁中的苦杏仁苷有止咳作用,甘草中的甘草皂苷是甘草解毒的有效成分,洋地黄中的洋地黄毒苷有强心作用。

二、双糖

双糖也称二糖,是最重要的低聚糖,可水解生成 2 分子单糖。常见的双糖有蔗糖、麦芽糖、乳糖等,它们的分子式都是 $C_{12}H_{22}O_{11}$,互为同分异构体。

(一) 蔗糖

蔗糖是自然界分布最广的双糖,因其在甘蔗和甜菜中含量高,故称蔗糖或甜菜糖。蔗糖是无色晶体,熔点为 186 ℃,易溶于水而难溶于乙醇,甜度低于果糖,是日常生活和医药上广泛应用的一种糖。

蔗糖结构式如下:

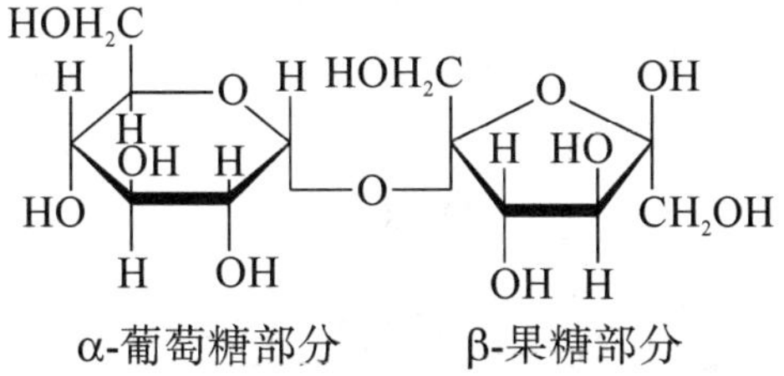

α-葡萄糖部分　　β-果糖部分

蔗糖分子中无苷羟基,无还原性,不能与托伦试剂、班氏试剂反应,是非还原性双糖。
在酸或转化酶的作用下,**1 分子蔗糖水解生成 1 分子葡糖糖和 1 分子果糖。**

$$C_{12}H_{22}O_{11} + H_2O \xrightarrow{H^+ \text{或酶}} C_6H_{12}O_6 + C_6H_{12}O_6$$

蔗糖　　　　　　　　葡萄糖　　果糖

知识链接

科学工作者规定蔗糖的甜度为 1。与蔗糖比较，某些糖及非糖甜味剂的甜度见表 8-4。

表 8-4　某些糖及非糖甜味剂的甜度对比表

糖　类	甜　度	非糖甜味剂	甜　度
蔗糖	1	木糖醇	1
麦芽糖	0.46	阿斯巴甜	150～250
乳糖	0.35	醋磺内酯钾	200
半乳糖	0.32	甜蜜素	50
葡萄糖	0.7	安赛蜜	200
果糖	1.7	糖精	240～500
山梨糖	0.5		

（二）麦芽糖

麦芽糖是淀粉在 α-淀粉酶的催化下部分水解的产物。麦芽糖在大麦芽中含量很丰富，饴糖是麦芽糖的粗制品。在人体内，麦芽糖是淀粉类食物在消化过程中的一种中间产物。

麦芽糖结构式如下：

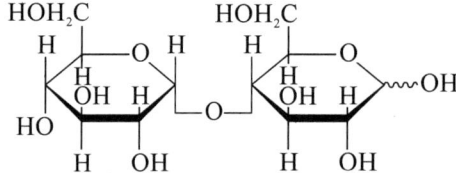

α-葡萄糖部分　葡萄糖部分(α型和β型均可)

麦芽糖分子中有苷羟基，具有还原性，能与托伦试剂、班氏试剂反应，是还原性双糖。在酸或酶的作用下，**1 分子麦芽糖水解生成 2 分子葡萄糖**，可用作营养剂和细菌培养基。

$$C_{12}H_{22}O_{11} + H_2O \xrightarrow{H^+ 或酶} 2C_6H_{12}O_6$$
麦芽糖　　　　　　　　　葡萄糖

（三）乳糖

乳糖主要存在于哺乳动物的乳汁中，牛奶中含乳糖 $4\% \sim 5\%$，人乳中含乳糖 $5\% \sim 8\%$。乳糖是白色晶体，微甜，水溶性低，没有吸湿性，在医药中常用作散剂、片剂的填充剂。

乳糖结构式如下：

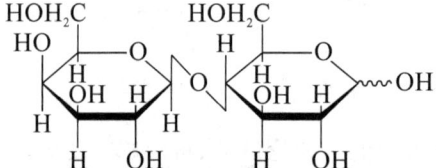

β-半乳糖部分　葡萄糖部分(α型和β型均可)

乳糖分子中有苷羟基，具有还原性，能与托伦试剂、班氏试剂反应，是还原性双糖。在酸或酶的作用下，**1 分子乳糖水解生成 1 分子葡萄糖和 1 分子半乳糖**。

$$C_{12}H_{22}O_{11}+H_2O \xrightarrow{\text{H}^+ \text{或酶}} C_6H_{12}O_6+C_6H_{12}O_6$$
乳糖　　　　　　　　　　　半乳糖　　葡萄糖

三、多糖

多糖是由许多单糖分子通过分子间脱水以苷键连接而成的高分子,又称多聚糖。由同一种单糖组成的多糖称为均多糖,如淀粉、纤维素和糖原,它们都是由葡萄糖脱水缩合而成的多糖,分子式可用通式$(C_6H_{10}O_5)_n$表示。由不同的单糖及其衍生物组成的多糖称为杂多糖,如透明质酸、肝素、硫酸软骨素等。

多糖一般为无定形粉末,无一定熔点,没有甜味,大多数不溶于水,少数能溶于水形成胶体溶液。多糖分子中虽然有苷羟基,但因为相对分子质量很大,它没有还原性,属于非还原性糖,不能与托伦试剂、班氏试剂反应。在酸或酶的作用下,多糖可以逐步水解,最终产物为单糖。

(一) 淀粉

淀粉是植物经光合作用形成的多糖,是植物储存营养物质的一种形式,亦是人类较重要的食物之一。淀粉大量存在于植物的种子、块茎及根中。

根据结构的不同,淀粉分为直链淀粉(图 8-2)和支链淀粉(图 8-3)。天然淀粉中直链淀粉占10%~30%,支链淀粉占70%~90%。玉米淀粉中直链淀粉约占27%,其余为支链淀粉;而糯米几乎全是支链淀粉。有些豆类淀粉全是直链淀粉,直链淀粉比支链淀粉容易消化。

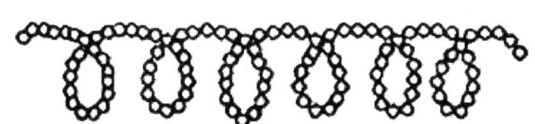
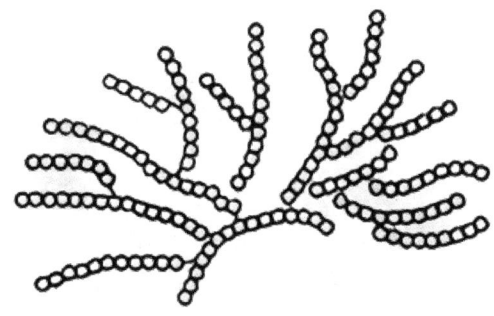

图 8-2　直链淀粉结构示意图　　　　　图 8-3　支链淀粉结构示意图

淀粉是白色无定形粉末,无味。直链淀粉不易溶于冷水,在热水中形成半透明胶体溶液;支链淀粉不溶于水,与热水作用则呈糊状。

直链淀粉遇碘溶液显蓝色,加热蓝色消失,冷却后又显蓝色;支链淀粉遇碘溶液显紫红色。淀粉与碘作用现象明显,反应灵敏,常用于淀粉和碘的定性检测。

淀粉在稀酸或酶的作用下水解,最后生成葡萄糖。淀粉水解过程可表示如下:

$$(C_6H_{10}O_5)_n \longrightarrow (C_6H_{10}O_5)_m \longrightarrow C_{12}H_{22}O_{11} \longrightarrow C_6H_{12}O_6$$
淀粉　　　　　　糊精　　　　麦芽糖　　　葡萄糖

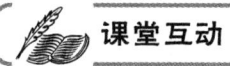 **课堂互动**

多糖没有甜味,但是为什么我们在咀嚼米饭和馒头时能感觉到甜味?

(二) 糖原

糖原是人和动物体内储存葡萄糖的一种形式,是均多糖,又称肝糖或动物淀粉。糖原主要存在于肝和肌肉中,因此有肝糖原和肌糖原之分。

糖原的组成单元是 α-葡萄糖,结构与支链淀粉相似,但糖原的分子比支链淀粉更大,分支更多,

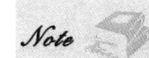

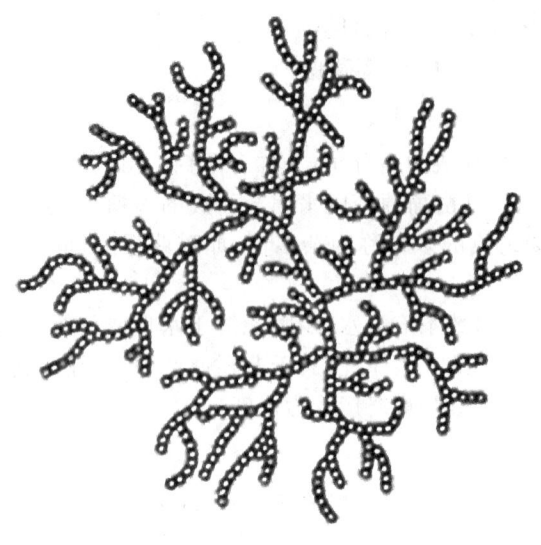

图 8-4　糖原结构示意图

结构更复杂。其结构如图 8-4 所示。

　　糖原是无定形粉末，不溶于冷水，溶于热水，溶解后形成透明胶体溶液。糖原能够调节机体血糖水平，当血糖水平增高时，多余的葡萄糖就转变成糖原储存于肝中；当血糖水平降低时，肝糖原就分解为葡萄糖进入血液中，以维持血糖的正常含量。

（三）纤维素

　　纤维素是植物细胞壁的主要成分，在自然界中含量非常高。棉花中含纤维素 95% 以上，亚麻中纤维素含量约为 80%，木材中纤维素平均含量为 50%～70%，蔬菜中也含有丰富的纤维素。

　　纤维素的组成单元是 β-葡萄糖，是均多糖，结构与直链淀粉相似，但排列更紧密，没有螺旋。纤维素分子的链和链之间借助分子间氢键拧成绳索状的结构，这种结构具有一定的机械强度和韧性，在植物体内起着支撑的作用。其结构如图 8-5 所示。

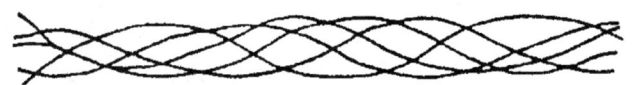

图 8-5　绳索状纤维素链示意图

　　纤维素是白色、无臭、无味的固体，不溶于水和一般的有机溶剂，无还原性。纤维素比淀粉难水解，一般需要在高温、高压、浓硫酸的作用下进行，水解的最终产物是 β-葡萄糖。

　　牛、羊、马等食草动物的胃能分泌纤维素水解酶，将纤维素水解成葡萄糖，所以纤维素可作为食草动物的饲料。人的胃不能分泌纤维素水解酶，因此纤维素不能作为人的能量物质。但纤维素能够刺激胃肠道，促进消化液分泌，增加胃肠蠕动，防止便秘，有助于有害物质排出，缩短食物残渣在体内的停留时间。因此，纤维素是健康饮食不可缺少的一个重要组成部分。

 本节测验　　在线答题

第三节　蛋　白　质

导学情景

　　从 2003 年 5 月至 2004 年 3 月，某地两百多名婴儿陆续患上一种怪病，脸大如盘，四肢短小，当地人称之为"大头娃娃"。国务院调查组通过卫生学调查证实，不法分子用淀粉、蔗糖等价格低廉的食品原料全部或部分替代奶粉，再用奶香精等添加剂进行调味，制造出劣质奶粉，其中婴儿生长发育所必需的蛋白质、脂肪以及维生素和矿物质含量远低于国家相关标准。按标准，0～6 个月的婴儿奶粉蛋白质含量应为 12%～18%，但一些劣质奶粉中蛋

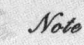

白质含量最低的只有0.37%。不少新生儿成为营养严重不良的"大头娃娃"。长期食用这种劣质奶粉会导致婴幼儿营养不良、高度水肿、生长停滞、免疫力下降,进而发生多种疾病甚至死亡。

蛋白质对人体来说非常重要。蛋白质是组成人体所有细胞、组织的重要成分,约占人体重的18%。它是构成细胞的基本有机化合物,是生命活动的主要承担者。蛋白质参与骨骼和肌肉的生长,婴幼儿的生长发育需要更多的蛋白质,缺乏蛋白质对儿童的生长发育影响非常大。

蛋白质是构成生命的基本物质,人和动物的肌肉、毛发、皮肤、指甲、血清、血红蛋白、神经、激素和酶等都是由不同蛋白质组成的。一切重要的生理功能和生命现象,比如生物体的运动、生长、消化、吸收、遗传和繁殖等都与蛋白质密切相关,没有蛋白质就没有生命。氨基酸是构成蛋白质的基本结构单位,是人体不可缺少的物质。

一、氨基酸

(一)氨基酸的结构、分类和命名

在结构上,**氨基酸可以看作羧酸分子中烃基上的一个或几个氢原子被氨基取代后生成的化合物**。氨基酸分子中有氨基($-NH_2$)和羧基($-COOH$)两种官能团。

目前发现自然界存在的氨基酸种类很多,构成人体内蛋白质的氨基酸仅20种。根据氨基酸分子中烃基的不同,氨基酸可分为脂肪氨基酸、芳香氨基酸和杂环氨基酸;根据分子中氨基和羧基的相对数目,氨基酸可分为中性氨基酸、酸性氨基酸和碱性氨基酸;根据氨基和羧基的相对位置,氨基酸可分为 α-氨基酸、β-氨基酸和 γ-氨基酸等。如果氨基和羧基连在同一个碳上,则称为 α-氨基酸。组成生物体蛋白质的都是 α-氨基酸,其结构通式表示如下:

$$R-\overset{\alpha}{CH}-COOH \\ | \\ NH_2$$

氨基酸可用系统命名法命名,但常用反映其来源或性质的俗名。如谷氨酸因最初来源于谷物而得名,甘氨酸是由于具有甜味而得名。

组成人体蛋白质的20种 α-氨基酸的结构、分类和命名见表8-5。

表8-5 组成人体蛋白质的20种 α-氨基酸

中英文名称	结 构 式	中英文缩写		等电点
中性氨基酸				
甘氨酸 glycine (氨基乙酸)	$H-CH-COOH$ $\quad\quad\ \ \|$ $\quad\quad\ NH_2$	甘	Gly	5.97
丙氨酸 alanine (α-氨基丙酸)	$CH_3-CH-COOH$ $\quad\quad\quad\ \|$ $\quad\quad\quad NH_2$	丙	Ala	6.02
缬氨酸* valine (α-氨基-β-甲基丁酸)	$CH_3-CH-CH-COOH$ $\quad\quad\quad\ \|\quad\ \|$ $\quad\quad\quad CH_3\ NH_2$	缬	Val	5.96

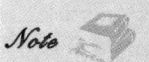

153

续表

中英文名称	结 构 式	中英文缩写		等电点
异亮氨酸* isoleucine （α-氨基-β-甲基戊酸）	$CH_3-CH_2-\underset{\underset{NH_2}{\mid}}{\overset{\overset{CH_3}{\mid}}{CH}}-CH-COOH$	异亮	Ile	6.02
亮氨酸* leucine （α-氨基-γ-甲基戊酸）	$CH_3-\overset{\overset{CH_3}{\mid}}{CH}-CH_2-\underset{\underset{NH_2}{\mid}}{CH}-COOH$	亮	Leu	5.98
丝氨酸 serine （α-氨基-β-羟基丙酸）	$HO-CH_2-\underset{\underset{NH_2}{\mid}}{CH}-COOH$	丝	Ser	5.68
半胱氨酸 cysteine （α-氨基-β-巯基丙酸）	$HS-CH_2-\underset{\underset{NH_2}{\mid}}{CH}-COOH$	半胱	Cys	5.05
苯丙氨酸* phenylalanine （α-氨基-β-苯基丙酸）	$C_6H_5-CH_2-\underset{\underset{NH_2}{\mid}}{CH}-COOH$	苯	Phe	5.46
蛋氨酸* methionine （α-氨基-γ-甲硫基丁酸）	$CH_3-S-CH_2-CH_2-\underset{\underset{NH_2}{\mid}}{CH}-COOH$	蛋	Met	5.74
苏氨酸* threonine （α-氨基-β-羟基丁酸）	$CH_3-\underset{\underset{HO}{\mid}}{CH}-\underset{\underset{NH_2}{\mid}}{CH}-COOH$	苏	Thr	5.60
脯氨酸 proline （α-四氢吡咯甲酸）	—COOH	脯	Pro	6.30
酪氨酸 tyrosine （α-氨基-β-对羟苯基丙酸）	$HO-C_6H_4-CH_2-\underset{\underset{NH_2}{\mid}}{CH}-COOH$	酪	Tyr	5.68
天冬酰胺 asparagine （α-氨基丁酰氨酸）	$H_2N-\overset{\overset{O}{\parallel}}{C}-CH_2-\underset{\underset{NH_2}{\mid}}{CH}-COOH$	天酰或 天-NH₂	Asn 或 Asp-NH₂	5.41
谷氨酰胺 glutamine （α-氨基戊酰氨酸）	$H_2N-\overset{\overset{O}{\parallel}}{C}-CH_2-CH_2-\underset{\underset{NH_2}{\mid}}{CH}-COOH$	谷酰或 谷-NH₂	Gln	5.63

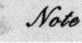

续表

中英文名称	结 构 式	中英文缩写		等电点
色氨酸* tryptophan [α-氨基-β-(3-吲哚)丙酸]	$\begin{array}{c}\text{CH}_2\text{—CH—COOH}\\ |\\ \text{NH}_2\end{array}$ 吲哚环	色	Try (Trp)	5.89
酸性氨基酸				
天冬氨酸 aspartic acid (α-氨基丁二酸)	$\begin{array}{c}\text{H}_2\text{N—CH—COOH}\\ |\\ \text{CH}_2\text{—COOH}\end{array}$	天	Asp	2.77
谷氨酸 glutamic acid (α-氨基戊二酸)	$\begin{array}{c}\text{HOOC—CH}_2\text{—CH}_2\text{—CH—COOH}\\ |\\ \text{NH}_2\end{array}$	谷	Glu	3.22
碱性氨基酸				
精氨酸 arginine (α-氨基-δ-胍基戊酸)	$\begin{array}{c}\text{H}_2\text{N—C—NH—CH}_2\text{—CH}_2\text{—CH}_2\text{—CH—COOH}\\ \ \ |\qquad\qquad\qquad\qquad\qquad |\\ \text{NH}\qquad\qquad\qquad\qquad\quad \text{NH}_2\end{array}$	精	Arg	10.76
组氨酸 histidine [α-氨基-β-(5-咪唑)丙酸]	$\begin{array}{c}\text{CH}_2\text{—CH—COOH}\\ |\\ \text{NH}_2\end{array}$ 咪唑环	组	His	7.59
赖氨酸* lysine (α,ε-二氨基己酸)	$\begin{array}{c}\text{CH}_2\text{—CH}_2\text{—CH}_2\text{—CH}_2\text{—CH—COOH}\\ |\qquad\qquad\qquad\qquad |\\ \text{NH}_2\qquad\qquad\qquad \text{NH}_2\end{array}$	赖	Lys	9.74

　　组成人体蛋白质的氨基酸绝大多数能在人体内合成,或者由其他氨基酸转变而成,但是有 8 种氨基酸(表 8-5 中注*号的)在成人体内不能合成,或合成速度不能满足机体的需要,必须从每日膳食中补充,否则就难以维持机体的氮平衡。人们将这些**在人体内不能合成,但又是人体所必需的,只能依靠食物供给的氨基酸称为必需氨基酸**。对于婴儿,组氨酸也是必需氨基酸。

　　缺乏必需氨基酸就会引起某些病症。人们不能从某单一食物得到所有的必需氨基酸,因此食物品种必须多样化。

（二）氨基酸的性质

　　氨基酸一般为无色晶体,可溶于强酸或强碱溶液,大多数氨基酸易溶于水,难溶于有机溶剂。有的氨基酸无味,有的有甜味或苦味。谷氨酸的钠盐具有鲜味,它是调味品"味精"的有效成分。氨基酸熔点一般为 230～300 ℃,比相应的羧酸或胺类高。许多氨基酸在接近熔点时分解,放出二氧化碳。

　　氨基酸分子中既含有氨基又含有羧基,因此它具有羧酸和胺类化合物的性质。同时,由于氨基与羧基之间的相互影响及分子中 R 基团的某些特殊结构的作用,它又显示出一些特殊的性质。

　　1. 氨基酸的两性性质和等电点　　氨基酸分子中同时含有羧基（—COOH）和氨基（—NH$_2$）,既能与较强的酸作用生成盐,又能与较强的碱作用生成稳定的盐,表现出两性化合物的特征。例如:

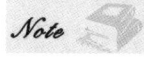

$$R-\underset{\underset{NH_2}{|}}{CH}-\underset{\underset{}{\overset{\overset{O}{\|}}{C}}}-OH + HCl \longrightarrow R-\underset{\underset{NH_3^+Cl^-}{|}}{CH}-\underset{\underset{}{\overset{\overset{O}{\|}}{C}}}-OH$$

$$R-\underset{\underset{NH_2}{|}}{CH}-\underset{\underset{}{\overset{\overset{O}{\|}}{C}}}-OH + NaOH \longrightarrow R-\underset{\underset{NH_2}{|}}{CH}-\underset{\underset{}{\overset{\overset{O}{\|}}{C}}}-O^-Na^+ + H_2O$$

同时,氨基酸分子内的氨基和羧基也可相互作用生成分子内盐,这是一种既带正电荷又带负电荷的离子,称为两性离子或偶极离子。

$$R-\underset{\underset{NH_2}{|}}{CH}-COOH \rightleftharpoons R-\underset{\underset{NH_3^+}{|}}{CH}-COO^-$$

内盐(两性离子)

实验证明,晶体氨基酸都以两性离子形式存在。这种特殊的两性离子结构决定了氨基酸静电引力大,熔点高,易溶于水而难溶于有机溶剂的性质。

两性离子的净电荷为零,处于等电状态,在电场中不向任何一极移动,此时溶液的 pH 称为**氨基酸的等电点**,用 pI 表示。氨基酸的等电点是氨基酸的特征常数,不同的氨基酸一般有不同的等电点。组成人体蛋白质的 20 种 α-氨基酸的等电点见表 8-5。

氨基酸在水溶液中的带电情况,除了由本身的结构决定外,还可以通过调节溶液酸碱度加以改变。当溶液的 pH>pI 时,氨基酸主要以阴离子形式存在;pH<pI 时,氨基酸主要以阳离子形式存在;pH=pI 时,氨基酸主要以两性离子形式存在。

氨基酸在酸、碱性溶液中的变化,可表示如下:

$$R-\underset{\underset{NH_3^+}{|}}{CH}-COOH \underset{H^+}{\overset{OH^-}{\rightleftharpoons}} R-\underset{\underset{NH_3^+}{|}}{CH}-COO^- \underset{H^+}{\overset{OH^-}{\rightleftharpoons}} R-\underset{\underset{NH_2}{|}}{CH}-COO^-$$

阳离子　　　　　　两性离子　　　　　　阴离子
pH<pI　　　　　　pH=pI　　　　　　pH>pI

在等电点时,氨基酸的溶解度最小,最容易从溶液中析出。因此,可以通过调节溶液 pH 的方法,将等电点不同的氨基酸从其混合液中分离出来。

📖 课堂互动

在 pH=3 和 pH=8 的水溶液中,甘氨酸分别主要以何种形式存在?

2. 成肽反应　一分子 α-氨基酸的氨基和另一分子 α-氨基酸的羧基之间脱水缩合生成肽的反应称为成肽反应。

$$H_2N-\underset{\underset{R}{|}}{C}-\underset{}{\overset{\overset{O}{\|}}{C}}-\boxed{OH + H}-\underset{\underset{R'}{|}}{\overset{\overset{H}{|}}{N}}-C-COOH \xrightarrow[\triangle]{-H_2O} H_2N-\underset{\underset{R}{|}}{C}-\boxed{\underset{}{\overset{\overset{O}{\|}}{C}}-\overset{\overset{H}{|}}{N}}-\underset{\underset{R'}{|}}{C}-COOH$$

酰胺键

肽分子中的**酰胺键也叫肽键**。两分子 α-氨基酸通过一个肽键连接形成二肽,二肽分子中仍然有游离的—NH₂ 和—COOH,可以继续与 α-氨基酸发生脱水缩合反应,形成三肽、四肽、五肽等。三肽

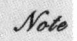

以上的肽称为多肽。多肽常呈链状,因此也称多肽链。

由于结合顺序不同,2 种不同的 α-氨基酸混合形成的二肽有 4 种,3 种不同的 α-氨基酸混合形成的三肽有 6 种,4 种不同的 α-氨基酸混合形成的四肽有 24 种,以此类推,参与形成多肽的 α-氨基酸越多,多肽的种类也就越多。当多肽相对分子质量达到 6000 以上时,就形成了蛋白质。尽管组成人体蛋白质的 α-氨基酸只有 20 种,但是,由于氨基酸的种类、数量和排列顺序不同,人体中蛋白质达 10 万种以上。这些蛋白质的结构、功能千差万别,形成了生命的多样性和复杂性。

知识链接

　　多肽在医学上有重要的应用价值。比如临床引产的催产素、用于治疗外科休克及尿崩症的加压素等激素都是具有生物活性的多肽,其中催产素和加压素都是由 9 个氨基酸组成的九肽,二者结构相似,仅第三位和第八位氨基酸残基不同。从功能上来说,催产素能促使子宫和平滑肌收缩,临床上用于产程后期催产和治疗产后出血及子宫恢复不全等,而加压素的主要作用是降低肾小球滤过率,增进肾对水和钠离子的吸收,使血管收缩,血压升高。

二、蛋白质

(一) 蛋白质的组成

蛋白质是一类非常复杂的化合物,相对分子质量很大,从几万到几千万不等,属于天然有机高分子化合物。蛋白质主要由碳、氢、氧、氮四种元素组成,多数蛋白质含有硫元素,一些蛋白质还含有磷、碘、铁、铜、锌及锰等元素。蛋白质主要组成元素的含量见表 8-6。

表 8-6　蛋白质主要组成元素的含量

组 成 元 素	质量分数/(%)	组 成 元 素	质量分数/(%)
碳(C)	50~55	氮(N)	13~19
氢(H)	6~7	硫(S)	0~4
氧(O)	19~24	其他	0~1

在生物体内,各种不同来源的蛋白质的含氮量都接近 16%,即 **1 g 氮元素相当于 6.25 g 蛋白质,6.25 称为蛋白质系数。**因此,可以根据氮的含量计算出样品中蛋白质的含量。

$$m(蛋白质)=m(N)\times 6.25$$

知识拓展

　　蛋白质的结构复杂、种类繁多,分类方法也多样,常用的分类方法如下。

　　1. 按照分子的形状分为球状蛋白质和纤维状蛋白质　球状蛋白质的形状类似于球,比如血红蛋白、酶、肌红蛋白、激素蛋白等都属于球状蛋白质。纤维状蛋白质的分子形状类似细棒状纤维,比如角蛋白、骨胶蛋白、丝心蛋白等。

　　2. 按照化学组成分为单纯蛋白质和结合蛋白质　单纯蛋白质都是由 α-氨基酸组成的,比如白蛋白、球蛋白、精蛋白等。结合蛋白质是由单纯蛋白质与非蛋白质成分(称为辅基)如含磷化合物、金属、糖类、脂肪、色素等结合而成的复杂蛋白质,比如核蛋白、血红蛋白等。

　　3. 按照生物功能分类　蛋白质在生物体内功能非常复杂。一方面,蛋白质参与构成各种组织的基本结构,例如,角蛋白是毛发、指甲、皮肤等的组成成分,骨胶蛋白是组成腱、骨的重要成分等。另一方面,蛋白质还起生物调节作用,例如,血红蛋白能运输氧气,胰岛素能调节葡萄糖的代谢,还有生物催化剂——酶等。

(二)蛋白质的结构

蛋白质分子具有特定结构,通常分为一级结构、二级结构、三级结构和四级结构四种层次(图 8-6)。

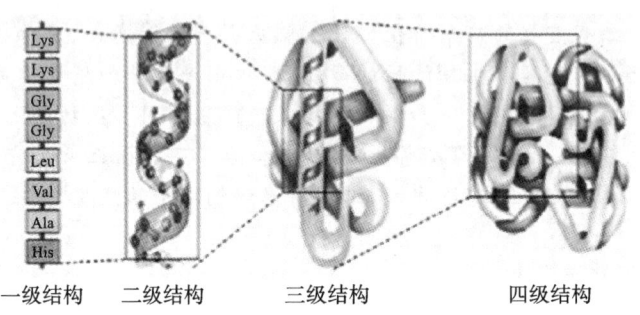

一级结构　　二级结构　　　三级结构　　　　四级结构

图 8-6　蛋白质结构示意图

蛋白质的一级结构又称初级结构或基本结构,是指多肽链中 α-氨基酸的排列顺序。肽键是维系一级结构的主要化学键。有些蛋白质分子是由一条多肽链组成的,而有些蛋白质分子是由两条或多条多肽链组成的。一级结构是决定蛋白质特异性的主要原因。

蛋白质的二级、三级、四级结构统称为蛋白质的空间结构或高级结构,一般是部分卷曲、盘旋、折叠或整条多肽链卷曲成螺旋状形成缔合体。空间结构决定了蛋白质特有的生物活性。

知识链接

胰岛素的作用及人工合成结晶牛胰岛素

人和动物体的胰腺能分泌胰岛素,胰岛素能促进外周组织对葡萄糖的利用,抑制糖原重新分解为葡萄糖,降低血糖浓度,还能防止蛋白质和脂肪向葡萄糖转化。当机体内代谢发生障碍、胰岛素分泌不足时,血糖浓度升高,可引起糖尿病。

1965 年,我国科学工作者用人工方法合成出了具有生物活性的结晶牛胰岛素,牛胰岛素是世界上第一个人工合成的、具有生物活性的蛋白质,胰岛素人工合成的成功为我国蛋白质的基础研究和实际应用开辟了广阔的前景。

(三)蛋白质的性质

蛋白质是由 α-氨基酸通过肽键连接形成的高分子化合物,其部分理化性质与 α-氨基酸相似,如能发生两性电离,也具有等电点,但也有部分性质不同于 α-氨基酸,如变性、盐析等。

1. 蛋白质的两性性质和等电点　蛋白质分子中存在着游离的氨基和羧基,能发生两性电离。

蛋白质分子在不同 pH 溶液中的存在形式可表示如下:

$$Pr\!\!\diagdown\!\!\begin{array}{l} NH_2 \\ COO^- \end{array} \underset{OH^-}{\overset{H^+}{\rightleftharpoons}} Pr\!\!\diagdown\!\!\begin{array}{l} NH_3^+ \\ COO^- \end{array} \underset{OH^-}{\overset{H^+}{\rightleftharpoons}} Pr\!\!\diagdown\!\!\begin{array}{l} NH_3^+ \\ COOH \end{array}$$

阴离子　　　　　两性离子　　　　　阳离子
pH＞pI　　　　　pH＝pI　　　　　pH＜pI

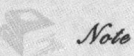

式中，Pr表示蛋白质分子。

蛋白质在溶液中的带电状态主要取决于溶液的 pH，当蛋白质所带的正、负电荷相等时，即成为净电荷为零的两性离子，此时溶液的 pH 称为**该蛋白质的等电点(pI)**。

不同的蛋白质由于组成不同，含有的游离氨基和羧基及其他可解离的基团数目不同，解离程度也不同，故具有不同的等电点。部分蛋白质的等电点见表 8-7。

表 8-7　部分蛋白质的等电点(pI)

蛋　白　质	pI	来　源	蛋　白　质	pI	来　源
胃蛋白酶	2.88	猪胃	血清球蛋白	5.4～5.5	马血
丝蛋白	2.0～2.4	蚕丝	血红蛋白	6.7	血液
酪蛋白	4.6	牛奶	肌球蛋白	7.0	肌肉
卵清蛋白	4.84～4.90	鸡蛋	鱼精蛋白	12.0～12.4	鲑鱼精
胰蛋白酶	5.0	胰液			

人和动物体内大多数蛋白质的等电点在 5 左右。由于人体中的体液(如血液、组织液和细胞内液等)的 pH 约为 7.4，体内蛋白质分子大多以阴离子形式存在，可与体液中的 K^+、Ca^{2+}、Na^+、Mg^{2+} 等阳离子结合成盐，称蛋白质盐，它可与蛋白质组成缓冲对，在体液中起重要的缓冲作用。

在等电点时，蛋白质易沉淀析出。在一定 pH 的溶液中，不同蛋白质带电情况不同，在电场作用下电泳情况也不同，借此性质可对蛋白质进行分离鉴定，如电泳分析法在临床上常用于测定血清蛋白质的成分，借以诊断疾病。

课堂互动

试分析胃蛋白酶在 pH 为 7 的溶液中是以什么形式存在的。

2. 盐析

【演示实验】　在盛有鸡蛋清溶液的试管中，缓慢加入饱和的$(NH_4)_2SO_4$ 或 Na_2SO_4 溶液，静置，观察现象。将试管中带有沉淀的液体倒入另一盛有蒸馏水的试管中，观察沉淀是否溶解。

鸡蛋清中的蛋白质能溶于水，形成相对稳定的溶液，加入浓的无机盐[如$(NH_4)_2SO_4$、Na_2SO_4 或 NaCl]溶液后，蛋白质溶解度降低而变为沉淀从溶液中析出，这种作用称为**盐析**。析出的蛋白质仍然有原来的活性，加水后仍能溶解，所以说盐析是一个可逆的过程，是物理变化。利用这个性质，可以利用多次盐析的方法分离、提纯蛋白质。

3. 变性

【演示实验】　在 2 支试管中分别加入 3 mL 鸡蛋清溶液，给一支试管加热，向另一支试管中加入少量乙酸铅溶液，观察发生的现象。将前者凝结的蛋白质和后者生成的沉淀分别放入 2 支盛有蒸馏水的试管中，观察沉淀是否能溶解。

实验证明，蛋白质加热到一定温度就会凝结；蛋白质遇重金属离子可结合成盐而沉淀。蛋白质的这种凝结或沉淀是不可逆的，它们不能再溶于水，也失去了生物活性。

蛋白质受到物理或化学因素的影响，空间结构被破坏，引起理化性质和生物活性改变的现象称为**蛋白质的变性**。性质改变后的蛋白质称为变性蛋白质。变性蛋白质表现为生物活性丧失、溶解度降低、易被蛋白酶水解。一般能使蛋白质变性的化学方法有加强酸、强碱、重金属盐、甲醛、乙醇等；能使蛋白质变性的物理方法有加热（高温）、紫外线及 X 线照射、超声波高压处理等。

课堂互动

在临床上解救误服 Cu^{2+}、Pb^{2+}、Hg^{2+} 等重金属盐中毒的患者时，要求患者立即服用大量含蛋白质丰富的生鸡蛋、牛奶或豆浆。为什么？

蛋白质的变性在医学上具有重要意义。临床上常用高温、高压、紫外线和 75% 乙醇等物理或化学方法进行消毒，促使细菌或病毒的蛋白质变性而失去致病及繁殖能力；紧急救护重金属盐中毒的患者时，常先给其服用大量牛奶和鸡蛋清，使蛋白质在消化道与重金属盐结合成变性蛋白质，有效阻止重金属离子被人体吸收；临床检验室常用钨酸三氯乙酸沉淀蛋白质以制备无蛋白血滤液；采用热凝法检查尿蛋白；用放射性同位素治疗肿瘤；用福尔马林保存生物标本；低温保存激素、酶、疫苗和免疫血清等蛋白质生物制剂。

4. 颜色反应　蛋白质与一些试剂作用生成某种有色物质的反应称为蛋白质的颜色反应。如：与茚三酮作用显蓝紫色，与碱性硫酸铜作用显紫红色，含有苯环的蛋白质与浓硝酸作用显黄色等。蛋白质的颜色反应可用于蛋白质的定性及定量分析。

另外，也可用灼烧的方法来检验蛋白质。因为某些蛋白质在被灼烧时，可产生烧焦羽毛时的气味，如纯毛线、头发等。

课堂互动

日常生活中鉴别毛织物和棉织物的方法是什么？

5. 水解　蛋白质在酸、碱或酶的催化作用下，逐步水解成相对分子质量较小的肽类化合物，最终得到各种 α-氨基酸。水解历程如下：

蛋白质→䏽→胨→多肽→二肽→α-氨基酸

食物中的蛋白质在人体内蛋白酶的作用下水解生成各种 α-氨基酸，然后被肠壁吸收进入血液，再在体内重新合成人体所需要的蛋白质。变性后的蛋白质可被蛋白酶催化水解生成氨基酸，因而食物煮熟后所含的蛋白质较易被人体内的蛋白酶催化水解。

知识拓展

生物酶

生物酶是一种具有生物活性的蛋白质，是生物体内许多复杂化学反应的催化剂。人类从发明酒、造醋、制酱和发酵面粉时起，就对生物催化作用有了初步的了解，但当时并不知道起催化作用的物质就是生物酶。

19 世纪后期，人们开始对酶有了认识，并了解到酶来自生物细胞。到 20 世纪，人们已经发现了许多种酶，也对酶进行了大量研究。例如，1926 年人们第一次成功从刀豆中提取出了脲酶的结晶，并证明这种结晶具有蛋白质的化学性质，它能催化尿素分解为 NH_3 和

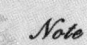

CO_2。此后,人们又相继分离出许多酶的结晶,如胃蛋白酶、胰蛋白酶等。现在,人们鉴定出的酶已达 2000 多种。

研究表明,酶的成分与蛋白质一样,也是由氨基酸长链组成的。其中一部分链呈螺旋状,一部分呈折叠的薄片状,这两部分由不折叠的氨基酸链连接起来,从而使整个酶分子形成特定的三维结构。生物酶是从生物体中产生的,它具有特殊的催化功能。生物催化具有以下特点。

1. **易变性失活** 生物酶具有蛋白质的一般特性,当受到高温、强酸、强碱、重金属离子、配位体或紫外线照射等因素影响时,非常容易失去催化活性。

2. **催化反应条件温和** 酶催化不像一般催化剂那样需要高温、高压、强酸、强碱等剧烈条件,可在较温和的条件下进行。例如,人体内的各种酶促反应,一般是在体温(37 ℃)和血液的 pH(约为 7.4)条件下进行的。

3. **高度专一性** 一种酶只能催化一类物质的化学反应,即酶是仅能促进特定化合物、特定化学键、特定化学变化的催化剂。例如,脲酶只能催化尿素分解,而对尿素衍生物和其他物质的水解不具有催化作用,也不能使尿素发生其他反应。麦芽糖酶只能催化麦芽糖水解成葡萄糖,蔗糖酶只能催化蔗糖水解成葡萄糖和果糖。

4. **催化高效性** 酶的催化效率是一般无机催化剂的 $10^7 \sim 10^{13}$ 倍。酶能提高化学反应的速度,主要是显著降低了反应的活化能,使反应更易进行。而且酶在反应前后理论上是不被消耗的,还可回收利用。

人类对于生物酶的研究已经形成了一个独立的科学体系——生物酶工程,它是以酶学和 DNA 重组技术为主的现代分子生物学技术相结合的产物。其研究内容包括三个方面:①利用 DNA 重组技术大量生产酶;②对酶基因进行修饰,产生遗传修饰酶;③设计新的酶基因,合成催化效率更高的酶。

 本节测验  在线答题

 点滴积累

一、油脂

1. 油脂的组成和结构 油脂是由甘油和高级脂肪酸生成的甘油酯,它是油和脂肪的总称。其结构通式如下:

$$
\begin{array}{l}
CH_2-O-\overset{\displaystyle O}{\overset{\displaystyle \|}{C}}-R_1 \\[4pt]
CH-O-\overset{\displaystyle O}{\overset{\displaystyle \|}{C}}-R_2 \\[4pt]
CH_2-O-\overset{\displaystyle O}{\overset{\displaystyle \|}{C}}-R_3
\end{array}
$$

2. 油脂的反应 油脂可以发生水解、加成、氧化等反应。

(1) 油脂在碱性溶液中的水解反应,称为皂化反应。

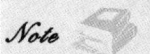

（2）含有不饱和脂肪酸的油脂，分子中的碳碳双键，因此可与氢气或卤素发生加成反应。

（3）油脂在空气中放置一段时间，会发生酸败。

二、糖类

1. 糖类的组成和结构　糖类由 C、H、O 三种元素组成。在结构上，糖类是多羟基醛、多羟基酮或它们的脱水缩合产物。糖类的分类和相互间的转化可表示为

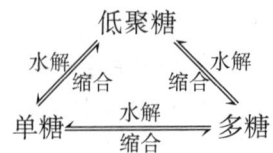

2. 单糖　根据官能团的不同，单糖可分为醛糖和酮糖。常见的单糖有葡萄糖、果糖、核糖和脱氧核糖。其中葡萄糖和果糖分子式均为 $C_6H_{12}O_6$，二者为同分异构体，葡萄糖为己醛糖，果糖为己酮糖。

（1）单糖中无论醛糖还是酮糖，以哈沃斯式存在时，都能形成苷羟基，表现出还原性，在碱性条件下都能被托伦试剂和班氏试剂氧化。

（2）凡是能被托伦试剂或班氏试剂等弱氧化剂氧化的糖称为还原性糖；反之，称为非还原性糖。

（3）临床检验中，常用班氏试剂来检验尿液中的葡萄糖。

3. 双糖　能水解生成 2 分子单糖的糖称为双糖，常见的双糖有蔗糖、麦芽糖和乳糖，三者分子式均为 $C_{12}H_{22}O_{11}$，它们互为同分异构体。蔗糖是非还原性双糖，麦芽糖和乳糖是还原性双糖。

4. 多糖　多糖无甜味，多不溶于水，无还原性。常见的多糖有淀粉、糖原、纤维素等，可用通式 $(C_6H_{10}O_5)_n$ 表示，它们水解的最终产物是葡萄糖。

直链淀粉遇碘溶液显蓝色，常用于检验淀粉或碘分子的存在；支链淀粉遇碘溶液显紫红色，糖原遇碘溶液显红棕色。

三、蛋白质

1. 氨基酸

（1）氨基酸分子中有氨基（—NH_2）和羧基（—COOH）两种官能团。

（2）组成生物体蛋白质的都是 α-氨基酸。其结构通式如下：

$$R—\overset{\alpha}{C}H—COOH$$
$$|$$
$$NH_2$$

（3）氨基酸存在两性解离和等电点，在等电点时其溶解度最小。氨基酸可发生成肽反应。

2. 蛋白质

（1）蛋白质主要由 C、H、O、N 四种元素组成，是高分子化合物。肽键是维系蛋白质一级结构的主要化学键。

（2）蛋白质与氨基酸一样具有两性性质和等电点。蛋白质能够发生盐析、变性、水解以及颜色反应。

▶ 目标检测

一、单项选择题

1. 1 mol 油脂完全水解后能生成（　　）。

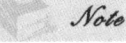

A. 1 mol 甘油和 1 mol 甘油二酯　　　　　B. 1 mol 甘油和 1 mol 脂肪酸

C. 1 mol 甘油和 3 mol 脂肪酸　　　　　　D. 3 mol 甘油和 1 mol 脂肪酸

2. 油脂的皂化反应是指油脂的(　　　　)。

A. 氢化反应　　　　B. 碱性水解反应　　　　C. 加成反应　　　　D. 氧化反应

3. 医药上常用的软皂的成分是(　　　　)。

A. 高级脂肪酸盐　　　　　　　　　　　　B. 高级脂肪酸钠盐

C. 高级脂肪酸钾盐　　　　　　　　　　　D. 高级脂肪酸钾钠盐

4. 提高饱和度后,液态油变成固态的脂肪,这一过程称为油脂的(　　　　)。

A. 氢化　　　　　　B. 乳化　　　　　　C. 酯化　　　　　　D. 皂化

5. 碘值的大小可以用来判断油脂的(　　　　)。

A. 平均相对分子质量　　　　　　　　　　B. 酸败程度

C. 不饱和程度　　　　　　　　　　　　　D. 在水中的溶解度

6. 下列反应中,能够导致油脂酸败的反应是(　　　　)。

A. 加氢反应　　　　B. 加碘反应　　　　C. 氧化反应　　　　D. 硬化反应

7. 下列说法正确的是(　　　　)。

A. 糖类都能水解

B. 糖类都有甜味

C. 糖类都含有 C、H、O 三种元素

D. 含有 C、H、O 三种元素的有机化合物都属于糖类

8. 下列关于葡萄糖的说法中,不正确的是(　　　　)。

A. 葡萄糖可以与银氨溶液反应生成银镜

B. 葡萄糖可以与班氏试剂反应产生砖红色沉淀

C. 葡萄糖在酶的作用下,发生氧化反应,放出热量

D. 葡萄糖不能被人体直接吸收

9. 血糖通常是指血液中的(　　　　)。

A. 葡萄糖　　　　　B. 糖原　　　　　　C. 果糖　　　　　　D. 核糖

10. 临床上检验尿糖所用试剂为(　　　　)。

A. 托伦试剂　　　　B. 班氏试剂　　　　C. NaOH 试剂　　　　D. HCl 试剂

11. 下列说法中,正确的是(　　　　)。

A. 单糖能发生水解反应　　　　　　　　　B. 单糖的分子式都是 $C_6H_{12}O_6$

C. 单糖都有还原性　　　　　　　　　　　D. 单糖都无还原性

12. 既能发生水解反应,又有还原性的糖是(　　　　)。

A. 果糖　　　　　　B. 葡萄糖　　　　　C. 蔗糖　　　　　　D. 麦芽糖

13. 下列物质中,不能发生水解反应的糖是(　　　　)。

A. 淀粉　　　　　　B. 蔗糖　　　　　　C. 果糖　　　　　　D. 纤维素

14. 下列糖中人体消化酶不能消化的是(　　　　)。

A. 淀粉　　　　　　B. 蔗糖　　　　　　C. 果糖　　　　　　D. 纤维素

15. 下列糖中遇碘显蓝色的是(　　　　)。

A. 淀粉　　　　　　B. 蔗糖　　　　　　C. 果糖　　　　　　D. 纤维素

16. 下列氨基酸中,不属于 α-氨基酸的是(　　　　)。

 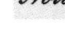

A. H_2N-CH_2-COOH

B. $CH_3-\underset{\underset{NH_2}{|}}{CH}-CH_2-COOH$

C. $CH_3-\underset{\underset{NH_2}{|}}{\overset{\overset{COOH}{|}}{C}}-CH_3$

D. $H_2N-\underset{\underset{CH_3-CH_2}{|}}{CH}-COOH$

17. 下列关于氨基酸的说法中,不正确的是(　　)。

A. 氨基酸分子中既含有羧基,又含有氨基　　B. 氨基酸通过肽键可形成多肽

C. 氨基酸能与盐酸反应生成盐　　　　　　D. 氨基酸不能与氢氧化钠反应

18. 下列物质中,不属于高分子化合物的是(　　)。

A. 糖原　　　　　　B. 淀粉　　　　　　C. 蛋白质　　　　　　D. 脂肪

19. 下列关于蛋白质的说法错误的是(　　)。

A. 蛋白质是生命的基础,没有蛋白质就没有生命

B. 任何一种蛋白质只含有碳、氢、氧、氮四种元素,不含其他元素

C. 肌肉、血清、毛发、指甲中都含有蛋白质

D. 蛋白质水解后能生成 α-氨基酸

20. 下列物质中,不符合"既可与盐酸反应,又可与氢氧化钠反应"的物质是(　　)。

A. 氨基酸　　　　　B. 多肽　　　　　　C. 蛋白质　　　　　　D. 淀粉

21. 在组成人体蛋白质的氨基酸中,人体必需的氨基酸有(　　)。

A. 6 种　　　　　　B. 7 种　　　　　　C. 8 种　　　　　　D. 9 种

22. 在多肽链中,氨基酸相互连接的主键是(　　)。

A. 氢键　　　　　　B. 二硫键　　　　　C. 肽键　　　　　　D. 酯键

23. 误服重金属盐中毒时,可采用下列哪种措施急救?(　　)

A. 喝大量开水　　　　　　　　　　　B. 喝大量氯化钠溶液

C. 喝大量牛奶　　　　　　　　　　　D. 喝大量葡萄糖水

24. 临床上利用蛋白质受热凝固的性质检验患者尿液中的蛋白质,这属于蛋白质的(　　)。

A. 水解反应　　　　B. 变性作用　　　　C. 显色反应　　　　D. 盐析作用

25. 欲使蛋白质沉淀但不变性,宜选用(　　)。

A. 有机溶液　　　　B. 重金属盐　　　　C. 浓硫酸　　　　　D. 硫酸铵

二、填空题

1. 油脂是_____和_____的总称,它是由_____和_____生成的甘油三酯。

2. 生活中经常食用的猪油、牛油等在常温下是_____态,称为_____;花生油、玉米油等在常温下是_____态,称为_____。

3. 油脂在空气中长期放置,会被氧气、水或微生物分解,生成相对分子质量较小的_____而产生难闻的气味,称为_____。

4. 根据水解情况,糖类可分为_____、_____、_____。

5. 临床检验中,常用_____检验尿液中的葡萄糖。

6. 氨基酸分子中有既有碱性基团_____,又有酸性基团_____,因此氨基酸具有两性。在_____时氨基酸溶解度最小,可以利用此性质分离提纯某些氨基酸。

7. 蛋白质主要由_____四种元素组成,是高分子化合物。蛋白质与氨基酸一样具有_____和_____。蛋白质能够发生_____、_____、_____和_____。

三、简答题

1. 什么是油脂的酸败？如何防止油脂的酸败？

2. 为什么在吃馒头或米饭时，多加咀嚼就会感到有甜味？那么人们吃的馒头、米饭需经过哪些反应，才能被人体吸收？

3. 如何鉴别奶粉和淀粉？如何鉴别葡萄糖和蔗糖？

4. 医院里常采用高温蒸煮、紫外线照射、涂抹酒精等方法消毒，请解释其原因。

（丁博 孙岩）

实训一　化学实训基本操作

【实验目的】

（1）通过实验了解常用仪器的名称、用途和使用方法。

（2）掌握玻璃仪器的洗涤、干燥，酒精灯的使用，移液管、容量瓶的操作方法。

（3）培养严肃认真、实事求是的实验态度，养成科学规范的实验习惯。

【实验用品】

仪器：试管、试管夹、试管刷、酒精灯、量筒、铁架台、烧杯、移液管、容量瓶、滴管、托盘天平、药匙、玻璃棒、石棉网、吸量管、蒸发皿等。

试剂：碳酸钠溶液、肥皂粉、稀盐酸、去污粉、粗食盐、蒸馏水等。

【实验内容】

一、玻璃仪器的洗涤和干燥

（一）仪器的洗涤

化学实验经常使用各种玻璃仪器，而仪器是否干净，常常影响到实验结果的准确性。因此，实验室用过的试管、烧杯、量筒等玻璃仪器及导管、塞子均应立即清洗干净。洗涤仪器的方法应根据实验要求、污物的性质、污染的程度和仪器的特点来选择。

1. 水洗　洗涤时先倒去废液，向容器中加入约 1/2 体积的水，振荡后将水倒掉，再用试管刷刷洗，最后连续用水冲洗几次。这样既可以使可溶性物质溶解，也可以除去灰尘，使不溶性物脱落，但洗不去油污和有机物。注意试管刷应转动和轻轻地上下移动，用力过猛会把玻璃仪器底部戳穿。

2. 洗涤剂洗　常用的洗涤剂有去污粉和合成洗涤剂，可除去油污。

3. 酸洗或碱洗　如果仪器壁附有不溶于水的碱、碱性物质、碳酸盐等，可先加稀盐酸溶解，再用水冲洗；如果附有油脂，可用肥皂粉或热的碳酸钠溶液刷洗。

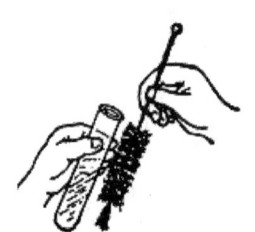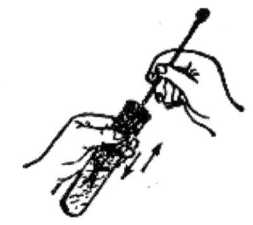

4. 特殊污物的洗涤　如果仪器壁上某些污物用上述方法仍不能去除，可根据污物的性质，选用适当试剂洗涤。如：沾在仪器壁上的二氧化锰用浓盐酸洗涤；沾有硫黄时用硫化钠洗涤；银镜反应黏附的银可用硝酸洗涤等。

仪器用自来水洗净后,还需用蒸馏水洗涤 2～3 次。洗净后的玻璃仪器应透明,内壁不挂水珠。

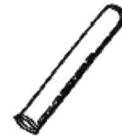 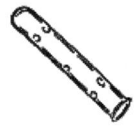

练习:用水或洗衣粉将领取的仪器清洗干净,抽取两件交教师检查。将洗净的仪器合理存放于实验柜内。

(二)仪器的干燥

1. 晾干　仪器在洗净后可以放置在干燥处,任其自然晾干。

2. 吹干　洗净的仪器如需迅速干燥,可用干燥的压缩空气或电热吹风直接将仪器吹干。

3. 烘干　将洗净的仪器放在电烘箱内烘干,温度控制在 105 ℃以下。

4. 烤干　烧杯、蒸发皿等能加热的仪器可以置于石棉网上用小火烤干。试管可以直接在酒精灯上用小火烤干,但必须使试管口倾斜向下,以免水珠倒流、试管炸裂。

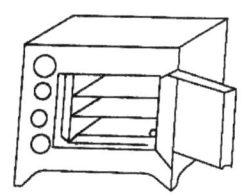 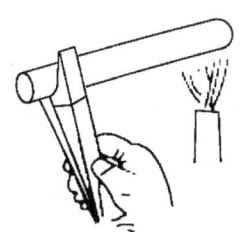

5. 有机溶剂干燥　带有刻度的计量仪器,不能用加热的方法进行干燥,加热会影响仪器的精密度。可以在洗净的仪器中加入一些易挥发的有机溶剂(常用的是乙醇或乙醇与丙酮体积比为 1:1 的混合液),倾斜并转动仪器,使仪器壁上的水与有机溶剂混合,然后倒出,少量残留在仪器中的混合液很快挥发而使仪器干燥。

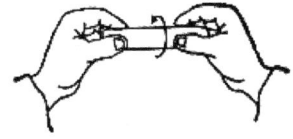

二、物质的加热和酒精灯的使用

(一)物质的加热

加热固体物质一般用干燥大试管,在离试管口 1/3 的地方用试管夹将试管夹好,试管口应略向下倾斜。然后预热整支试管,使之受热均匀后,再固定加热。加热液体物质时应将试管口倾斜,与水平方向成 45°角,液体量不能超过整个试管容积的 1/3。先均匀加热,再对准液体部位加热,不时移动加热位置,防止爆裂。用烧杯、烧瓶加热液体物质时,需垫石棉网。

当要求被加热的物质受热均匀,且温度不超过 100 ℃时,可用水浴加热。

(二)酒精灯的使用

酒精灯是无机化学实验室最常用的加热器具,常用于不需要太高温度的实验中的加热操作,其火焰温度为 400～500 ℃。使用时应注意以下几点。

(1)酒精不可装得太满,一般不应超过酒精灯容积的 2/3,也不能少于 1/4。添加酒精时应先将火熄灭。

(2)点燃酒精灯时,切勿用已燃着的酒精灯引燃。

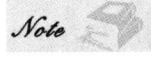

167

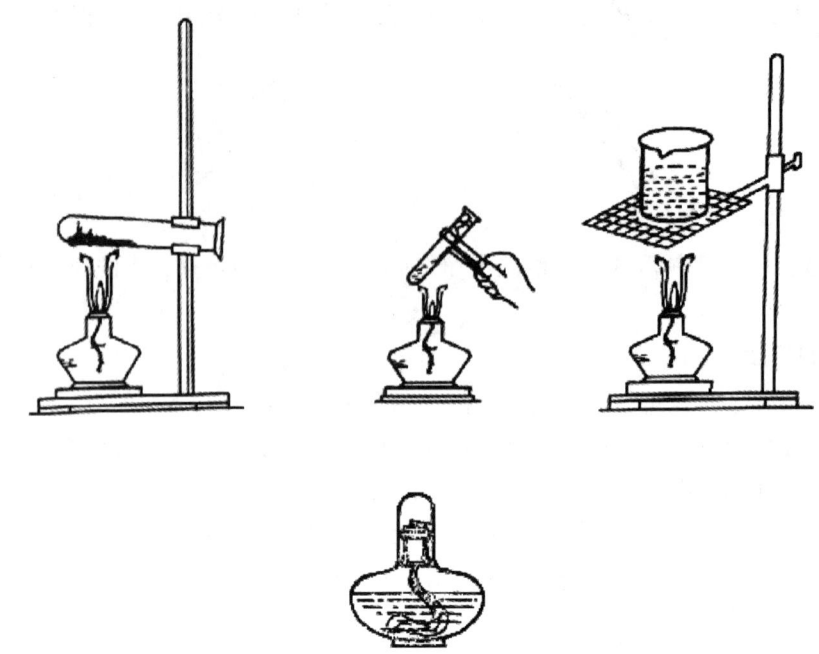

（3）熄灭酒精灯时，要用灯罩盖熄，不可用嘴吹。为避免灯口炸裂，盖上灯罩待火焰熄灭后，提起灯罩，待灯口稍冷后再盖上灯罩。

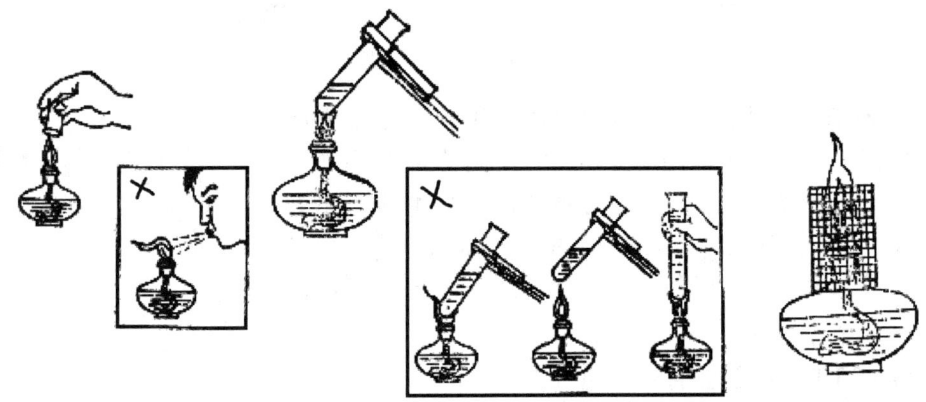

（4）酒精灯连续使用时间不能太长，以免酒精灯灼热后，灯内酒精大量汽化而发生危险。

三、试剂的取用

在实验室，固体试剂一般装在广口瓶内，液体试剂盛放在细口瓶或滴瓶内，见光易分解的试剂盛放在棕色瓶内，腐蚀性强的试剂保存在塑料瓶内。每个试剂瓶上都应贴有标签，标明试剂的名称、浓度和配制日期。

（一）固体试剂的取用

（1）固体试剂要用干净的药匙取用。一般药匙两端分别为大、小两个匙，可根据用量多少选用。

（2）用过的药匙必须洗净晾干后才能再次使用，以免污染试剂。

（3）取用试剂时，瓶塞要倒置在实验台上，以免污染。试剂取用后，立即塞紧瓶塞，避免弄错。

（4）取药时不要超过指定用量。多取的试剂不能倒回原瓶，可放在指定容器中供他人使用。

（二）粉末状固体试剂的取用

将盛有粉末状固体试剂的广口瓶塞取下倒放在桌面上，用干净的药匙将粉末状固体试剂取出

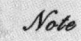

后,立即塞紧瓶塞,将试剂瓶放回原处。向试管中加粉末状固体试剂时,将盛有试剂的药匙(或用小纸条折叠成"V"形纸槽)小心地送入试管底部,然后将试管直立起来,让试剂全部落入试管底部。

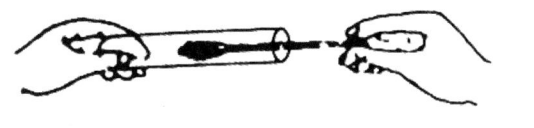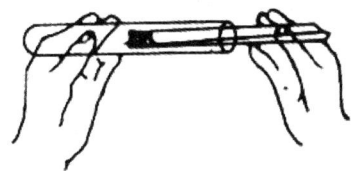

(三)块状固体试剂的取用

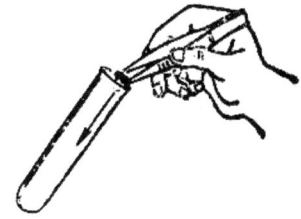

将盛有块状固体试剂的广口瓶塞取下倒放在桌面上,用镊子夹取试剂放入横放的容器口,再将容器慢慢地竖起来,使块状固体试剂缓缓滑落到容器底部。随即塞紧瓶塞,将试剂瓶放回原处。

(四)液体试剂的取用

从滴瓶中取用液体试剂时,先提起胶头滴管至液面以上,再按捏胶头排去滴管内空气,然后伸入滴瓶中,放松胶头吸入试剂,再提起胶头滴管,按捏胶头将试剂滴入容器中。取用试剂时胶头滴管必须保持垂直,不得倾斜或倒立。滴加试剂时滴管应悬在盛接容器的正上方,不得将滴管伸入容器中或触及盛接容器的壁,以免污染。

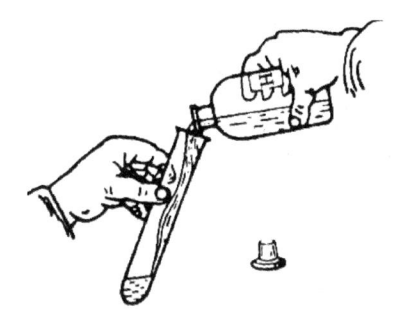

从细口瓶中取用液体试剂时,先将瓶塞取下,倒放在实验台面上,然后将贴有标签的一面向着手心,逐渐倾斜细口瓶,瓶口紧靠盛接容器的边缘或紧靠洁净的玻璃棒,慢慢倾倒至所需的体积。最后把瓶口剩余的一滴试剂"碰"到容器中去,以免液滴沿着瓶外壁流下,注意不要塞错瓶塞。若用胶头滴管从细口瓶中取用少量液体,则胶头滴管一定要洁净、干燥。

准确量取液体试剂时,可用量筒、吸量管、移液管或滴定管,多取的试剂不能倒回原瓶,可倒入指定容器。向烧杯等大口容器中倾倒试液时,应用玻璃棒引流,向小口容器中倾倒试液时,可用漏斗。实验室中试剂的存放,一般都有一定的次序和位置,不要随意变动,试剂取用后,应立即放回原处。

四、托盘天平

托盘天平用于粗略地称量物质的质量,它具有称量迅速的特点,但精确度不高,一般精确度为0.1 g。

(一)托盘天平的构造

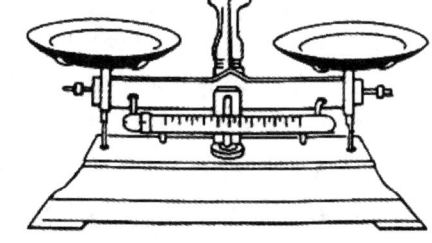

天平的横梁左、右各有一个托盘,横梁的中部有指针与刻度盘相对。根据指针在刻度盘左右摆动的情况,可以判断天平是否处于平衡状态。

(二)称量

在称量物体之前,应检查天平是否平衡。检查方法:将游码拨到游码标尺的"0"刻度处,此时指针在刻度盘左右摆动的格数应相等,且指针静止时应位于刻度盘的中间位置。如果不平衡,可调节天平托盘下方的平衡调节螺丝,使之平衡。

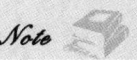

称量物体时,左盘放称量物,右盘放砝码。砝码应用镊子夹取,添加砝码时,应先加质量大的砝码,再加质量小的砝码,5 g 以下的砝码用游码代替,直至天平平衡。

称量时应注意,不能称量热的物品;称量物不能直接放在托盘上,应根据情况决定称量物放在称量纸上、表面皿中或其他容器中。

称量完毕,应将砝码放回砝码盒中,将游码拨到"0"刻度处,并将托盘放在一侧,以免天平摆动。应经常保持天平的整洁,托盘上有药品或其他污物时应立即清除。

五、吸量管、移液管的规格、洗涤与使用方法

(一) 规格

移液管是一根中间有一膨大部分的细长玻璃管,管颈上端有一环形标线,用来准确移取一定体积的液体。常用的移液管规格有 5 mL、10 mL、25 mL、50 mL 等。

吸量管是一根有刻度的细长玻璃管,用于准确量取其刻度范围内的任何体积的液体,其准确度不如移液管。常用的吸量管规格有 1 mL、2 mL、5 mL、10 mL 等。

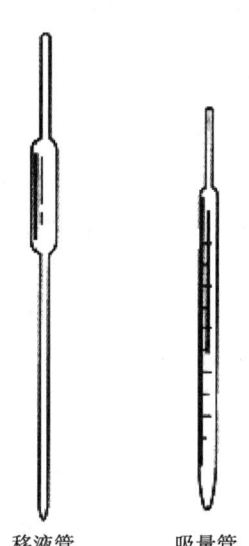

移液管　　吸量管

(二) 洗涤

(1) 右手拿移液管管颈以上(吸量管无刻度部分)。

(2) 左手拿洗耳球,捏扁洗耳球挤出洗耳球内的空气,并将洗耳球紧按在移液管(吸量管)管口。

(3) 吸取少量洗液,移去洗耳球,并将洗耳球倒放在桌面上,右手食指迅速按住管口。

(4) 横放移液管(吸量管)并转动使洗液完全浸润管内壁。

(5) 直立,将洗液自管尖放回原洗液瓶中。

(6) 用自来水冲洗干净,再用蒸馏水润洗 3 次即可使用。

(三) 使用方法

(1) 用吸水纸或滤纸将移液管(吸量管)尖端内外的水吸干。

(2) 右手拿移液管管颈以上(吸量管无刻度部分),左手拿洗耳球。

(3) 将移液管(吸量管)的尖端插入待吸液容量瓶内液面下 1~2 cm 处。

(4) 将洗耳球按在移液管(吸量管)的管口,慢慢松开使少量溶液吸入管内,右手食指迅速按住管口(注意:不要使溶液回流,以免稀释溶液)。

(5) 横放移液管(吸量管)并转动,使所取的溶液完全浸润管内壁。

(6) 直立,将溶液自管尖放到废液缸中,重复 3~4 次使每次所取的溶液浓度一致。

(7) 吸取溶液并使液面高出标线,右手食指迅速按住管口,将移液管(吸量管)提离液面。

(8) 左手拿容量瓶并使容量瓶倾斜,移液管(吸量管)保持垂直,管口紧靠容量瓶内壁。

(9) 轻轻转动移液管(吸量管)使液面下降,待管中液体的凹液面与标线相切(视线与标线在同一水平)时紧按食指;有色溶液应读取凹液面两侧最高点相切之处。

(10) 左手拿锥形瓶并使锥形瓶倾斜,移液管(吸量管)保持垂直,管口紧靠锥形瓶内壁,松开手指,让溶液自然流出,待全部流尽后,再等 15 s;取出移液管(吸量管),此时所放出的溶液的体积为移液管(吸量管)所标示的体积。如管上刻有"吹"字,使用时必须用洗耳球把管尖内的溶液吹出。

(四) 注意事项

(1) 移液管(吸量管)在第一次使用前要用待吸液润洗 3~4 次。

(2) 读取数值时管中溶液的凹液面应和标线相切,并与视线在同一水平面。

(3) 管尖残留的液体不能吹出(除非管上刻有"吹"字)。

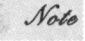

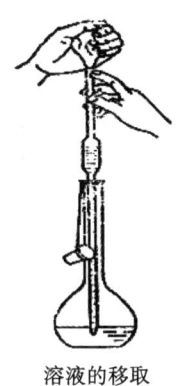
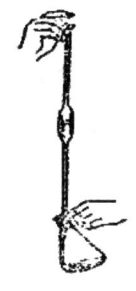

| 溶液的移取 | 溶液的排放 |

(4) 移液管和吸量管使用完后应放在移液管架上。

(5) 移液管和吸量管是精密仪器,不能在烘箱中烘干。

六、容量瓶的使用方法

容量瓶是一个细颈梨形的平底瓶,带有磨口瓶塞,颈上有一环形标线,表示在规定温度(20 ℃)下当液体充满到凹液面与标线相切时,瓶内液体的体积恰好与瓶上所标示的体积相等。容量瓶是用来准确配制标准溶液或稀释标准溶液的器皿,常与移液管配套使用。其通常有 50 mL、100 mL、250 mL、500 mL、1000 mL 等规格。

(一)容量瓶使用前检查

(1) 检查容量瓶的体积是否与所要求的体积一致。

(2) 检查容量瓶有无标线,标线位置如离瓶口太近,不宜使用。

(3) 检查容量瓶的瓶塞与瓶身是否配套,是否用绳子绑在瓶颈上。

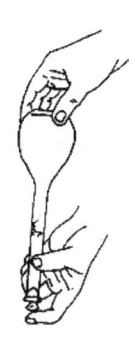

(4) 检查容量瓶是否漏水。检查方法:放入自来水至标线附近,塞紧瓶塞,左手食指按住瓶塞,右手指尖握住瓶底边缘,将容量瓶颠倒 3～5 次,观察瓶塞周围有无水漏出,如不漏,则将瓶塞转动 180°,重复操作,如不漏,即可使用。

(二)洗涤

向检查过的容量瓶中倒入少许洗液,塞紧瓶塞,慢慢转动容量瓶,使洗液浸润整个内壁,然后将洗液倒回原洗液瓶中,用自来水充分洗涤后,再用蒸馏水洗 3～4 次,即可使用。

(三)操作方法

(1) 在分析天平上准确称取一定质量的基准物质于小烧杯中,加入适量水溶解后,定量转移到容量瓶中。

(2) 转移时将玻璃棒下端紧靠瓶颈内壁,烧杯嘴紧靠玻璃棒,使液体沿玻璃棒及瓶颈内壁流下。

(3) 溶液流完后,将烧杯沿玻璃棒上提,同时直立烧杯使附在玻璃棒和烧杯嘴之间的溶液流回烧杯。

(4) 用蒸馏水冲洗玻璃棒和烧杯内壁(注意:玻璃棒不要靠在烧杯内壁),洗烧杯的溶液按步骤(2)(3)操作,移入容量瓶中,用蒸馏水洗涤 3～4 次,将所有溶液转移至容量瓶中。

(5) 用洗瓶加蒸馏水至容积的 2/3 处,振荡容量瓶,使溶液混匀,再缓慢加蒸馏水至近标线 1～2 cm 处。

(6) 等待 1～2 min,用胶头滴管滴加蒸馏水至标线处。

(7) 塞紧瓶塞,左手食指按住瓶塞,右手指尖握住瓶底边缘,将容量

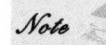

171

瓶颠倒 3～5 次,使溶液充分混合均匀。

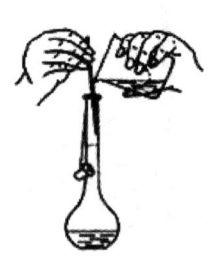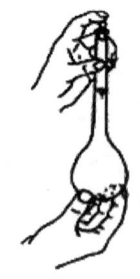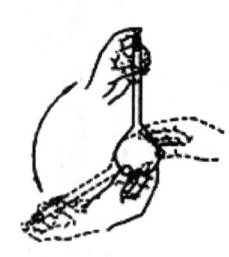

(四)注意事项

(1)溶液必须冷却至室温,才能转入容量瓶中。

(2)在观察溶液凹液面与标线是否相切时,将容量瓶放在桌上,不能用手拿起来。

(3)容量瓶是精密仪器,不能长期存放溶液。

(4)用容量瓶配制溶液加水超过标线时,必须重新配制。

(刘艳 周静 师彬彬)

实训二 溶液的配制与稀释

【实验目的】

(1)掌握几种常见溶液浓度的计算方法及配制方法。

(2)掌握量筒、托盘天平、移液管、容量瓶的使用方法。

(3)培养认真、严谨、科学的实验态度。

【实验用品】

仪器:托盘天平、表面皿、烧杯(100 mL、500 mL)、量筒(10 mL、100 mL)、吸量管(100 mL)、容量瓶(50 mL、100 mL)、胶头滴管等。

试剂:20% NaCl 溶液、NaOH 固体、NaCl 固体、食用葡萄糖、75%乙醇溶液、蒸馏水等。

【实验内容】

1. 配制质量分数为 20%的 NaCl 溶液 50 g 计算需要用 NaCl 固体_____ g。在托盘天平上称取 NaCl _____ g,置于小烧杯中,另用量筒量取蒸馏水_____ mL,取约 20 mL 蒸馏水倒入盛放 NaCl 的小烧杯中,再用玻璃棒搅拌,待 NaCl 完全溶解后,将量筒中余下的水全部倒入小烧杯,振荡混匀即得。将配好的溶液倒入贴有标签的试剂瓶中。

2. 用质量分数为 20%的 NaCl 溶液配制质量浓度为 9.0 g/L 的生理盐水 100 mL

(1)计算需用质量分数为 20%的 NaCl 溶液_____ mL。

(2)用吸量管吸取质量分数为 20%的 NaCl 溶液_____ mL 于 100 mL 容量瓶中,加蒸馏水到离标线 1～2 cm 处,改用胶头滴管滴加蒸馏水至溶液凹液面与标线相切,塞好瓶塞,将容量瓶上下颠倒数次,使溶液混匀即得。将配好的溶液倒入贴有标签的试剂瓶中。

3. 配制质量浓度为 50 g/L 的葡萄糖溶液 50 mL

(1)计算配制 50 mL 质量浓度为 50 g/L 的葡萄糖溶液需要固体葡萄糖_____ g。

(2)在托盘天平上称取葡萄糖_____ g,置于小烧杯中,加蒸馏水约 20 mL 搅拌溶解后,倒

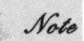

入容量瓶中,再用少量蒸馏水洗涤烧杯 3 次,把洗涤液一并转入容量瓶中,加蒸馏水到离标线 1~2 cm 处,改用胶头滴管滴加蒸馏水至溶液凹液面与标线相切,塞好瓶塞,将容量瓶上下颠倒数次,使溶液混匀即得。将配好的溶液倒入贴有标签的试剂瓶中。

4. 配制 1 mol/L NaOH 溶液 100 mL

(1) 计算需用 NaOH 固体_____ g。

(2) 在托盘天平上用干净表面皿称取 NaOH 固体_____ g,倒入小烧杯中,用少量蒸馏水洗涤表面皿 2 次,把洗涤液一并倒入小烧杯中,再加蒸馏水约 50 mL,搅拌至完全溶解,待冷却至室温,再转移到 100 mL 容量瓶中,最后用少量蒸馏水洗涤烧杯 3 次,把洗涤液一并转入容量瓶中,加蒸馏水到标线,混匀即得。

5. 用体积分数为 75% 的乙醇溶液配制体积分数为 50% 的乙醇溶液 50 mL

(1) 计算需 75% 乙醇溶液_____ mL。

(2) 将 75% 乙醇溶液_____ mL 倒入 100 mL 量筒中,加水稀释至 50 mL,混匀即得。将配好的 50% 乙醇溶液倒入试剂瓶中。

【注意事项】

(1) 每次洗涤烧杯的洗涤液必须倒入容量瓶中,否则浓度偏低。

(2) 用容量瓶配制溶液时严禁加水超过标线,若超过标线,则应重新配制。

(3) 用吸量管吸取溶液之前,要用待吸液荡洗 2~3 次,保证浓度准确。

(4) 用未标"吹"字的吸量管吸取溶液时不能将最后一滴吹出。

(黄卫青　赵桂芳)

实训三　电解质溶液和缓冲溶液

【实验目的】

(1) 通过比较盐酸和乙酸的酸性,加深对强、弱电解质溶液的了解。

(2) 学会使用 pH 试纸测定溶液的酸碱性。

(3) 掌握缓冲溶液的配制方法,加深对缓冲溶液的理解。

(4) 培养独立观察、自主分析的能力和严谨的科学态度。

【实验用品】

仪器:试管、烧杯、吸量管、量筒、广泛 pH 试纸、白色点滴板、胶头滴管、试管架。

试剂:蒸馏水、0.5 mol/L HCl 溶液、0.1 mol/L CH_3COOH 溶液、0.5 mol/L NaOH 溶液、1 mol/L $NH_3 \cdot H_2O$ 溶液、0.1 mol/L CH_3COONa 溶液、锌粒。

【实验内容】

1. 盐酸和乙酸酸性比较　取 2 支洁净试管,分别加入 1 mL 0.5 mol/L HCl 溶液和 0.1 mol/L CH_3COOH 溶液,用广泛 pH 试纸测定 pH,比较酸性强弱,解释实验现象。

2. 强、弱电解质的区别　取 2 支洁净试管分别加入 3 mL 0.5 mol/L HCl 溶液和 0.1 mol/L CH_3COOH 溶液,分别在试管中加入 2 g 锌粒,比较实验现象的异同并解释。

3. 用 pH 试纸测定溶液的酸碱性　在白色点滴板的凹穴内各放入一片 pH 试纸,在试纸上分别滴加蒸馏水、0.5 mol/L HCl 溶液、0.1 mol/L CH_3COOH 溶液、0.5 mol/L NaOH 溶液、1 mol/L $NH_3 \cdot H_2O$ 溶液,记录并解释实验现象。

4. 缓冲溶液的配制　取 1 支洁净试管,加入 4 mL 0.1 mol/L CH_3COOH 溶液和 4 mL 0.1

mol/L CH₃COONa 溶液,振荡混匀,用广泛 pH 试纸测定,观察并解释实验现象。

5. 缓冲溶液的性质 取 2 支试管并编号,分别加入 2 mL 上述实验配制的缓冲溶液,用广泛 pH 试纸测定其 pH。在 1 号试管中滴加 1 滴 0.5 mol/L HCl 溶液,在 2 号试管中滴加 1 滴 0.5 mol/L NaOH 溶液,用广泛 pH 试纸分别测定其 pH,观察每支试管 pH 的变化,解释观察到的实验现象。

【注意事项】

(1) 实验中正确使用 pH 试纸,防止污染。

(2) 实验中一定要认真观察现象、真实做好记录,培养独立思考的能力。

附:PHS-3C 酸度计使用方法

(1) 仪器使用前的准备:将复合电极按要求接好,置于蒸馏水中,并使加液口外露。

(2) 预热:按下电源开关,仪器预热 30 min,然后对仪器进行标定。

(3) 仪器的标定(单点标定):

①按下"pH"键,将斜率旋钮调至 100% 位置。

②将复合电极洗干净,用滤纸吸干后插入一已知 pH 的标准缓冲溶液中,温度旋钮调至标准缓冲溶液的温度,搅拌使溶液均匀。

③调节定位旋钮使仪器读数为该标准缓冲溶液的 pH。仪器标定结束。

(4) 测量 pH:将复合电极移出,用蒸馏水洗干净,并用滤纸吸干后将复合电极插入待测溶液中,搅拌使溶液均匀,仪器显示的数值即为该溶液的 pH。

(王能能　麻冬燕)

实训四　常见金属元素与非金属元素的性质实验

【实验目的】

(1) 观察氯水、溴水的颜色,用正确方法闻气味。

(2) 会进行钠、镁、铝金属活动性比较的实验。

(3) 会用漂白粉进行漂白的操作。

(4) 能进行浓硫酸特性和铵根离子检验的操作。

【实验用品】

仪器:试管、试管架、试管夹、酒精灯、有色纸片、白纸、玻璃棒、黑色点滴板、小烧杯、镊子、药匙、砂纸等。

试剂:氯水、溴水、钠、镁条、铝条、镁粉、1 mol/L 盐酸、漂白粉悬浮液、浓硫酸、铜片、蓝色石蕊试纸、红色石蕊试纸、3 mol/L 硫酸溶液、氯化铵、硫酸铵、硝酸铵、100 g/L NaOH 溶液、蒸馏水等。

【实验内容】

1. 钠、镁、铝金属活动性的比较

(1) 取小烧杯 1 个,注入 50 mL 水,用镊子取绿豆大小金属钠 1 块放入烧杯中,观察现象。另取试管 1 支,注入 5 mL 水,加镁粉少许,观察现象。再加热,观察现象。写出反应方程式。

(2) 取镁条和铝条各一段,用砂纸仔细擦去金属表面的氧化膜,分别装入 2 支试管中,各加入 1 mol/L 盐酸 2 mL,观察现象。写出反应方程式。

2. 氯水、溴水的颜色、气味 观察氯水、溴水的颜色。将盛有氯水的试剂瓶盖打开,小心地扇闻氯气的气味。用同样的操作方法闻溴水的气味。

3. 漂白粉的漂白作用 取试管 1 支,加入漂白粉悬浮液 2 mL,滴入 5 滴 3 mol/L 硫酸溶液。在试管中插入一条有色纸片,观察纸片颜色变化。说明漂白作用原理。

4. 浓硫酸的特性

(1) 氧化性:取试管 2 支,各放入铜片一块。在第 1 支试管中加入浓硫酸 2 mL,用酒精灯加热(试管口不要对着人),并用湿润的蓝色石蕊试纸在试管口(不要触及试管)检查所生成的气体,观察现象。片刻后停止加热,待试管冷却后,将试管内溶液倒入盛有 5 mL 水的另一支试管中,观察溶液的颜色。解释所发生的现象。

在第 2 支试管中加入稀硫酸 2 mL,加热片刻,观察有无变化,说明原因。

(2) 脱水性:用玻璃棒蘸取浓硫酸在白纸(下面垫黑色点滴板)上写字,观察字迹颜色的变化,说明原因。

(3) 浓硫酸的稀释:取试管 1 支,加入蒸馏水 4 mL,然后小心地沿着试管壁滴加浓硫酸 20 滴,振荡后用手触摸试管外壁,可知浓硫酸与水结合释放出大量的热,所得稀硫酸留用。

5. 铵根离子的检验　取 3 支试管,分别盛少量氯化铵、硝酸铵、硫酸铵晶体,各加 1 mL 水,再分别加入 NaOH 溶液 2 mL,加热,并在试管口上方用湿润的红色石蕊试纸检验所生成的气体。观察试纸颜色变化。写出反应方程式。根据这个实验可以得出什么结论?

【注意事项】

(1) 实验中镁条、铝条反应前一定要用砂纸仔细擦去表面的氧化膜,避免影响实验现象的观察。

(2) 浓硫酸的稀释过程中,先加水,再沿试管壁加入浓硫酸,并用玻璃棒不断搅拌散热。

(陈海霞　舒雷)

实训五　烃及其含氧衍生物的性质实验

【实验目的】

(1) 通过实验加深对烃及其含氧衍生物主要化学性质的认识。

(2) 练习试管、滴管、点滴板和水浴加热的实验操作。

(3) 培养认真操作、仔细观察现象、正确判断实验结果的工作习惯。

【实验用品】

仪器:试管、试管夹、酒精灯、铁架台、烧杯、白色点滴板、镊子、滴管、水浴锅、蓝色石蕊试纸等。

试剂:0.03 mol/L KMnO₄ 溶液、3 mol/L 硫酸溶液、饱和溴水、液体石蜡、松节油、苯、甲苯、无水乙醇、金属钠、2.5 mol/L NaOH 溶液、0.3 mol/L CuSO₄ 溶液、甘油、0.2 mol/L 苯酚溶液、0.06 mol/L 三氯化铁溶液、0.1 mol/L AgNO₃ 溶液、2 mol/L NH₃·H₂O 溶液、5%乙醛溶液、5%丙酮溶液、希夫试剂、0.05 mol/L 亚硝酰铁氰化钠溶液、1 mol/L 乙酸溶液、无水碳酸钠晶体等。

【实验内容】

1. 烷烃和烯烃的性质

(1) 取 2 支试管,分别加入 0.03 mol/L KMnO₄ 溶液 1 mL 和 3 mol/L 硫酸溶液 2 滴,摇匀,在第 1 支试管中加入液体石蜡(高级烷烃的混合物)1 mL,在第 2 支试管中加入松节油(含双键的环烷烃)1 mL,振荡后观察颜色变化并解释原因。

(2) 取 2 支试管,分别加入 2 mL 饱和溴水,在第 1 支试管中加入液体石蜡 2 mL,在第 2 支试管中加入松节油 2 mL,振荡后观察颜色变化并解释原因。

2. 苯和甲苯的性质　取 2 支试管,分别加入 0.03 mol/L KMnO₄ 溶液 5 滴和 3 mol/L 硫酸溶液 2 滴,在第 1 支试管中加入苯 1 mL,在第 2 支试管中加入甲苯 1 mL,剧烈振荡几分钟后观察颜色变

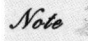

化并解释原因。

3. 醇的性质

(1) 醇和金属钠的反应:取 1 支干燥试管,加入 1 mL 无水乙醇,用镊子放入一小块绿豆大小、用滤纸吸干煤油的金属钠,观察有无气体产生和放热现象并解释原因。

(2) 甘油与氢氧化铜反应:取 2 支试管,分别加入 2.5 mol/L NaOH 溶液 1 mL 和 0.3 mol/L CuSO$_4$ 溶液 10 滴,混匀后,分别加入乙醇、甘油各 3 滴,振摇,观察颜色变化并解释原因。

4. 酚的性质

(1) 苯酚与溴水的反应:在试管中加入 0.2 mol/L 苯酚溶液 1 mL,逐滴加入饱和溴水并振荡,直至产生白色沉淀。观察并解释现象。

(2) 苯酚与三氯化铁的显色反应:取 1 支试管,加入 0.2 mol/L 苯酚溶液 1 mL,再加入 0.06 mol/L 三氯化铁溶液 2 滴,振荡,观察颜色变化并解释原因。

5. 醛和酮的性质

(1) 与托伦试剂反应(银镜反应):取 1 支洁净试管,加入 0.1 mol/L AgNO$_3$ 溶液 2 mL,然后逐滴加入 2 mol/L NH$_3$·H$_2$O 溶液,边滴加边振荡试管,直至新产生的沉淀恰好消失(托伦试剂)。将配制好的托伦试剂分装在 2 支洁净的试管中,分别加入 5 滴 5% 乙醛溶液和 5 滴 5% 丙酮溶液,摇匀后将试管放在 50～60 ℃ 水浴中加热数分钟,观察现象并解释原因。

(2) 与希夫试剂反应:取 2 支试管,分别加入 2 mL 丙酮和乙醛,然后各加入 5 滴希夫试剂,振荡,观察颜色变化并解释原因。

(3) 丙酮与亚硝酰铁氰化钠反应:在洁净的试管中加入 1 mL 0.05 mol/L 亚硝酰铁氰化钠溶液和 10 滴 2.5 mol/L NaOH 溶液,混匀,再加入 5 滴丙酮,振荡,观察现象并解释原因。

6. 乙酸的性质

(1) 与酸碱指示剂作用:在白色点滴板的凹穴中,滴入 1 mol/L 乙酸溶液 3 滴,用蓝色石蕊试纸测其酸碱性,观察试纸颜色变化。

(2) 与碳酸钠的反应:取试管 1 支,加入无水碳酸钠晶体,再滴入 1 mol/L 乙酸溶液 1 mL,观察现象并解释原因。

【注意事项】

(1) 溴水会灼伤皮肤,若滴在手上,应立即用 2% Na$_2$S$_2$O$_3$ 溶液或乙醇洗涤,然后涂上甘油。

(2) 苯、甲苯均有毒,实验必须在通风橱中进行。

(3) 醇与金属钠的反应中试管和试剂必须是无水的。若有水存在,金属钠首先与水发生反应,反应会很剧烈,将对实验结果产生干扰。

(4) 苯酚有较强的腐蚀性,实验过程中要注意安全。如皮肤不慎接触到苯酚,立即用大量水冲洗,再用少量无水乙醇擦洗。

(5) 做银镜反应时,试管必须清洗干净。实验完毕,尽快加稀硝酸洗去试管壁上的银。

(陈佳 汪凤淋 李明星)

实训六 糖类和蛋白质的性质实验

【实验目的】

(1) 通过实验加深对单糖、二糖、多糖、蛋白质主要化学性质的认识。

(2) 培养认真、严谨、细致的工作态度。

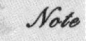

【实验用品】

仪器：试管、试管夹、酒精灯、铁架台、烧杯、白色点滴板、镊子、量筒、pH试纸等。

试剂：0.1 mol/L AgNO₃溶液、2 mol/L NH₃·H₂O溶液、0.5 mol/L葡萄糖溶液、0.5 mol/L果糖溶液、0.5 mol/L麦芽糖溶液、0.5 mol/L蔗糖溶液、20 g/L淀粉溶液、班氏试剂、碘试液、浓盐酸、2.5 mol/L NaOH溶液、鸡蛋清溶液、饱和(NH₄)₂SO₄溶液、蒸馏水、20 g/L乙酸铅溶液、浓硝酸、0.1 mol/L CuSO₄溶液等。

【实验内容】

1. 糖类的性质

(1) 与托伦试剂反应(银镜反应)：取1支洁净试管分别加入0.1 mol/L AgNO₃溶液2 mL，然后逐滴加入2 mol/L NH₃·H₂O溶液，边滴加边振荡试管，直至新产生的沉淀恰好消失(托伦试剂)。将配好的托伦试剂分装在5支洁净的试管中，再分别加入0.5 mol/L葡萄糖溶液、0.5 mol/L果糖溶液、0.5 mol/L麦芽糖溶液、0.5 mol/L蔗糖溶液和20 g/L淀粉溶液5滴，放在50～60 ℃水浴中加热数分钟，观察现象并解释原因。

(2) 与班氏试剂反应：取5支试管，各加入1 mL班氏试剂，放在水浴中微热，再分别加入0.5 mol/L葡萄糖溶液、0.5 mol/L果糖溶液、0.5 mol/L麦芽糖溶液、0.5 mol/L蔗糖溶液和20 g/L淀粉溶液5滴，摇匀，放在沸水浴中加热数分钟，观察现象并解释原因。

(3) 淀粉遇碘的反应：在试管中加入1 mL 20 g/L淀粉溶液，再加入1滴碘试液，振荡，观察现象并解释原因。

(4) 淀粉的水解：取1支大试管，加入3 mL 20 g/L淀粉溶液，再加2滴浓盐酸，振荡，置沸水浴中加热10～15 min。用滴管吸取溶液3滴，置于白色点滴板的凹穴中，滴入碘试液并注意观察，直至用碘试液检验不再发生颜色变化时停止加热。取出试管，滴加2.5 mol/L NaOH溶液中和至溶液呈碱性。取此溶液2 mL于另1支试管中，加入班氏试剂1 mL，加热后观察现象并解释原因。

2. 蛋白质的性质

(1) 盐析：取1支试管加入2 mL鸡蛋清溶液，缓慢加入饱和(NH₄)₂SO₄溶液，静置，观察现象。取试管中带有沉淀的液体1 mL倒入另1支试管中，再加蒸馏水3 mL，振荡，观察现象并解释原因。

(2) 变性：取2支试管，分别加入3 mL鸡蛋清溶液，其中1支试管用酒精灯加热，另1支试管滴入20 g/L乙酸铅溶液，观察现象并解释原因。

(3) 颜色反应：

① 黄蛋白反应：取1支试管加入1 mL鸡蛋清溶液，再滴入5滴浓硝酸，观察现象并解释原因。

② 缩二脲反应：取1支试管加入鸡蛋清溶液和2.5 mol/L NaOH溶液各2 mL，再滴入0.1 mol/L CuSO₄溶液5滴，振荡，观察现象并解释原因。

【注意事项】

(1) 做银镜反应的试管一定要干净。

(2) 水浴加热前要充分振荡试管，保证试剂混合均匀。

(丁博 胡高峰)

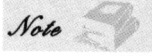

参考文献

[1]　陈林丽.医用化学基础[M].3 版.北京:人民卫生出版社,2017.

[2]　魏剑平,刘波涛,宋春.医用化学基础[M].武汉:华中科技大学出版社,2016.

[3]　姚光军.医用化学[M].2 版.北京:科学出版社,2016.

[4]　孙彦坪.有机化学[M].3 版.北京:人民卫生出版社,2016.

[5]　石宝钰,宋守正.基础化学[M].北京:人民卫生出版社,2015.

[6]　刘珉.医用化学基础[M].北京:科学出版社,2015.

[7]　黄刚.医用化学基础[M].2 版.北京:人民卫生出版社,2014.

[8]　刘景晖,孙颂安.化学[M].2 版.北京:高等教育出版社,2014.

[9]　傅春华,黄月君.基础化学[M].2 版.北京:人民卫生出版社,2013.

[10]　马祥志,沈源,魏剑平.医用化学[M].北京:中国医药科技出版社,2013.

[11]　石宝钰.医用化学基础[M].北京:高等教育出版社,2013.

[12]　傅春华.医用化学[M].2 版.北京:高等教育出版社,2014.

[13]　刘斌,陈任宏.有机化学[M].2 版.北京:人民卫生出版社,2013.

[14]　刘艳,宋卫萍.医用化学基础[M].武汉:华中科技大学出版社,2019.

[15]　付煜荣,罗孟君,卢庆祥.无机化学[M].武汉:华中科技大学出版社,2016.

[16]　陈艾霞,杨龙.化学:通用类[M].2 版.北京:化学工业出版社,2021.

[17]　张雪昀,倪汀.药用化学基础(一)——无机化学[M].3 版.北京:中国医药科技出版社,2021.

[18]　张雪韵,高娟.药用化学基础(二)——有机化学[M].3 版.北京:中国医药科技出版社,2020.

[19]　高等教育出版社,教材发展研究所.化学:通用类[M].2 版.北京:高等教育出版社,2023.

[20]　高等教育出版社,教材发展研究所.化学:医药卫生类[M].2 版.北京:高等教育出版社,2023.

[21]　陈林丽.医用化学基础[M].4 版.北京:人民卫生出版社,2023.

元素周期表

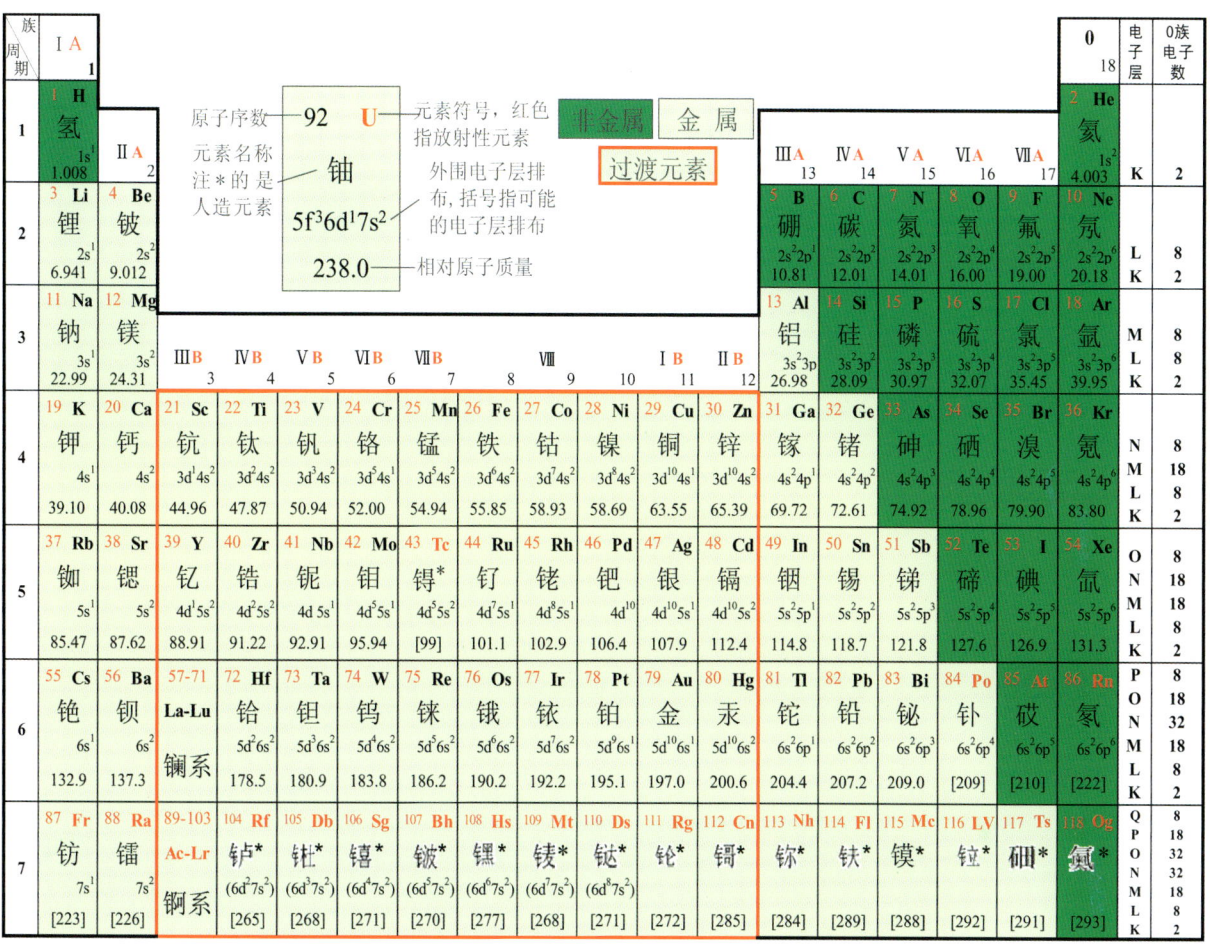